王佃亮　叶青松 ∥ 主编

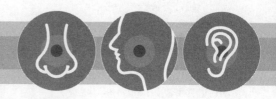

# 五官科医师
# 诊疗与处方

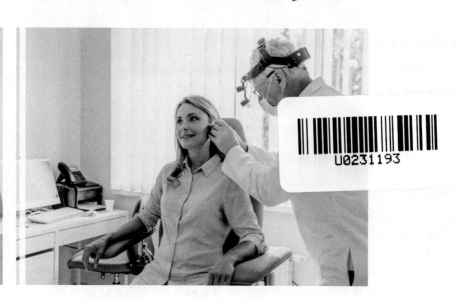

化学工业出版社
·北京·

## 内容简介

本书精编了眼科、耳鼻咽喉科和口腔科的临床经验处方，介绍常见疾病的诊断要点、鉴别诊断、治疗原则、一般治疗和药物处方，附录包括"合理用药与注意事项"和"常用化验检查正常参考值"。全书内容全面、专业、简洁，可操作性强，是广大医务工作者的实用参考工具书。

**图书在版编目（CIP）数据**

五官科医师诊疗与处方/王佃亮，叶青松主编. —北京：
化学工业出版社，2022.4
ISBN 978-7-122-40800-6

Ⅰ．①五… Ⅱ．①王…②叶… Ⅲ．①五官科学-疾病-
诊疗②五官科学-疾病-处方 Ⅳ．①R76

中国版本图书馆 CIP 数据核字（2022）第 027721 号

---

责任编辑：戴小玲　　　　　　　　　　　　文字编辑：翟　珂　陈小滔
责任校对：刘曦阳　　　　　　　　　　　　装帧设计：张　辉

---

出版发行：化学工业出版社（北京市东城区青年湖南街 13 号　邮政编码 100011）
印　　刷：北京云浩印刷有限责任公司
装　　订：三河市振勇印装有限公司
710mm×1000mm　1/16　印张 20½　字数 385 千字　2023 年 6 月北京第 1 版第 1 次印刷

---

购书咨询：010-64518888　　　　　　　　　售后服务：010-64518899
网　　址：http://www.cip.com.cn
凡购买本书，如有缺损质量问题，本社销售中心负责调换。

---

定　　价：68.00 元　　　　　　　　　　　　　版权所有　违者必究

# 编写人员名单

**主　编**　王佃亮　叶青松
**副主编**　贺燕　王佃灿　金婵媛　曹现宝
**编　者**（排名不分先后）

王佃亮　中国人民解放军火箭军特色医学中心
杜　娟　中国人民解放军火箭军特色医学中心
卫胜晓　中国人民解放军火箭军特色医学中心
顾媛媛　中国人民解放军火箭军特色医学中心
蔡春梅　中国人民解放军火箭军特色医学中心
纪育斌　中国人民解放军火箭军特色医学中心
王　伟　中国人民解放军火箭军特色医学中心
李　广　中国人民解放军火箭军特色医学中心
杨永进　中国人民解放军火箭军特色医学中心
董书魁　中国人民解放军火箭军特色医学中心
于　楠　中国人民解放军火箭军特色医学中心
王佃灿　北京大学口腔医院
金婵媛　北京大学口腔医院
巩　玺　北京大学口腔医院
朱　俏　北京大学口腔医院
王　智　北京大学口腔医院
朴牧子　北京大学口腔医院
韩　怡　北京大学口腔医院
卢松鹤　北京大学口腔医院
李　蓬　北京大学口腔医院
胡洪成　北京大学口腔医院
田诗雨　北京大学口腔医院
高　柳　北京大学口腔医院
刘　堃　北京大学口腔医院
叶青松　武汉大学人民医院
贺　燕　武汉科技大学附属天佑医院
邱志利　台州口腔医院
彭雄鹰　台州经济开发区微笑（贝乐）口腔门诊部

陈显权　中国人民解放军联勤保障部队第 920 医院
董　静　中国人民解放军联勤保障部队第 920 医院
陈颖坤　中国人民解放军联勤保障部队第 920 医院
冯　春　昆明同仁医院
曹现宝　云南省第一人民医院
刘志鹏　中国人民解放军 96657 部队门诊部
彭　程　上海复聪医疗科技有限公司
陈卫丰　无锡市人民医院

# 前　言

《五官科医师诊疗与处方》是以中国人民解放军火箭军特色医学中心、北京大学口腔医院等大型三级甲等医院具有丰富临床工作经验的教授、专家为主撰写的。在编写过程中，多次组织临床专家对写作大纲、方案进行修订完善。初稿完成后，又组织相关领域专家对不同临床学科的处方进行了审校。

全书共介绍162个病种，30余位具有丰富临床经验的知名专家教授或长期工作在临床一线的青年骨干学者参与编写或审稿。他们长期从事临床诊疗工作，具有丰富的处方经验。作者们在编写时查阅了大量文献，融合了自己丰富的临床实践经验和科研成果。

本书具有以下几个特点：一是专家阵容强大，临床经验丰富；二是内容全面，信息量大，实用性强；三是章节编排尽可能照顾就医习惯，便于读者查阅；四是各病种的撰写层次清晰，力求简明扼要；五是书后附有"合理用药与注意事项""常用化验检查正常参考值"，便于科学合理用药和弄懂临床检验报告。

需要注意的是，药物特性需要与患者个体化统一，做到因人、因地、因时具体用药。临床上有许多因素可影响药物选择和作用，如患者年龄、性别、个体差异与特异体质，以及机体所处不同生理、病理状态等，因而本书处方仅供广大医务工作者等参考，不同患者具体用药应在临床医师指导下进行。

在本书策划、编写过程中，各位作者、编辑付出了艰辛的劳动，在此表示由衷的感谢。由于时间仓促及水平所限，书中疏漏之处在所难免，诚盼不吝指正。

王佃亮　叶青松
2022 年 6 月 28 日
于北京

# 目 录

# 第一章 眼 科

## 近 视

在调节放松状态下，平行光线经眼球屈光系统后聚焦在视网膜之前，称为近视。表现为远距视物模糊，近距视力好，集合功能相应减弱，使用的集合也相应减少，近视初期常有远距视力波动，注视远处物体时眯眼。由于看近时不用或少用调节，所以易引起外隐斜或外斜视。伴有夜间视力差、飞蚊症、眼前漂浮物、闪光感等症状。

### 一、诊断要点

（1）远视力减退，近视力正常。

（2）验光检查为近视。①轻度近视：<-3.00D。②中度近视：-3.00D~-6.00D。③高度近视：>-6.00D。

### 二、鉴别诊断

通过验光，鉴别真性和假性近视。

### 三、治疗原则

儿童、青少年均需散瞳验光，排除假性近视，并配戴合适的凹球面镜矫正。高度近视除验光配镜外，也可用接触镜矫正。高度近视有眼底病变者辅以药物治疗，必要时行后巩膜加固术。

### 四、一般治疗

（1）推拿、验光配镜、针灸治疗。

（2）必要时行屈光手术。

### 五、药物处方

处方一

加减益气聪明汤：黄芪10g、党参10g、蔓荆子10g、升麻6g、葛根10g、黄柏10g、白芍10g、石菖蒲10g、柴胡10g、炙甘草6g。每次1剂，每日2次。

注意事项：适应证为能近怯远症，伴耳鸣失聪、头晕目眩、少气懒言、疲倦无力、口苦咽干、脉虚无力者。

**处方二**

肝肾两虚者,驻景丸加减方:菟丝子15g、楮实子20g、茺蔚子15g、枸杞子12g、车前子12g、木瓜6g、寒水石10g、紫河车粉5g、三七粉2g、五味子6g。每次1剂,每日2次。

注意事项:用于滋补肝肾。

**处方三**

舒肝明目汤:当归10g、白芍10g、柴胡10g、茯苓10g、栀子10g、牡丹皮10g、青皮10g、香附10g、桑椹20g、女贞子20g、夏枯草10g、甘草5g、石决明20g(先煎)。每次1剂,每日2次。

注意事项:适应证为能近怯远症、伴眉骨酸痛、头目胀痛、眼睛干涩昏花;脉沉弦,或沉而无力者。

**处方四**

0.25%托品酰胺滴眼液点眼,睡前1次。

注意事项:①可引起全身症状,如口干、便秘、排尿困难、心率加速等,无须特殊处理;②青光眼患者忌用。

**处方五**

0.01%硫酸阿托品滴眼液点眼,睡前1次。

注意事项:参见处方四。

(蔡春梅　杜娟　刘志鹏　卫胜晓)

# 远　视

当调节放松时,平行光线经过眼的屈光系统聚焦在视网膜之后,称为远视。远视者视远不清、视近更不清。常引起不同程度的视力降低和视疲劳。即视近用眼稍久,则视物模糊,眼球沉重,有压迫感、酸胀感,眼球深部作痛,或有不同程度的头痛。眼部容易出现结膜充血和流泪。头痛部位多在额部或眶上部,有时引起肩胛部不适,偏头痛,甚或恶心、呕吐等。这些症状都是因动用调节作用引起的,故称为调节性视疲劳。远视有时也引起全身症状,特别是神经系统的变化。轻者可成为内隐斜,重者便出现内斜视。较高度数的远视可见眼前部和眼底变化,常见眼球比较小,外观眼球呈轻度凹陷状,前房浅,瞳孔较小。

**一、诊断要点**

(1) 远视力、近视力均减退。

(2) 验光检查为远视。①低度远视:<+3.00D,该范围远视在年轻时由于能在视远时使用调节进行代偿,大部分人40岁以前不影响视力。②中度远视:

＋3.00D～＋5.00D，视力受影响，并伴有不适感或视疲劳症状，过度使用调节还会出现内斜。③高度远视：＞＋5.00D。

（3）超声检查　应用A超进行眼轴长度、前房深度、晶状体厚度等指标的测量。

## 二、鉴别诊断
通过验光，诊断远视并不难。

## 三、治疗原则
改善视力，如有必要改善全身症状。

## 四、一般治疗
（1）框架眼镜矫正。

（2）角膜接触镜矫正。

（3）屈光手术，如表层角膜镜片术、准分子激光屈光性角膜切削术（photorefractive keratectomy，PRK）、准分子激光角膜原位磨镶术（laser in situ keratomileusis，LASIK）等。

## 五、药物处方
处方

阴阳俱虚者，用伸筋草15g、丹参20g、黄芪15g、覆盆子12g、菟丝子15g、川牛膝12g、决明子12g、淫羊藿12g、川续断12g、地龙12g、谷精草20g、黑豆15g、枸杞子12g。煎服，每日2次。

注意事项：建议尽量去眼科就诊。

（蔡春梅　杜娟　刘志鹏　卫胜晓）

# 斜　视

斜视是指两眼不能同时注视目标，属眼外肌疾病。根据眼球运动及斜视角有无变化，可分为共同性斜视和麻痹性斜视两大类。根据斜视方向，可分为以下四种。①内斜视：眼位向内偏斜。②外斜视：眼位向外偏斜，一般可分为间歇性与恒定性外斜视。③垂直斜视：眼位向上或向下偏斜，比内斜视和外斜视少见，上下斜视常伴头部歪斜，即代偿头位。④旋转斜视：一眼或两眼围绕其前后轴向颞侧或鼻侧旋转倾斜的眼球旋转运动异常。

## 一、诊断要点
（1）使用同视机检查双眼视功能的三级情况。

（2）行牵拉检查以了解有无眼外肌机械性牵制或肌肉的痉挛情况，了解肌肉的功能，估计术后复视及患者耐受情况。

（3）行眼球运动检查了解眼外肌的功能。

（4）行调节性集合与调节的比值检查，帮助判断斜视与调节和集合的关系。

### 二、鉴别诊断

根据病史、眼球运动情况、体征、遮盖试验等可以明确诊断。

### 三、治疗原则

消除抑制，提高视力，矫正眼位，改善两眼视功能，必要时手术治疗。

### 四、一般治疗

注意用眼习惯，读书姿势；采取针灸、口服中药、手术等治疗进行纠正；定期进行眼部检查。

### 五、药物处方

**处方一**

正斜丸：蜈蚣、僵蚕、全蝎、制白附子、黄芪、党参、秦艽、红花、防风等。每次 9g，每日 3 次。

注意事项：高血压、糖尿病患者应正常服用降压药和降糖药。

**处方二**

氟米龙滴眼液，每次 1～2 滴，每日 2～4 次。

注意事项：①用前摇匀；②该药可能引起眼压升高，甚至青光眼，可致视神经损害、后囊膜下白内障、继发性眼部感染、眼球穿孔及延缓伤口愈合；③禁用于急性单纯疱疹病毒性角膜炎、眼组织的真菌感染、牛痘、水痘及大多数其他病毒性角膜或结膜感染、眼结核以及对该药成分过敏者。

**处方三**

叶黄素软胶囊，每次 1 粒，每日 1～3 次。

注意事项：对本品过敏者禁用。

（蔡春梅　杜娟　刘志鹏　卫胜晓）

# 弱　视

眼球无明显器质性病变，而单眼或双眼矫正视力仍达不到 0.8 者称为弱视。弱视分为斜视性弱视、屈光参差性弱视、屈光不正性弱视、废用性弱视、先天性弱视或器质性弱视。

### 一、诊断要点

（1）视力检查。

（2）外眼及眼底检查。

（3）屈光检查。

（4）斜视检查。

### 二、鉴别诊断

需要与屈光不正、斜视、近视以及其他眼部病变引起的相似症状鉴别。

### 三、治疗原则

消除抑制，提高视力，矫正眼位，训练黄斑固视和融合功能，以恢复两眼视功能。

### 四、一般治疗

注意用眼习惯，读书姿势等。定期进行眼部检查。

### 五、药物处方

**处方一**

肝肾不足者，四物五子汤加减：当归 10g、白芍 10g、川芎 6g、五味子 10g、熟地黄 12g、菟丝子 10g、枸杞子 10g、覆盆子 10g、车前子 10g。煎服，每日 2 次。

**处方二**

气血亏损者，补元增明汤：紫河车粉 10g、枸杞子 15g、菟丝子 18g、楮实子 15g、人参 4g（或党参 12g）、牛膝 10g、木瓜 10g、山药 15g、熟地黄 15g、伸筋草 15g、丹参 20g、当归 12g。煎服，每日 2 次。

（蔡春梅　杜娟　刘志鹏　卫胜晓）

# 散　光

眼球在不同子午线上屈光力不同，形成两条焦线和最小弥散斑的屈光状态称为散光。

按表现形式，可将散光分为规则散光和不规则散光，前者可以用镜片矫正，后者无法用镜片矫正。其他分型如下。①单纯近视散光：一主子午线聚焦在视网膜上，另一主子午线聚焦在视网膜之前。②单纯远视散光：一主子午线聚焦在视网膜上，另一主子午线聚焦在视网膜之后。③复合近视散光：两互相垂直的主子午线均聚焦在视网膜之前，但聚焦位置前后不同。④复合远视散光：两互相垂直的主子午线均聚焦在视网膜之后，但聚焦位置前后不同。⑤混合散光：一主子午线聚焦在视网膜之前，另一主子午线聚焦在视网膜之后。

### 一、诊断要点

（1）有轻度散光的人视力通常正常，中、高度散光则远、近视力均不好。单纯散光视力轻度减退，复性散光和混合散光视力减退明显。按程度可分为轻度

（≤2.00D）、中度（2.25～4.00D）、重度（＞4.00D）散光。低于 1.00D 属于生理性散光。

（2）眼痛、流泪、头痛（尤以前额部明显），视物重影，近距离工作不能持久。

（3）代偿头位和眯眼视物。

### 二、鉴别诊断

根据病史、症状、远近视力及眼科检查结果，可明确散光诊断。

### 三、治疗原则

光学矫正治疗及手术治疗。

### 四、一般治疗

注意用眼习惯，读书姿势等。定期进行眼部检查。

### 五、药物处方

**处方一**

加味定志丸：30 丸，每日 2 次，口服。

**处方二**

五子近视丸：桑椹 15g、枸杞子 18g、黄芪 15g、远志 12g、红花 12g、石菖蒲 12g、覆盆子 12g、青葙子 18g、五味子 21g、升麻 9g、冰片 0.15g。烤干研细混合均匀研磨后炼蜜为丸，一丸重 9g。每次 1 丸，每日 2 次，口服。

注意事项：①尽量避开经期服用；②少吃辛辣刺激食物；③根据实际情况，必要时眼科就诊。

（蔡春梅　杜娟　刘志鹏　卫胜晓）

# 老　视

老视是人的年龄增长到一定程度时，晶状体逐渐硬化，弹性下降，睫状肌功能逐渐变弱，从而导致眼调节功能减退，对光感调节不足，致光线的焦点不能准确聚集在视网膜上，而落在视网膜后面，使近视或阅读不清楚。临床表现如下。①视近困难：患者会逐渐发现在往常习惯的工作距离阅读看不清楚小字体，看远相对清楚，患者会不自觉地将头后仰或者把书报拿到更远的地方才能把字看清，而且所需的阅读距离随着年龄的增加而增加。②阅读需要更强的照明度：开始时，晚上看书有些不舒适，因为晚上灯光较暗，照明不足不仅使视分辨阈升高，还使瞳孔散大，瞳孔散大在视网膜上形成较大的弥散圈，因而使老视的症状更加明显。③视近不能持久：晶状体调节不足就使得近点逐渐变远，患者需经过努力才可看清楚近处物体。

### 一、诊断要点

（1）验光　根据验光提示相应的老视度数。

（2）年龄　多见于 40 岁以上。

（3）临床表现　近距离阅读模糊、疲劳、酸胀、多泪、畏光、干涩及伴头痛等，戴凸透镜后，近视力能提高。

### 二、鉴别诊断

本病需与远视眼鉴别。远视眼是由于眼轴较短，在不使用调节状态时，平行光线通过眼的屈折后主焦点落于视网膜之后，而在视网膜上不能形成清晰的图像。

### 三、治疗原则

验光配镜是可靠、有效的方法。

### 四、一般治疗

注意用眼习惯、读书姿势，食疗辅助，冷水洗眼，针灸，定期进行眼部检查。

### 五、药物处方

没有有效的治疗药物。

（蔡春梅　杜娟　刘志鹏　卫胜晓）

# 老年性白内障

年龄相关性白内障是指中老年开始发生的晶状体混浊，随着年龄增加，患病率明显增高。由于它主要发生于老年人，以往习惯称之为老年性白内障。白内障的发生是多种因素综合作用的结果，比如放射和自由基损伤；营养物质、化学物质缺乏；抗生素的使用；葡萄糖、半乳糖等代谢障碍；脂质过氧化产物损伤等。此外，其他因素如衰老、遗传基因等因素也是一个重要方面。其中最具有普遍意义的环节便是氧化损伤。

### 一、诊断要点

（1）皮质性白内障　皮质性白内障是老年性白内障中最常见的一种类型，其特点是混浊自周边部浅皮质开始，逐渐向中心部扩展，占据大部分皮质区。

（2）核性白内障　核性白内障往往和核硬化并存。随着白内障程度加重，晶状体核颜色亦逐渐加深，由淡黄色转而变为棕褐色或琥珀色。在长期得不到治疗的所谓迁延性核性白内障病例，特别是糖尿病患者，晶状体核最终变为黑色，形成所谓的黑色白内障。

（3）囊膜下混浊性白内障　是指以囊膜下浅皮质混浊为主要特点的白内障类型。混浊多位于后囊膜下，呈棕色微细颗粒状或浅杯形囊泡状。

**二、鉴别诊断**

本病应与以下疾病相鉴别。

（1）晶状体变得混浊而不透明，则表明有了白内障。首先要考虑是晶状体生理性老化。通过裂隙灯显微镜检查晶状体是否混浊，或放大瞳孔检查（检查前最好测量眼压）。

（2）本病应与高眼压、青光眼、高血压、动脉粥样硬化、视网膜病变等疾病相鉴别。

**三、治疗原则**

早期观察或药物干预，影响视力者择期手术。

**四、一般治疗**

（1）消除心理上的紧张情绪。

（2）保证正常饮食。

（3）手术是治疗白内障最基本和最有效的方法，主要是采用白内障超声乳化联合人工晶状体植入技术。青光眼体质患者的白内障膨胀期，诱发青光眼的急性发作，按急性闭角型青光眼进行治疗，眼压降至正常后行青光眼白内障联合手术。

**五、药物处方**

**处方一**

吡诺克辛钠滴眼液，每日 3 次，滴眼。

注意事项：偶有弥漫性表层角膜炎、眼睑缘炎、结膜充血、刺激感、瘙痒等症状，应停药。

**处方二**

谷胱甘肽（古拉定），323～646mg，肌内注射或静脉注射，每日 1～2 次。

注意事项：对该品过敏者禁用，不得与维生素 $B_{12}$、甲萘醌、泛酸钙、乳清酸、抗组胺制剂、磺胺药及四环素等合用。

**处方三**

维生素 C，每次 50～100mg，每日 3 次。

注意事项：维生素 C 应在阴凉处避光保存，以防止失效，服用维生素 C 忌食用动物肝脏，忌与异烟肼、氨茶碱、链霉素、青霉素等药物合用。

（蔡春梅 杜娟 刘志鹏 卫胜晓）

# 外伤性白内障

眼球钝挫伤、穿孔伤和爆炸伤等引起的晶状体混浊称外伤性白内障。多见于儿童或年轻人，常单眼发生。由于各种外伤的性质和程度有所不同，所引起的晶状体混浊也有不同的特点。受伤类型可分为眼部钝挫伤所致白内障、眼球穿孔伤所致白内障、眼部爆炸伤所致白内障、电击伤所致白内障。

### 一、诊断要点

（1）眼部钝挫伤所致白内障 挫伤时，瞳孔缘部虹膜色素上皮破裂脱落，附贴在晶状体前表面称 Vossius 环混浊；当晶状体受到钝挫伤后，其纤维和缝合的结构受到破坏，液体向着晶状体缝合间和板层流动，形成放射状混浊；受伤后晶状体囊膜完整性受到影响，渗透性改变，可引起浅层皮质混浊，形成绕核性白内障（板层白内障）；眼钝挫伤后除形成外伤性白内障外，还可伴有前房积血、前房角后退、晶状体脱位、继发性青光眼等。

（2）眼球穿孔伤所致白内障 穿孔伤，可使晶状体囊膜破裂，房水进入皮质，引起晶状体很快混浊。皮质经囊膜破口突入前房，可以继发葡萄膜炎或青光眼。

（3）眼部爆炸伤所致白内障 气浪压力引起类似钝挫伤所致的晶状体损伤。杂物也可造成类似于穿通伤所致的白内障。

（4）电击伤所致白内障 触电引起晶状体前囊及前囊下皮质混浊。雷电击伤时，晶状体前、后囊及皮质均可混浊。

### 二、鉴别诊断

根据受伤史和晶状体混浊的形态和程度可明确诊断。

### 三、治疗原则

消炎、降眼压、止痛。保守治疗效果不佳时，行白内障摘除手术。

### 四、一般治疗

（1）晶状体局限混浊，对视力影响不大时，可以随诊观察。

（2）当晶状体混浊范围较大时，应进一步行手术等治疗。

### 五、药物处方

处方一

曲安奈德，0.2～0.3mg，注射用。

注意事项：有高血压、心脏病、糖尿病、骨质疏松症、青光眼、肝肾功能不全等的患者视病情慎用乃至禁用。

### 处方二

醋酸阿奈可他，1支，球后注射。

注意事项：①注射前将药物稀释；②将药物注射至眼球后，避免将药物注入眼球内；③六个月给药一次。

### 处方三

甘露醇，按 $0.25 \sim 2g/kg$，配制为 $15\% \sim 25\%$ 浓度于 $30 \sim 60min$ 内静脉滴注。

注意事项：①注意复查肝肾功能。②以下患者禁用：严重失水者，颅内活动性出血者（因扩容加重出血，但颅内手术时除外），急性肺水肿者，或严重肺淤血者。

### 处方四

非类固醇激素。普拉洛芬滴眼液，每次2滴，每日4次。

（蔡春梅　杜娟　刘志鹏　卫胜晓）

# 急性闭角型青光眼

急性闭角型青光眼以往称为急性充血性青光眼，是一种严重的致盲性眼病。多见于女性和50岁以上老年人，男女之比约为1：2。常两眼先后（多数在五年以内）或同时发病。原发性急性闭角型青光眼是指由房角关闭引起眼压急性升高的一类青光眼。

### 一、诊断要点

（1）基础疾病　一眼已发生急性闭角型青光眼，另一眼前房浅，房角窄，但眼压正常，无自觉症状，属临床前期。

（2）发作期症状　由于眼压突然上升，患者突然感到剧烈的眼胀痛、头痛。视力显著下降，仅眼前指数、光感或无光感。由于迷走神经反射，可伴有恶心、呕吐，易误诊为急性胃肠炎或颅内疾患。应详细询问病史及检查后加以鉴别。

### 二、治疗原则

一经诊断，立刻降眼压，应用缩瞳药物，择期手术。

### 三、一般治疗

（1）饮食要规律。

（2）保持大便通畅。

（3）尽量少吃或不吃辣椒、生葱、胡椒等刺激性食物。

（4）适当饮水，一般每次饮水不要超过 500mL。

（5）忌烟，忌酒，忌喝浓茶。

（6）慎用药物 有过急性闭角型青光眼病史的患者，要禁用散瞳药，禁服阿托品、东莨菪碱、颠茄酊、地西泮等药物，因为些药物能使瞳孔扩大，致使眼压升高，诱发青光眼的急性发作。

（7）识别急性闭角型青光眼的发病前兆 此病急性发作时，可出现剧烈的头痛、恶心、视力急剧下降，在此之前还可经常出现傍晚头痛、视物模糊、眼肿胀、虹视等。

（8）手术治疗 急性闭角型青光眼虽可用药物治疗使急性发作缓解，达到短期降眼压的目的，但不能防止再发。因此眼压下降后应根据病情，特别是前房角情况，尽快选择周边虹膜切除术或滤过性手术。若停药 48 小时眼压不回升，房角功能性小梁网 1/2 以上开放以及青光眼临床前期，可施行周边虹膜切除术。对于眼压控制不到正常范围，房角已发生广泛前粘连者，应考虑做滤过性手术或小梁切除术。

### 四、药物处方

（1）缩瞳药

处方一

1%～2%毛果芸香碱。对发病不久的病例，常用 1%～2%毛果芸香碱每 15 分钟滴眼一次，连续 2～3 小时，至瞳孔缩小接近正常时，可改为 1～2 小时一次，或每天 4 次。

处方二

0.25%～0.5%毒扁豆碱，每日滴 4～5 次，逐渐减少次数。

注意事项：毒扁豆碱缩瞳作用比较强，有人主张在发作期开始半小时内先滴毒扁豆碱 4～5 次，然后再滴毛果芸香碱，治疗效果较好。也可与毛果芸香碱交替使用。由于此药有刺激性，不宜长期使用。如频繁点眼易引起局部充血，并有导致眼压升高的危险，故应慎用。此药宜放置于有色瓶中避光保存，若已变色则不可再用。

处方三

β肾上腺素能受体阻滞剂，0.25%～0.5%马来酸噻吗洛尔滴眼液，滴眼。

（2）碳酸酐酶抑制药

处方一

乙酰唑胺，或称醋氮酰胺，首次剂量 500mg，以后每 6 小时一次，每次

250mg，服用 1 小时眼压开始下降，可持续 6～8 小时。

注意事项：此药系磺胺类衍生物，故应服等量的碳酸氢钠，服此药后钾离子排出增加，有产生手足麻木的副作用，应服 10％氯化钾 10mL，每日 3 次。此药虽可暂时降低眼压，却无开放已闭塞房角的作用，容易造成治愈错觉，失去早期手术治疗的时机，以致造成房角永久粘连。因此对急性闭角型青光眼不宜长期使用，且应与缩瞳剂合并使用。

处方二

双氯磺胺，或称二氯苯磺胺，首剂 100mg，以后每次 25～50mg，每 6～8 小时一次，副作用较醋氮酰胺轻。

（3）高渗疗法（必须与缩瞳药同时应用）

处方一

丙三醇，每千克体重 1～1.5g，加等量 0.9％氯化钠注射液，一次服下，一般剂量为 50％溶液 100～150mL。

注意事项：服后半小进开始降眼压，可维持 4～6 小时，部分患者服后发生口渴、恶心、上呼吸道烧灼感和头昏症状，但为时短暂，且可耐受。严重呕吐及糖尿病患者不宜用。

处方二

甘露醇，1～2g/kg，静脉滴注，一般为 250～500mL，在 30～60 分钟滴完。

注意事项：滴注后半小时眼压开始下降，可维持 3～4 小时。静脉输入甘露醇后可出现多尿、口渴或颅内压降低所引起的恶心、头痛、头昏等症状，这些症状在输液停止后迅速消失。

处方三

尿素，1～1.5g/kg，用 10％转化糖配成 30％溶液，以每分钟 45～60 滴做静脉滴注。

注意事项：滴注后半小时眼压开始下降，可维持 5 小时，做静脉注射时，切不可漏出血管之外，否则易导致组织坏死。尿素是所有高渗药物中作用最强者，但副作用较大，如头痛、血压突然升高等，对有严重心、肝、肾疾病及高血压患者禁用。

处方四

50％高渗葡萄糖，100mL，静脉推注。

注意事项：①糖尿病酮症酸中毒未控制者禁用；②高血糖非酮症性高渗状态禁用；③水肿患者、严重心肾功能不全者及肝硬化腹水者禁用。

（4）其他

**处方一**

吲哚美辛，25～50mg，每日 2～3 次。

注意事项：活动性溃疡病、溃疡性结肠炎病史者，癫痫、帕金森病及精神病患者，肝肾功能不全者，对本品或对阿司匹林或其他非甾体抗炎药过敏者，血管神经性水肿或支气管哮喘者禁用。孕妇及 14 岁以下小儿禁用。

**处方二**

呕吐剧烈者，氯丙嗪 25mg，肌内注射。

注意事项：有癫痫史者、昏迷患者、严重肝功能损害者禁用，骨髓抑制、严重心血管疾患、尿潴留患者慎用。不能与肾上腺素合用，以免引起血压急剧下降。

**处方三**

烦躁不安者，苯巴比妥，0.03～0.1g，口服或肌内注射。

注意事项：严重肺功能不全、肝硬化、血卟啉病史、贫血、哮喘史、未控制的糖尿病、过敏等禁用。

**处方四**

疼痛剧烈者，吗啡，10mL，皮下注射。

注意事项：①连续使用可成瘾，需慎用；②婴儿及哺乳妇女禁用；③可引起眩晕、呕吐及便秘等不良反应；④颅内高压、颅脑损伤者禁用。

（蔡春梅　杜娟　刘志鹏　卫胜晓）

# 开角型青光眼

开角型青光眼有原发性和继发性之分。但是临床上开角型青光眼一般是指原发性开角型青光眼，即在没有明显的原因，并且前房角开放的情况下，发生青光眼性视神经病变和相对应的视野缺损，最终可能导致失明。据患者是否有眼压升高，分成原发性开角型青光眼和正常眼压性青光眼两种类型。

## 一、诊断要点

（1）眼压增高或正常　有研究表明青光眼如果不治疗，从出现视野损害到完全失明的自然病程，眼压在 21～25mmHg 的，约为 14.4 年；眼压在 25～30mmHg，约为 6.5 年；眼压在 30mmHg 以上，约为 2.9 年。

（2）眼底　开角型青光眼最重要的临床表现是青光眼性视神经病变，主要表现为视盘（视乳头）的盘沿组织不规则丢失、视盘凹陷增大、视网膜神经纤维层缺损、视盘浅层出血、视盘血管走行改变、视盘旁脉络膜视网膜萎缩等，晚期视盘萎缩颜色苍白，并可伴有全周的视盘旁脉络膜视网膜萎缩（青光眼晕）。

（3）视野    青光眼性视神经病变会随着病情的加重而加剧，造成的危害是引起视野的逐渐缩小。

（4）视力不同程度下降。

## 二、治疗原则

一经诊断，立刻降眼压，保护视神经，必要时手术治疗。

## 三、一般治疗

饮食上，应当吃些易消化的食物，注意饮食卫生，避免肠道传染病，并保持大便通畅。尽量不吃或少吃刺激性食物，刺激性食物会使患者的血压发生变化，从而很容易导致开角型青光眼。莲子心、小麦片、核桃肉等具有养心安神功效，开角型青光眼患者可以适当多食。

## 四、药物处方

**处方一**

降眼压，前列腺素类衍生物。拉坦前列素滴眼液，每次1滴，每日1次，滴于患眼。

注意事项：晚间使用效果最好，不可增加滴眼次数。

**处方二**

降眼压，β肾上腺素能受体阻滞剂。马来酸噻吗洛尔滴眼液，每次1滴，每日1～2次。

注意事项：①当出现呼吸急促、脉搏明显减慢、过敏等症状时，请立即停止使用本品；②使用中若出现脑供血不足症状时应立即停药；③心功能损害者使用本品时应避免服用钙离子拮抗剂。

**处方三**

α2肾上腺素能受体激动剂。溴莫尼定滴眼液，每次1滴，每日2次。

注意事项：本品禁用于对酒石酸溴莫尼定或本品中任何成分过敏者。亦禁用于使用单胺氧化酶抑制剂治疗的患者。心肝肾功能不全者、孕妇等禁用。

**处方四**

碳酸酐酶抑制剂。布林佐胺滴眼液，每次1滴，每日2次。

注意事项：对布林佐胺或者药品成分过敏者、磺胺过敏者、严重肾功能不全者、高氮性酸中毒者禁用。孕妇及儿童避免用药。

**处方五**

拟胆碱类药物。毛果芸香碱滴眼液，每次1滴，每日3次。

**处方六**

营养神经治疗。甲钴胺 1000μg，每日 3 次，口服。银杏叶提取物片，80mg，每日 3 次，口服。

（蔡春梅　杜娟　刘志鹏　卫胜晓）

# 先天性青光眼

先天性青光眼是胚胎时期发育障碍，使房角结构先天异常或残留胚胎组织，阻塞房水排出通道，导致眼压升高，整个眼球不断增大，又称水眼，或称发育性青光眼。先天性青光眼属遗传性眼病，部分表现为常染色体隐性遗传，可能因为基因突变而发生，约 40% 的先天性青光眼患者出生时即有青光眼表现，称为婴幼儿型青光眼；3 岁以上 30 岁以下者称为青少年型青光眼。

## 一、诊断要点

（1）婴幼儿型青光眼　畏光、流泪及眼睑痉挛、角膜混浊、角膜扩张，当角膜扩张时，后弹力层发生水平弯曲线状或树枝状破裂。晚期角膜更为混浊，前房更深，眼球更加扩大，视盘凹陷扩大且不可逆转。最后发展为眼球萎缩。

（2）青少年型青光眼　进行缓慢，比较严重，眼压多变，甚至迅速增加。儿童及年轻人出现迅速进行性近视应该怀疑有青光眼的存在。病情进展后，可见进行性视神经萎缩及视盘凹陷扩大及合并视野缺损。

（3）青光眼合并先天异常　马方综合征（又称蜘蛛指综合征）、短指-球形晶状体异位综合征（Marchesani 综合征）、同型胱氨酸尿症、脑面血管瘤病（Sturge-Weber 综合征）。

## 二、鉴别诊断

本病需与先天性大角膜、产伤所致角膜混浊、泪道狭窄或阻塞相鉴别。

（1）先天性大角膜　角膜直径异常增大（>13mm），角膜透明，眼压无升高，无青光眼表现的视盘病理性凹陷或萎缩，视功能正常。

（2）产伤所致角膜混浊　表现为少数患儿可伴有暂时性眼压升高或下降，根据病史可予以鉴别诊断。

（3）泪道狭窄或阻塞　表现有溢泪和眼睑痉挛，眼压及眼底均正常，检测眼压可作为鉴别诊断的依据。

## 三、治疗原则

一般均需手术控制眼压。

### 四、一般治疗

婴幼儿型青光眼一般情况下直接采用手术治疗；青少年型青光眼可采用控制眼压联合手术治疗。

### 五、药物处方

**处方一**

盐酸卡替洛尔，滴眼，每次 1 滴，每日 2 次。

注意事项：①支气管哮喘者或有支气管哮喘史者、严重慢性阻塞性肺疾病者禁用；②窦性心动过缓、Ⅱ 或 Ⅲ 度房室传导阻滞、明显心力衰竭、心源性休克者禁用；③对本品过敏者禁用；④本品慎用于已知是全身 β-肾上腺能阻滞剂禁忌证的患者，包括异常心动过缓、Ⅰ 度以上房室传导阻滞；⑤对有明显心脏疾病患者应用本品应监测心率。

**处方二**

0.25% 马来酸噻吗洛尔滴眼液，每次 1 滴，每日 2 次。

注意事项：①少数患者有眼干、眼灼热感、眼疼痛、眼充血、视力减退、头晕、头痛、血压下降、轻度胸闷、胃肠症状等；②慎用于孕妇，儿童最好不用。

**处方三**

乙酰唑胺，500mg，注射用。

注意事项：①对乙酰唑胺或其他碳酸酐酶抑制药、磺胺类药、噻嗪类利尿药过敏者禁用；②肾上腺衰竭及肾上腺皮质功能减退者禁用；③低钠血症及低钾血症者禁用；④严重肝、肾功能障碍者禁用；⑤高氯性酸中毒者禁用；⑥心力衰竭者禁用；⑦有尿结石病史者禁用。

**处方四**

贝美前列素滴眼液，适量，每日 2 次，滴用。

注意事项：本品禁用于对贝美前列素或本品中其他任何成分过敏者。

（蔡春梅　杜娟　刘志鹏　卫胜晓）

# 眼干燥症

眼干燥症是指由泪液量或质的异常引起的泪膜不稳定和眼表面的损害，是多因素引起眼表面和泪液异常而导致眼不适、视力障碍、泪膜不稳定及眼表面损害性疾病。会伴有泪液渗透压升高和眼表面炎症。

## 一、诊断要点

（1）主观症状（必需）　干燥感、异物感、疲劳感、不适感。

（2）泪膜不稳定（必需）　泪膜破裂时间（BUT）≤10s。

（3）泪液分泌减少　泪河高度≤0.35mm、泪液分泌试验（schirmer test）≤10mm/5min。

（4）眼表面损害（加强诊断）　角膜荧光素染色、虎红染色、丽丝胺绿染色。

（5）泪液渗透压增加或乳铁蛋白减少（加强诊断）。

排除其他原因：（1）+（2）（≤5秒）或（1）+（2）（≤10秒）+（3）或（4）可作出眼干燥症的个体化诊断。

## 二、鉴别诊断

根据专科临床检查和症状，排除沙眼引起的症状，就可明确诊断。

## 三、治疗原则

（1）病因治疗。

（2）缓解症状。

（3）恢复和保护视力。

## 四、一般治疗

注意规律休息及足够睡眠，调整情绪，注意饮食，合理使用滴眼液，注意眼睛保湿是最好的预防方法。要注意用眼习惯，定时休息，连续在电脑屏幕前的时间不宜过长。学生还要注意膳食结构，多补充维生素A、维生素C、维生素D，多吃胡萝卜、水果、海产品等。保持良好的工作、生活习惯是预防眼睛干涩的有效手段。首先要避免长时间操作电脑，注意中间休息。此外，长期从事电脑操作的人，要注意饮食调理，应多吃豆制品、鱼、牛奶、核桃、青菜、大白菜、空心菜、西红柿及新鲜水果等。

## 五、药物处方

### 处方一

人工泪液。聚乙二醇滴眼液或玻璃酸钠滴眼液，每次2滴，每日4次。

### 处方二

润滑剂（眼用凝胶，膏剂）。小牛血去蛋白提取物眼用凝胶，每次2滴，每日2次。

注意事项：主要应用于重度眼干燥症患者，在眼表保持时间较长，可使视物模糊，所以应在夜间应用以减少对视力的影响。

### 处方三

糖皮质激素。氟米龙眼滴眼液，每次 2 滴，每日 4 次。

注意事项：①用时充分摇匀，根据年龄、症状适当增减；②应用于有眼表炎症的患者，注意其副作用。

### 处方四

环孢素滴眼液，每次 2 滴，每日 4 次。

注意事项：可用于中度到重度眼干燥症患者，注意其过敏等副作用。

### 处方五

非类固醇激素。普拉洛芬滴眼液，每次 2 滴，每日 4 次。根据症状适当增减次数。

（蔡春梅　杜娟　刘志鹏　卫胜晓）

# 沙　　眼

沙眼是由沙眼衣原体引起的一种慢性传染性结膜角膜炎，因其在睑结膜表面形成粗糙不平的外观，形似沙粒，故名沙眼。本病病变过程早期结膜有浸润，如乳头、滤泡增生，同时发生角膜血管翳；晚期由于受累的睑结膜发生瘢痕，以致眼睑内翻畸形，加重角膜的损害，可严重影响视力甚至造成失明。本病潜伏期为 5～14 天，双眼患病，多发生于儿童或少年期。

## 一、诊断要点

（1）上穹隆部和上睑板结膜血管模糊充血，乳头增生或滤泡形成，或二者兼有。

（2）用放大镜或裂隙灯检查可见角膜血管翳。

（3）上穹隆部或/和上睑结膜出现瘢痕。

（4）结膜刮片有沙眼包涵体。

在第 1 项的基础上，兼有其他 3 项中之一者可诊断为沙眼。

## 二、鉴别诊断

本病主要与结膜滤泡症、慢性滤泡性结膜炎、春季结膜炎、包涵体结膜炎相鉴别。

（1）结膜滤泡症　常见于儿童，双侧发病，滤泡多见于下穹隆部与下睑结膜，滤泡较小，大小均匀相似，半透明，境界清楚，滤泡之间的结膜正常，不充血，无角膜血管翳，无瘢痕发生。

（2）慢性滤泡性结膜炎　发病常见于学龄儿童及青少年。双侧发病，晨起常有分泌物，眼部有不适感，滤泡多见于下穹隆与下睑结膜，但不肥厚，无瘢痕形成，裂隙灯检查无角膜血管翳。

（3）春季结膜炎　发病有季节性，主要表现为眼痒，睑结膜上的乳头大而扁平且硬，上穹隆部无病变，分泌物涂片中可见嗜酸细胞增多。

（4）包涵体结膜炎　发病急，滤泡以下穹隆部与下睑结膜为著，无角膜血管翳，无瘢痕发生。

### 三、治疗原则

注意眼部卫生，局部和全身应用抗生素。

### 四、一般治疗

沙眼衣原体常附在患者眼的分泌物中，任何与此分泌物接触的情况均可造成沙眼传播感染的机会。因此，应加强宣传教育，培养良好的卫生习惯。不用手揉眼，要勤洗毛巾、手帕并晒干；对沙眼患者应积极治疗，并注意水源清洁。

### 五、药物处方

沙眼衣原体对四环素族、大环内酯类及氟喹诺类抗菌药物敏感。

#### 处方一

局部用药，0.1％利福平或0.5％金霉素或四环素眼药水，每次2滴，每日3～6次。

注意事项：一般需持续用药1～3个月。亦可行间歇疗法即用药3～5日后，停药2～4周，再行用药。眼药水有效期在2周，超过2周基本上失效。

#### 处方二

10％～30％磺胺醋酰钠和0.25％～0.5％氯霉素眼药水，每日4～6次。

注意事项：一般需持续用药1～3个月，再行用药，效果亦佳，易于坚持。

#### 处方三

全身治疗（急性期或严重的沙眼）。

罗红霉素，0.15g，每日2次，口服。

阿奇霉素，0.5g，每日1次，口服。

注意事项：连续服用7～10天为1个疗程，停药1周，可再服用。需2～4个疗程，应注意药物的副作用。

（蔡春梅　杜娟　刘志鹏　卫胜晓）

# 睑 腺 炎

葡萄球菌侵入睫毛根部皮脂腺或睑板腺而致的急性化脓性炎症，通称为睑腺炎。前者为外睑腺炎，后者为内睑腺炎。当身体抵抗力降低、营养不良、屈光不正时容易发生。外睑腺炎，亦称外麦粒肿（external hordeolum），又名睑缘疖。

### 一、诊断要点

本病开始时眼睑局部水肿，轻度充血，自觉胀痛，近睑缘处可触及硬结，触痛明显，以后逐渐加重，形成脓肿，且在睫毛根部附近出现黄色脓头，破溃排脓后疼痛迅速消退。重者可引起眼睑高度红肿，邻近球结膜水肿，耳前淋巴结肿痛，甚至出现全身畏寒、发热等症状。

### 二、鉴别诊断

本病主要与睑板腺囊肿相鉴别。睑板腺囊肿好发于青少年，病程缓慢，主要表现为眼睑皮下大小不一的圆形肿块，与之相对应的睑结膜面呈紫红色病灶，一般无疼痛感，肿块亦无明显压痛。

### 三、治疗原则

（1）早期理疗或热敷，局部、全身应用抗生素。

（2）形成脓肿后，切开排脓，促使炎症消退。

### 四、一般治疗

首先去除病因，并取脓液做细菌培养及药物敏感试验。外睑腺炎初期或脓肿未形成时，都可局部湿热敷，每日3次，每次20分钟。脓点已出现，局部有波动感时，切开排脓，外睑腺炎在皮肤面沿睑缘做横型切口，一定要将脓栓摘出。内睑腺炎，在睑结膜面做与睑缘垂直的切口，排净脓液。

### 五、药物处方

**处方一**

左氧氟沙星滴眼液，每次2滴，每日4次。

儿童：妥布霉素滴眼液，每次2滴，每日4次。

**处方二**

金霉素眼膏，适量，涂入眼睑内，每日3次。

注意事项：换用红霉素眼膏和其他抗生素滴眼液也可。

**处方三**

全身症状重。青霉素，240万单位，0.9%氯化钠注射液100mL，静脉滴注，每4小时一次或每6小时一次。

注意事项：①治疗期间注意休息，不吃刺激食物，多饮水并保持大便通畅；②如果麦粒肿长期未退留下硬结，在急性炎症消退后，可在睑结合膜面切开刮除内容物，并剪除残囊及肉芽肿；③对青霉素过敏者改用其他抗生素。

（蔡春梅　杜娟　刘志鹏　卫胜晓）

# 睑 缘 炎

睑缘炎是睑缘皮肤、睫毛毛囊及其腺体的亚急性、慢性炎症。睑缘部位富有腺体组织和脂肪性分泌物，易沾染尘垢和病菌导致感染。睑缘炎临床上分三型：鳞屑性、溃疡性、眦部睑缘炎。鳞屑性者为睑缘湿疹皮炎，由腺体分泌过多继发感染引起。溃疡性者是睫毛毛囊和睑缘皮肤受葡萄球菌感染所致。眦部睑缘炎为摩-阿（MorAx-Axenfeld）氏双杆菌所致。此外，睑缘炎也与核黄素缺乏、慢性全身疾病有关。睑缘炎一般病程较长，坚持用药疗效尚好。睑缘炎的发病诱因为理化因素、屈光不正、不良卫生习惯等。

## 一、诊断要点

（1）眼睑部有烧灼感，可有刺痒、刺痛。

（2）鳞屑性者睑缘发红，睫毛根部可见鳞屑或痂皮，睫毛易脱，能再生；溃疡性者有出血性溃疡及脓疱，日久睫缘肥厚，秃睫或睫毛乱生；眦部睑缘炎眦部皮肤浸渍或糜烂，常合并眦部结膜炎。

（3）睑缘皮肤潮红，有鳞屑或痂皮、糜烂、脓疱等表现。

## 二、鉴别诊断

根据明显体征和临床表现，诊断明确，无须鉴别。

## 三、治疗原则

（1）病原治疗。

（2）保持局部清洁。

（3）局部抗生素治疗。

（4）对症支持治疗。

（5）消除诱因　如有屈光不正，应验光配镜。

## 四、一般治疗

要有足够的耐心，坚持治疗才能治好，纠正用脏手揉眼的不良习惯。

## 五、药物处方

处方一

金霉素眼膏，适量，涂入眼睑内，每日3次。

注意事项：换用红霉素眼膏和其他抗生素滴眼液也可。

### 处方二

1%硝酸银液，外涂后0.9%氯化钠注射液清洗，每日3次。

注意事项：①当睑缘结痂、溃疡时，应先清洗去掉痂皮然后再清洗；②注意涂硝酸银液时不要触及角膜，以免损伤角膜；③有沙眼或结膜炎时，应同时治疗；④睑缘炎治愈后还需坚持治疗2～4周，以防复发；⑤长期不愈、屡发者可根据细菌培养、药敏试验结果选择相应有效药物。

### 处方三

0.25%硫酸锌液，外涂，每日3次。

核黄素，10mg，口服，每日3次。

（蔡春梅　杜娟　刘志鹏　卫胜晓）

# 巩　膜　炎

巩膜炎是以眼红和视力下降为始发症状，以重度眼痛为主要特点的巩膜感染性疾病。巩膜炎又称深层巩膜炎，较表层巩膜炎少见。发病急，常伴发角膜及葡萄膜炎，预后不佳。依据发病部位可以分为前巩膜炎及后巩膜炎。女性多见，双眼可先后或同时发生。

### 一、诊断要点

（1）前巩膜炎　病变位于赤道前方巩膜。双眼先后发病，眼部疼痛剧烈。持续数周，迁延可达数月甚至数年。可并发角膜炎、葡萄膜炎、白内障、眼压升高。可分为三类。

① 结节性巩膜炎。病变区巩膜紫红色充血，炎症浸润肿胀，结节样隆起，质硬，压痛，结节可多个。

② 弥漫性巩膜炎。巩膜弥漫充血，球结膜水肿，巩膜呈特征性的蓝色。

③ 坏死性巩膜炎。破坏性较大，常引起视力损害的炎症。眼痛明显，早期局部巩膜炎性斑块，边缘炎症较中心重。晚期巩膜坏死变薄，透见脉络膜，甚至穿孔。病灶可迅速向后和周围蔓延扩展。炎症消退后，巩膜呈蓝灰色，粗大血管围绕病灶。常伴严重的自身免疫性疾病如血管炎。

（2）后巩膜炎　较少见，为一种肉芽肿炎症，位于赤道后方巩膜。出现不同程度眼痛、视力下降。眼前节无明显改变，可有轻微眼红。后节表现为轻度玻璃体炎、视盘水肿、浆液性视网膜脱离、脉络膜皱褶。

### 二、鉴别诊断

本病应与结膜炎和表层巩膜炎相鉴别。

（1）结膜炎　表现为充血弥漫性，且多伴有分泌物；而表层巩膜血管相对不可移动，表层巩膜炎多局限在角膜缘至直肌附着点的区域内，不累及睑结膜，充血的血管呈放射状垂直走行，从角膜缘向后延伸。

（2）表层巩膜炎　表层巩膜炎的充血和水肿仅局限在巩膜表层，不累及其下的巩膜，其充血多呈暗红色，滴肾上腺素后血管迅速变白，而更为深层的巩膜炎充血为紫红色，滴肾上腺素后也不易褪色。

### 三、治疗原则

局部或全身应用糖皮质激素和非甾体抗炎药，必要时手术治疗。

### 四、一般治疗

本病常是某些全身性疾病的伴随症，一旦出现，应积极查找相关的原发病，治疗原发病，才能有效控制本病。

### 五、药物处方

处方一

针对病因治疗。巩膜炎应重视病因检查，凡明确病因者应针对病因治疗，如结核引起者，应用链霉素肌内注射，或异烟肼、维生素 $B_6$ 口服，也可用结核菌素脱敏治疗。

处方二

肾上腺皮质激素疗法。0.5%可的松滴眼液，每次 2 滴，每日 4～6 次。
注意事项：重者球结膜下注射地塞米松 2.5mg，每周 1～2 次。

处方三

散瞳。1%阿托品，滴入眼睑内。
注意事项：①少见眼压升高、过敏性皮疹或疱疹；②长期滴眼可引起局部过敏反应（药物接触性睑结膜炎）。

处方四

局部湿热敷，每日 3～4 次，每次 20 分钟。

处方五

消炎止痛，水杨酸钠或吲哚美辛，1 片，每日 2～3 次。
注意事项：对久治不愈，经常复发，特别顽固的病例，可应用局部放射治疗以及自血疗法。

处方六

中药疗法。以祛邪为主，治以凉血散结，泻火解毒，代表方剂为导赤散或三仁汤加减。

注意事项：脾胃虚弱者慎用。

（蔡春梅　杜娟　刘志鹏　卫胜晓）

# 眼 内 炎

眼内炎（endophthalmitis）又称玻璃体炎症，广义地讲是指各种严重的眼内炎症，如眼内感染、眼内异物、肿瘤坏死、严重的非感染性葡萄膜炎、晶状体皮质过敏等引起的玻璃体炎、前房积脓和眼部疼痛。临床上一般指由细菌、真菌或寄生虫引起的感染性眼内炎。

**一、诊断要点**

（1）开放性眼外伤均需行 X 线、眼眶 CT 和眼部 B 超检查以排除眼内异物。对有明显危险因素的病例，如锐器穿孔伤、眼内异物应列为高度怀疑的对象，密切观察。

（2）经标准化的超声诊断对确定感染的程度和范围有一定价值。A 超扫描，中度的感染性眼内炎常显示为玻璃体内有一连串的低幅度小尖波；而 B 超显示为弥散的细亮点。

（3）视网膜电图（ERG）检查对伤眼视网膜功能评价也是重要的。

（4）病原学检查是确定病原最可靠的方法，不仅有助于诊断，更重要的是可以指导治疗。

**二、鉴别诊断**

根据眼外伤、眼内异物等病史，结合辅助检查可明确诊断。

**三、治疗原则**

早期、及时、大量应用抗生素，以便及时控制感染，恢复部分视力。

**四、一般治疗**

（1）全身用药　通常采用静脉给药。一般使用广谱且可能穿过血-视网膜及血-房水屏障的抗生素。

（2）滴用眼药　虽然很多抗生素滴眼液可以进入前房，但难以深入玻璃体内，故对眼内炎疗效差。

（3）结膜下及球旁注射　这两种注射方法为临床常用，但由于血-房水屏障的影响，药物在玻璃体浓度甚低，达不到治疗眼内炎的目的。

（4）玻璃体内注射　玻璃体内注射抗生素可使眼内抗生素达到有效治疗浓度。玻璃体注射药物的体积一般为 0.1mL。

（5）玻璃体切割术　玻璃体切割术是治疗感染性眼内炎最重要、最有效的手段。

### 五、药物处方

#### 处方一

头孢呋辛钠 1.5g，0.9％氯化钠注射液 100mL，每日 2 次，静脉滴注。

注意事项：①有报道少数患儿使用本品后出现轻、中度听力受损；②本品能引起假膜性小肠结肠炎，对有胃肠道疾病史者，特别是溃疡性结肠炎、局限性肠炎或抗生素相关性肠炎患者，应引起足够警惕。

#### 处方二

妥布霉素地塞米松滴眼液，每日 4～5 次。或每小时点一次，恢复期减少剂量。

妥布霉素地塞米松眼膏，每日 2 次。

#### 处方三

散瞳。1％阿托品眼药或复方托吡卡胺滴眼液，每日 2～3 次。

注意事项：①少见眼压升高、过敏性皮疹或疱疹；②长期滴眼可引起局部过敏反应（药物接触性睑结膜炎）。

#### 处方四

细菌性，万古霉素（1mg/0.1mL），玻璃体内注射。头孢拉定（2.25mg/0.1mL），玻璃体内注射。

真菌性，两性霉素 B（5μg/0.1mL），玻璃体内注射。

注意事项：玻璃体内注射。玻璃体内注射抗生素可使眼内抗生素达到有效治疗浓度。玻璃体注射药物的体积一般为 0.1mL，玻璃体内注射联合使用糖皮质激素有助于改善预后，如地塞米松（0.4mg/0.1mL）。

#### 处方五

其他疗法。玻璃体切割术是治疗感染性眼内炎重要且有效的手段。通过玻璃体切割，可以清除混浊的玻璃体，除去大部分细菌及毒素，避免或减轻玻璃体机化导致的牵拉性视网膜脱离。此外还可以直接自玻璃体采集标本，进行涂片及细菌培养，用含有抗生素的灌注液直接灌注玻璃体。

（蔡春梅 杜娟 刘志鹏 卫胜晓）

# 眶蜂窝织炎

眶蜂窝织炎是眶隔后眶内软组织的急性细菌感染的一种急性化脓性炎症，从解剖部位可分眶隔前和眶隔后的眶蜂窝织炎，但临床上可以是疾病的不同阶段，且可以相互扩展。主客观症状均较严重，甚至可引起脑膜炎或海绵窦血栓形成而危及生命。多为单侧性，偶有累及双侧者。其是儿童眼球突出的最常见病因。该病不仅会严重影响视力，而且可引起颅内并发症或败血症而危及生命。

**一、诊断要点**

（1）有诱因　邻近病灶感染，如副鼻窦炎（以筛窦最为常见）、上颌骨骨髓炎、急性泪囊炎、面部丹毒、疖肿或口腔病灶等。

（2）眼睑红肿，发热，有触痛。眼球未受累，瞳孔对光反射与视力良好，无眼球运动障碍，眼球运动时无疼痛，无球结膜水肿。

**二、鉴别诊断**

本病主要与眼眶恶性肿瘤、炎性假瘤相鉴别。

（1）眼眶恶性肿瘤　病程短，眼睑结膜充血水肿，眼球突出，眼球运动障碍及视力下降。超声显示眼眶内有占位性病变，缺乏眼眶内脂肪水肿征。CT除显示眼眶内占位性病变外，还显示骨破坏。

（2）炎性假瘤　表现为眼部症状不伴有发热不适。超声探查显示眼球筋膜水肿及T型征，同时可显示不规则占位性病变或眼外肌、泪腺肿大，视神经增粗等。CT扫描显示脂肪内高密度肿块，形状不规则，密度不均匀，边界不清楚。伴有眼球壁增厚，眼外肌肥大，泪腺肿大。

**三、治疗原则**

早期诊断、治疗原发病灶及强化治疗非常重要，及时应用抗生素和糖皮质激素，必要时切开引流。

**四、一般治疗**

（1）该病多数为其他部位的炎症扩散或蔓延所致，因此，治疗其他部位的感染对预防本病非常重要。

（2）注意卧床休息，给予高蛋白质、高维生素食物；出现高热，应予解热降温。

（3）手术治疗，局部出现脓肿应及时切开引流。

（4）早期可给予超短波治疗。

（5）及时发现并及时治疗并发症，如海绵窦血栓、脑膜炎等。

（6）可酌情给予中药治疗。

**五、药物处方**

处方一

轻度，年龄大于 5 岁，无发热，可使用阿莫西林。儿童 20～40mg/(kg·d)，分 3 次口服，最大剂量每日 1g；成人每 8 小时 500mg，口服。

青霉素过敏者选用红霉素。儿童 $30\sim50mg/(kg\cdot d)$，分 $3\sim4$ 次口服；成人每 6 小时 $250\sim500mg$，口服。

注意事项：口服抗生素要持续 10 日。

处方二

中重度应入院治疗。头孢曲松钠（菌必治），儿童 $100mg/(kg\cdot d)$，分 2 次静脉注射。成人每 12 小时 $1\sim2g$，静脉注射。

注意事项：①患者有中毒症状，不能按门诊患者坚持治疗和复查者，5 岁或 5 岁以下的儿童，怀疑有流感嗜血杆菌感染者，口服抗生素无显效或病情加重者，均应入院静脉注射抗生素，若症状有明显好转可将静脉注射改为口服用药；②根据药敏试验结果酌情选用大量有效的抗生素控制感染，如青霉素、头孢菌素、新青霉素、氨苄西林、庆大霉素、阿米卡星等；③全身用药应维持 $10\sim14$ 日。

（蔡春梅　杜娟　刘志鹏　卫胜晓）

# 急性泪腺炎

急性泪腺炎可由各种传染性疾病引起，如流行性感冒、伤寒、腮腺炎、肺炎、急性咽喉炎等，也可以是周围组织炎症蔓延的结果。常见的病原菌有葡萄球菌、肺炎球菌等，少数病例为病毒（如流行性感冒病毒、腮腺炎病毒等）引起。双侧或单侧发病，睑部泪腺较眶部泪腺易受累。

急性泪腺炎限于睑部腺或眶部腺，甚至同时发炎，局部疼痛，流泪，上睑外 1/3 处睑缘红肿，上睑下垂（炎症），同时伴有眼睑高度水肿，若提起上睑，令眼球下转时，可见泪腺膨出部分，严重者可使眼球向下内侧移位，耳前淋巴结肿大压痛，通常 $1\sim2$ 周后炎症消退，化脓者可自行穿破形成暂时性瘘管，亦有转变成亚急性或慢性泪腺炎的可能。结膜充血、水肿、有黏性分泌物，提起上睑，可见泪腺肿大充血，急性泪腺炎病程通常短暂，可自行缓解，但也可形成脓肿。

## 一、诊断要点

（1）发病急，多为单侧，局部红肿、疼痛、压痛，伴有炎症性上睑下垂，邻近结膜水肿充血。眶部泪腺发炎时还可伴有眼球向内下方移位、运动受限、复视等症状。

（2）眶上缘外侧下方可触到肿胀的泪腺，将上睑提起令眼向下转时，可看到肿胀的泪腺从外上方结膜下膨出。

（3）耳前淋巴结肿大，体温升高，全身不适。

## 二、鉴别诊断

本病主要与眶蜂窝织炎相鉴别。眶蜂窝织炎发病有诱因，邻近有明确感染病灶，眼睑红肿，发热，有触痛，瞳孔对光反射与视力良好，无眼球运动障碍，眼球运动时无疼痛，无球结膜水肿。

### 三、治疗原则

局部热敷，全身应用抗生素，脓肿如已成熟则切开排脓。

### 四、一般治疗

（1）病变在睑部者由结膜切开，在眶部者则应由皮肤切开。

（2）急性泪腺炎一般为细菌或病毒感染，轻中度感染，需要注意清洁病灶，预防交叉感染。

### 五、药物处方

处方一

轻中度感染，口服阿莫西林，每 8 小时 250～500mg，连服 5 天。

或头孢氨苄，每 6 小时 250～500mg，连服 5 天。

处方二

中重度感染，替卡西林，静脉注射，每 4～6 小时 3g。

或头孢唑啉，静脉注射，每 4～6 小时 1g，若发生脓肿，需行切开引流。

（蔡春梅　杜娟　刘志鹏　卫胜晓）

# 急性泪囊炎

急性泪囊炎多由慢性泪囊炎转变而来，但也有开始即为急性原发细菌感染者。常见致病微生物有肺炎球菌、金黄色葡萄球菌、β-溶血性链球菌、流行性感冒病毒等。表现为泪囊部高度红、肿、热、痛，重者同侧面部鼻部红肿，耳前及颌下淋巴结肿大、压痛，伴体温升高、全身不适。急性泪囊炎可以在无泪道阻塞的基础上突然发生，也可由鼻泪管阻塞的同时尚有泪小管的阻塞，使脓性分泌物不能排出所致，或在慢性泪囊炎的基础上继发性感染所致。

### 一、诊断要点

（1）常有慢性泪囊炎史。

（2）泪囊部高度红、肿、热、痛，重者同侧面部鼻部红肿，耳前及颌下淋巴结肿大、压痛，伴体温升高、全身不适。

（3）脓肿穿破皮肤可形成泪囊瘘。

### 二、鉴别诊断

本病应与睑脓肿、麦粒肿、泪囊部血管神经性水肿进行鉴别。

（1）眼睑脓肿　初期症状为眼睑红、肿、热、痛，手触有硬结，一段时间后硬结通常变软，从而形成脓肿，数天后硬结出现波动感并穿破排脓，穿破口形成溃疡，坏死组织脱落，创口愈合形成瘢痕。

（2）麦粒肿　眼睑局部红、肿、热、痛，发生在外眦部可伴外侧球结膜水肿。发病 3～5 天，脓点形成，外麦粒肿脓点在皮肤面，内麦粒肿脓点在睑结膜面，脓点自行穿破后炎症迅速消退。

（3）泪囊部血管神经性水肿　没有红、肿、热、痛等炎症表现。

### 三、治疗原则

局部热敷或收敛，必要时切开排脓。

### 四、一般治疗

涂鱼石脂软膏，如若脓肿成熟可切开排脓，并放置引流条。炎症消退后，按慢性泪囊炎处理。

### 五、药物处方

**处方一**

左氧氟沙星滴眼液，每眼每次 1～2 滴，每日 4 次。

**处方二**

庆大霉素注射液，1 支，冲洗泪囊分泌物。

**处方三**

儿童，妥布霉素滴眼液滴眼，每日 4 次，连用 5 天。

**处方四**

0.9％氯化钠注射液及广谱抗生素，每日 1 次，连用 3 天。

注意事项：泪囊区为面部危险三角区，在泪道冲洗操作过程中不可避免会对其施加一定压力，可引起炎症扩散，加重病情，故应在炎症基本控制的情况下再行泪道冲洗。

（蔡春梅　杜娟　刘志鹏　卫胜晓）

# 结　膜　炎

正常情况下，结膜具有一定防御能力，但当防御能力减弱或外界致病因素增加时，将引起结膜组织炎症发生，这种炎症统称为结膜炎。临床表现为眼部异物感、烧灼感、发痒和流泪等。根据结膜炎的病情及病程，可分为急性、亚急性和慢性三类；根据病因又可分为细菌性、病毒性、衣原体性、真菌性和变态反应性等；根据结膜的病变特点，可分为急性滤泡性结膜炎、慢性滤泡性结膜炎、膜性结膜炎及假膜性结膜炎等。

## 一、诊断要点

（1）症状　患眼异物感、烧灼感、眼睑沉重、分泌物增多，当病变累及角膜时，可出现畏光、流泪及不同程度的视力下降。

（2）体征　结膜炎的体征是正确诊断各种不同结膜炎的重要依据。

① 结膜充血。结膜血管充血的特点是愈近穹隆部充血愈明显，而愈靠近角膜缘充血愈轻，血管呈网状分布，色鲜红，可伸入角膜周边形成角膜血管翳，滴用肾上腺素之后充血很快消失。

② 分泌物。分泌物的性质可因结膜炎的病因不同而有所不同。脓性分泌物多见于淋球菌性结膜炎；黏液脓性或卡他性分泌物多见于细菌性或衣原体性结膜炎，分泌物常可坚固地粘于睫毛，使晨起眼睑睁开困难；水样分泌物通常见于病毒性结膜炎。

③ 结膜水肿。结膜炎致使结膜血管扩张、渗出导致组织水肿，因球结膜及穹隆结膜组织松弛，水肿时隆起明显；而睑结膜与睑板紧密相连，水肿表现不显著。

④ 结膜下出血。多为点状或小片状，病毒所致的流行性出血性结膜炎常可伴结膜下出血。

⑤ 乳头。结膜炎的非特异性体征，可位于睑结膜或角膜缘，表现为隆起的多角形马赛克样外观，充血区域被苍白的沟隙所分离。

⑥ 滤泡。滤泡呈黄白色、光滑的圆形隆起，直径 0.5～2.0mm。

⑦ 膜与伪膜。膜是附着在结膜表面的纤维素渗出，伪膜易于剥离，而真膜不易分离，强行剥离后创面出血，二者本质的不同在于炎症反应程度的差异，真膜的炎症反应更为剧烈，白喉棒状杆菌引起严重的膜性结膜炎；$\beta$-溶血性链球菌、肺炎克雷伯菌、淋病奈瑟球菌、腺病毒、包涵体等均可引起膜性或假膜性结膜炎。

⑧ 瘢痕。结膜上皮的损伤不会导致瘢痕的形成，基质组织的损伤是结膜瘢痕形成的组织学基础。

⑨ 耳前淋巴结肿大。病毒性结膜炎常伴有耳前淋巴结肿大。

## 二、鉴别诊断

本病应与流行性角膜结膜炎、急性卡他性结膜炎、包涵体性结膜炎相鉴别。

（1）流行性角膜结膜炎（epidemic kerato conjunctivitis，EKC）　潜伏期较长，通常为 5～7 天，而急性出血性结膜炎（acute hemorrhagic conjunctivitis，AHC）则为 1 天。AHC 起病后数小时结膜炎即达高峰，病程不超过 1 周。EKC 在起病后数日病情才达高峰，并维持 2～3 周。在 AHC 早期结膜下出血是特征性表现，而在 EKC 则少见。结膜上滤泡样沉着在 EKC 常见，结膜炎消退后常遗留角膜斑翳。在 AHC 可出现一过性角膜炎，无后遗症。

（2）急性卡他性结膜炎　有明显的结膜充血，以穹隆部和睑结膜为重。结膜分泌物多，早期为浆液性，随之变为黏液脓性，常使上下眼睑睫毛粘集成束，涂片或培养可检出细菌。

（3）包涵体性结膜炎　主要由沙眼衣原体引起，结膜高度充血，有显著乳头肥大和滤泡增生，滤泡以下穹隆部尤为显著，早期有较多分泌物，可有全身症状（发热、疲乏和上呼吸道炎），结膜刮片检查可见有包涵体。

### 三、治疗原则

首先病因治疗，同时做好隔离，治疗以局部给药为主，必要时可辅以全身用药。

### 四、一般治疗

结膜炎多是接触传染，故应提倡勤洗手，避免随意揉眼。提倡流水洗脸，毛巾、手帕等物品要与他人分开，防止交叉感染，并经常清洗消毒，急性结膜炎勿包扎患眼。

### 五、药物处方

**处方一**

左氧氟沙星滴眼液，每次 2 滴，每日 4 次。

儿童：妥布霉素滴眼液，每次 2 滴，每日 4 次。

**处方二**

氟米龙滴眼液，每次 2 滴，每日 4 次。

注意事项：氟米龙是激素类滴眼液，病情好转后不能突然停药，要逐渐减量直至停药。

**处方三**

抗病毒滴眼剂，阿昔洛韦滴眼液，每次 2 滴，每日 4 次。

**处方四**

左氧氟沙星眼膏，每次 0.05mg，睡前涂眼。

儿童：妥布霉素眼膏，每次 0.01mg，睡前涂眼。

注意事项：不能遮盖患眼，结膜炎时有畏光流泪等刺激症状，外出时可戴遮光眼镜以减少刺激，但应避免遮盖患眼。因为遮盖患眼会使分泌物不能排出，同时又增加结膜囊局部温度和湿度，有利于细菌或病毒繁殖，加重病情。

（蔡春梅　杜娟　刘志鹏　卫胜晓）

# 急性视神经炎

急性视神经炎中医称之为暴盲。暴盲是指眼外观端好，猝然一眼或两眼视力急剧下降，甚至失明的严重内障眼病。

## 一、诊断要点

（1）视力急剧下降，甚至失明。

（2）瞳孔中等度扩大，对光反射迟钝或消失。

（3）视盘充血水肿，边界模糊，视网膜静脉怒张、迂曲，视盘附近有渗出、出血或水肿。急性球后视神经炎眼底早期可能为正常，眼球运动时有疼痛感。

（4）色觉障碍。视野缩小或有中心暗点。

## 二、鉴别诊断

本病可与以下疾病鉴别诊断。

（1）急性视神经炎与可引起视神经疾病的各种中毒（甲醇、药物、重金属等中毒）和营养缺乏性疾病鉴别，从病史及相关检查不难鉴别。

（2）眼动脉的严重粥样硬化炎症性疾病或栓塞，可引起急性单眼视力丧失，但无眼痛。

（3）颅内肿瘤，特别是蝶鞍区占位性病变，早期可呈球后视神经炎改变，视野及头颅 X 线有助于诊断。头颅 CT 及 MRI 检查更有助于早期发现。

（4）前部缺血性视神经病变表现为视力骤然丧失，眼球运动时无疼痛，视盘肿胀趋于灰白色，视野缺损最常见为下方。

（5）Leber 遗传性视神经病变常发生于年轻男性，一眼视力迅速丧失，然后另侧眼在数天至数月内视力也丧失。视盘旁浅层毛细血管明显扩张，但无荧光素渗漏，视盘水肿，随后为视神经萎缩。

（6）中毒性或代谢性视神经病变表现为进行性、无痛性双侧视力丧失，可能继发于酒精中毒、营养不良、某些药物不良反应（如乙胺丁醇、氯喹、异烟肼、氯磺丙脲）、重金属中毒、贫血等。

（7）其他视神经病变，如颅前窝肿瘤导致的压迫性视神经病变、特发性颅内高压导致的视力下降以及心源性视力下降等均可通过基础病史与视神经炎鉴别。

## 三、治疗原则

（1）针对病因治疗，以提高药物疗效，防止复发。

（2）早期使用激素及抗生素、血管扩张剂、能量合剂及 B 族维生素等药物治疗。

（3）神经营养药物。

### 四、一般治疗

对于糖尿病、高血压患者要慎用皮质类固醇药物，应该针对病因对其并存的高血压、动脉硬化、糖尿病等全身性疾病进行妥善处理。

### 五、药物处方

**处方一**

全身皮质激素。泼尼松龙，1mg/（kg·d），口服。

甲泼尼龙，250mg，静脉注射。

法莫替丁，25mg，口服，每日 2 次。

**处方二**

局部皮质激素。地塞米松注射液，2.5mg，球后注射。

或曲安奈德注射液，20mg，球后注射。

复方樟柳碱注射液 2mL，颞浅动脉旁注射，每日 1 次。

**处方三**

营养神经。甲钴胺，1000$\mu$g，每日 3 次，口服。

维生素 $B_1$ 片，每次 1～2 片，每日 3 次，口服。

（蔡春梅　杜娟　刘志鹏　卫胜晓）

# 慢性结膜炎

慢性结膜炎是多种原因引起的结膜慢性炎症，为一常见病、多发病，常为双侧性，有时非常顽固，久治不愈。其病因包括细菌感染、不良环境的刺激、眼病的影响、不良的生活习惯等。其临床特点为眼痒、异物感、烧灼感、干涩感、眼刺痛及视力疲劳，结膜轻度充血，睑结膜肥厚，乳头增生，有白色泡沫状或黏液性分泌物。邻近组织感染引起者可有相应表现，如睑缘炎、泪腺炎等。

### 一、诊断要点

（1）致病因素

① 感染因素。由于急性结膜炎未经治疗或治疗不彻底而转变为慢性。或者邻近组织感染波及，如睑缘炎、泪腺炎。

②非感染因素。为最常见的原因。不良环境刺激，如灰尘、有害气体、空气污浊、风沙、烟雾、强光等。眼部疾病，如眼睑内翻、外翻、倒睫、眼睑结石、眼睑闭合不全等；或由于眼疲劳，如屈光不正、隐斜视、用眼不当等；也可由于过度疲劳、睡眠不足、过度饮酒、游泳过程中水污染以及其他疾患引起的刺激。药物刺激，长期应用某些眼药，如肾上腺素、缩瞳药等。

（2）临床表现

① 痒、异物感，晚间或阅读时加重。

② 睑结膜充血轻，眦部有白色泡沫状分泌物。

## 二、鉴别诊断

本病根据病程不难诊断。

## 三、治疗原则

去除病因、针对症状和针对细菌种类进行治疗。

## 四、一般治疗

（1）去除病因。改善生活和工作环境，治疗眼睑内翻、外翻、倒睫、眼睑结石、眼睑闭合不全、睑缘炎、泪腺炎、泪道阻塞等，矫正屈光不正、隐斜视，建立正确的阅读习惯。

（2）使用个人的脸盆及毛巾，以免传染给他人。

（3）注意休息及充足睡眠。

## 五、药物处方

**处方一**

左氧氟沙星滴眼液，每次 2 滴，每日 4 次。

儿童：妥布霉素滴眼液，每次 1 滴，每日 4 次。

**处方二**

左氧氟沙星眼膏，每次 0.05mg，睡前涂眼。

儿童：妥布霉素眼膏，每次 0.01mg，睡前涂眼。

**处方三**

0.5%硫酸锌滴眼液，每次 2 滴，每日 4 次。

注意事项：慢性结膜炎除了由细菌感染之外，机械性的刺激、药品等化学性刺激也是常见的致病因素。与急性结膜炎相较之下，慢性结膜炎症状虽然比较温和，却不容易根治，因此，除了药物治疗外，需有充足的睡眠以及均衡的营养。

（蔡春梅　杜娟　刘志鹏　卫胜晓）

# 慢性泪囊炎

慢性泪囊炎是一种比较常见的眼病，好发于中老年女性，农村和边远地区多见。常因沙眼、泪道外伤、鼻炎、鼻中隔偏曲、鼻息肉、下鼻甲肥大等阻塞鼻泪道，泪液不能排出，长期滞留在泪囊内而引发。表现为溢泪、有黏液或脓性分泌物自泪点流出等症状。

## 一、诊断要点

(1) 溢泪，内眦部结膜充血，皮肤常有湿疹。

(2) 以手指挤压泪囊部，有黏液或脓性分泌物自泪点流出。

(3) 由于分泌物大量聚积，泪囊逐渐扩张，内眦韧带下方呈囊状隆起。

## 二、鉴别诊断

本病主要与泪小管狭窄阻塞、泪小管囊肿、泪囊肿物相鉴别。

(1) 泪小管狭窄阻塞　主要表现为溢泪，无黏液或脓性分泌物溢出。

(2) 泪小管囊肿　主要累及泪小管部位，无脓性分泌物。

(3) 泪囊肿物　可触及实性肿物。

## 三、治疗原则

去除炎症，疏通泪囊，必要时手术治疗。

## 四、一般治疗

(1) 对患病不久鼻泪管未完全堵塞的病例，可点抗生素滴眼液。

(2) 如鼻泪管仅部分狭窄，可试做泪道探通术或鼻泪管插管术。

(3) 泪点和泪小管正常者，可做泪囊鼻腔吻合术。

(4) 如泪囊过分狭小，或患者年老体弱，或伤后合并有严重瘢痕者，可行泪囊摘除术。

## 五、药物处方

处方一

左氧氟沙星滴眼液，每次 2 滴，每日 4～6 次。

滴完抗生素滴眼液后，用 0.25% 氯霉素液加 0.5% 可的松及 1:5000 糜蛋白酶，冲洗泪囊。

注意事项：①滴药前挤压排空泪囊内分泌物，使药液被吸入泪囊做泪道冲洗，同时应治疗鼻腔疾病；②急性泪囊炎除局部应用抗生素滴眼液外，应全身用抗生素控制感染。

### 处方二

左氧氟沙星滴眼液，每次 2 滴，每日 3 次，滴入鼻腔内。

麻黄碱滴鼻液，每次 2 滴，每日 3 次，滴入鼻腔内。

注意事项：经过泪囊冲洗后进行滴药，对于膜性阻塞或纤维蛋白性阻塞有效。

### 处方三

全身应用抗生素。

复方磺胺甲噁唑，每次 0.8mg，每 12 小时 1 次。

注意事项：①服药期间注意过敏现象，发生皮疹、头晕、恶心等要立即停药；②胃肠道反应强烈、肝肾功能损伤者禁用；③孕妇及 2 个月幼儿禁用。

（蔡春梅　杜娟　刘志鹏　卫胜晓）

# 后葡萄膜炎

后葡萄膜炎是累及脉络膜、视网膜、视网膜血管和玻璃体的炎症性疾病，临床上包括脉络膜炎、视网膜炎、脉络膜视网膜炎和视网膜血管炎等。可出现眼前黑影、暗点、闪光、视物模糊或视力下降等症状，合并全身性疾病者则有全身症状。眼部检查可出现渗出性视网膜脱离、增生性玻璃体视网膜病变、视网膜下新生血管或玻璃体积血等改变。

### 一、诊断要点

（1）眼前黑影、视力下降。

（2）玻璃体混浊。

（3）眼底检查可见渗出性病源。

（4）荧光素眼底血管造影可见局源性或弥漫性脉络膜渗漏。

### 二、鉴别诊断

注意与眼部肿瘤（如视网膜母细胞瘤）、全身性肿瘤（如淋巴瘤）和引起视网膜血管鞘的非炎症性疾病（如血管闭塞性疾病、动脉硬化）相鉴别。根据患者病史、临床表现以及超声波、CT、MRI 影像学检查等，可资鉴别。

### 三、治疗原则

抗感染治疗、皮质类固醇治疗、前列腺素合成抑制剂治疗，必要时免疫疗法。

### 四、一般治疗

抗感染治疗搭配免疫抑制剂治疗，单侧受累可激素注射治疗。

## 五、药物处方

### 处方一

泼尼松，10～20mg，口服，每日 3 次，产生临床疗效后，逐渐减量。

注意事项：病情好转后糖皮质激素类药物要逐渐减量，以避免眼科并发症。

### 处方二

环孢素 A，具体剂量根据患者个人情况而定。

注意事项：①病毒感染时禁用该品，如水痘、带状疱疹等；②对环孢素 A 过敏者禁用；③严重肝肾损害、未控制的高血压、感染及恶性肿瘤者慎用或忌用。

### 处方三

环磷酰胺，每次 50～100mg，每日 2～3 次，1 个疗程总量 10～15g。

注意事项：①顽固病情时，免疫抑制剂应用时间应足够长；②联合用药能降低药物的副作用，增强疗效；③定期检查肝肾功能、血常规。

### 处方四

地塞米松（0.4mg/0.1mL），玻璃体注射。

注意事项：注意激素类药物用药时间和副作用。

（蔡春梅　杜娟　刘志鹏　卫胜晓）

# 交感性眼炎

交感性眼炎是指眼穿孔伤或内眼手术后的双侧肉芽肿性葡萄膜炎。受伤眼称为诱发眼，未受伤眼称为交感眼，交感性眼炎为其总称。其发病与免疫因素有关，眼球穿孔伤提供眼内抗原接触眼外各系统的机会，使眼内组织抗原能接触淋巴系统而引起自体免疫反应。

## 一、诊断要点

（1）有眼球穿孔伤史及双眼炎症反应。

（2）当交感眼出现角膜后沉着物（keratic precipitates，KP），前房和前部玻璃体有浮游物和闪辉时，即可考虑交感性眼炎的发生。

（3）把已经失明的刺激眼摘除后可做病理学检查进一步明确诊断。

## 二、鉴别诊断

本病应与晶体过敏性葡萄膜炎、葡萄膜大脑炎、眼-口-生殖器综合征（白塞综合征）相鉴别。

（1）晶体过敏性葡萄膜炎　有晶体浑浊（过熟）、眼外伤或白内障手术史；眼部轻度充血，少许细小 KP，房水轻混，虹膜肉眼所见无明显异常；前房穿刺细菌学检查为阴性，出现大量嗜酸性细胞；血清抗晶体抗体出现和高滴度，晶体抗原皮试阳性。

（2）葡萄膜大脑炎　以眼前节炎为主，伴有白发、疏发、皮肤白斑和听力障碍的综合病征，结合全身症状可与本病鉴别。

（3）白塞综合征　出现反复性口腔、阴部溃疡，皮肤疾患和各类型的葡萄膜炎；其次要体征为关节炎、胃肠道疾病、血管炎及神经系统疾病，结合全身症状可与本病鉴别。

### 三、治疗原则

一经诊断，及时散瞳，控制炎症，进行综合治疗。经过早期积极治疗，视力已完全丧失者应尽早摘除。

### 四、一般治疗

（1）应正确处理穿孔伤口，使嵌入伤口内的组织复位，紧密缝合眼球。

（2）要有效地控制眼内炎症，眼内异物一定要取出。如诱发眼伤口范围大，眼内容大部已脱出，视力已完全丧失且无任何恢复希望者，应立即行眼球摘除。对伤后眼球已萎缩、眼部炎症持续不退、刺激症状明显且无视力恢复希望者，宜行眼球摘除。

### 五、药物处方

处方一

大量肾上腺皮质激素。泼尼松（强的松），30～60mg，顿服，早晨服用。

注意事项：病情稳定后隔日给药一次，20～30mg，待炎症消退后仍应持续用维持量数月。

处方二

复方托吡卡胺滴眼液，每日 2 次，滴入眼睑内。

处方三

免疫抑制剂。环磷酰胺，每次按体表面积 $1.2\sim2.5g/m^2$，静脉注射，连续 5 日为 1 个疗程。

注意事项：激素治疗无效或不能继续应用者，可用免疫抑制剂。

处方四

局部应用抗生素及辅助治疗。左氧氟沙星滴眼液，每次 2 滴，每日 4 次。

（蔡春梅　杜娟　刘志鹏　卫胜晓）

# 丝状角膜炎

丝状角膜炎即上皮细胞的异常增殖或者其他病毒性或眼干燥症导致的结膜充血、泪膜变薄，可有点状缺损，有中度至重度眼痛、红眼、异物感及怕光等表现。

## 一、诊断要点

（1）病因　可能致病因素包括基底膜与前弹性膜接合异常；类黏液形成过多，多见于眼干燥症和病毒感染，也可见于神经营养性角膜炎、瘢痕性角膜炎；角膜擦伤、戴角膜接触镜、内眼手术也可引起本病。

（2）临床表现　有长期蒙眼病史，或患有角膜干燥症、绝对期青光眼等。轻者仅有眼部异物感，重者角膜刺激症状明显。角膜表面上皮呈卷丝状，可细如针尖，或粗如芝麻，一端附着于上皮，另一端游离，多见于上方角膜缘附近。

## 二、鉴别诊断

本病依托典型体征可明确诊断。

## 三、治疗原则

（1）去除诱因。

（2）表面麻醉后擦去角膜丝状物。

（3）角膜滑润剂及抗生素眼膏涂眼。

## 四、药物处方

处方一

抗生素滴眼液。左氧氟沙星滴眼液，滴眼，每次 1 滴，每日 3 次，根据症状可适当增减。急性期每 15～30 分钟滴眼 1 次，对严重的病例在开始 30 分钟内每5 分钟滴眼 1 次，病情控制后逐渐减少滴眼次数。

处方二

促进角膜修复。重组牛碱性成纤维细胞生长因子滴眼液，滴眼，每次 2 滴，每日 4 次。

重组牛碱性成纤维细胞生长因子眼用凝胶，涂于眼睑内，适量，每日4 次。

注意事项：丝状角膜炎的角膜卷丝轻者在数天内可自行消失，重者应到医院处理，不要自行刮除或擦掉，以免造成角膜感染等严重后果。

（蔡春梅　杜娟　刘志鹏　卫胜晓）

# 病毒性角膜炎

病毒性角膜炎可由多种病毒引起，其临床表现轻重不等，对视力的损害程度视病变位置、炎症轻重、病程长短、复发次数和有无混合感染而不同。临床上常见的病毒性角膜炎有单纯疱疹性角膜炎、带状疱疹性角膜炎等。单纯疱疹病毒为常见的致病原；带状疱疹病毒次之；还有在接种牛痘疫苗中牛痘病毒意外感染角膜导致本病；也有受腺病毒感染而发病。

## 一、诊断要点

（1）症状　眼红、疼痛、畏光、流泪、视力下降、眼睑疱疹等。

（2）体征

① 眼睑、皮肤损害。簇集的以红斑为基底的小水泡逐渐进展成结痂。

② 结膜炎。结膜充血，伴滤泡形成和耳前淋巴结肿大。

③ 角膜上皮改变。可见浅层点状角膜炎（superficial punctate keratitis, SPK）、星状角膜炎、树枝状角膜炎，表现为细线状、分支状上皮病灶，在每个分支的末端形成棒状终末球，或地图样角膜溃疡。

## 二、鉴别诊断

本病应与细菌性角膜炎、真菌性角膜炎相鉴别。

（1）细菌性角膜炎　由外伤或挑异物引起。起病急，发展快，症状重。分泌物多，为脓性。病变溃疡凹陷，基底坏死物多；周围致密浸润；少有前房积脓，若有则液平。抗细菌治疗有效。

（2）真菌性角膜炎　多有植物外伤史。起病缓，进展慢，症状轻。分泌物少，且成泡沫样。病灶隆起，干燥，抗真菌治疗有效。

## 三、治疗原则

局部应用抗病毒和抗生素治疗，必要时加用提高免疫力药物。

## 四、一般治疗

注意作息规律，足够睡眠，调整情绪，注意饮食，合理使用滴眼液，注意眼睛保湿（这是最好的预防方法）。要注意用眼习惯，定时休息眼睛。合理补充膳食营养。

## 五、药物处方

处方一

抗病毒眼药。更昔洛韦眼用凝胶（5g：7.5mg），涂入眼睑内，每日6次。

注意事项：抗病毒药联合应用可提高疗效，减少耐药，口服阿昔洛韦不能阻止单纯疱疹病毒上皮性角膜炎患者发生基质炎或虹膜炎。

### 处方二

抗生素眼药。左氧氟沙星滴眼液及眼用凝胶，适量，每日4次，点眼。

### 处方三

散瞳。复方托吡卡胺滴眼液，每次2滴，每日2次，点眼。

或阿托品眼膏，适量，每日2次，点眼。

### 处方四

促进角膜修复。重组牛碱性成纤维细胞生长因子滴眼液或眼用凝胶，适量，每日4次，点眼。

### 处方五

增强免疫力。重组人干扰素α-2b滴眼液（5mL：100万单位），每次2滴，每日6次。

### 处方六

泼尼松，口服，60～80mg，每日1次。

### 处方七

0.05%环孢素滴眼液，每次1～2滴，滴入眼睑，每日4～6次。

注意事项：①必要时全身应用抗病毒及增强免疫力药物；②有角膜上皮病变的患者禁用肾上腺皮质激素类眼药，严重角膜基质病变伴发上皮缺损的患者，可口服肾上腺皮质激素。

（蔡春梅　杜娟　刘志鹏　卫胜晓）

# 细菌性角膜炎

细菌性角膜炎多为外伤后感染或剔除角膜异物后感染所致。常见致病菌有葡萄球菌、链球菌、假单胞菌等。一些眼病及全身疾病，如眼干燥症、慢性泪囊炎、糖尿病等也可使角膜对细菌易感性增加。

### 一、诊断原则

（1）起病急，常在角膜外伤后24～48小时发病。

（2）症状为眼红、疼痛、畏光、流泪、视力降低、眼睑痉挛及分泌物增多等。

（3）体征为眼睑肿胀、球结膜水肿、睫状充血或混合充血。

### 二、鉴别诊断

本病应与真菌性角膜炎、病毒性角膜炎相鉴别。

（1）真菌性角膜炎　有植物外伤史。起病缓，进展慢，症状轻。分泌物少，且成泡沫样。病灶隆起，干燥，抗真菌治疗有效。

（2）病毒性角膜炎　发病诱因为抵抗力低下。多反复发作，症状多样。分泌物少，且为水样。病变呈树枝状、盘状，为坏死性、地图性。抗病毒治疗有效。

### 三、治疗原则

早期大量应用抗生素滴眼液，必要时加用糖皮质激素眼药。

### 四、一般治疗

注意作息规律及足够睡眠，调整情绪，注意饮食，合理使用滴眼液，要注意用眼习惯，定时休息眼睛，保持眼部卫生。

### 五、药物处方

**处方一**

抗生素眼药。左氧氟沙星滴眼液，或 5% 头孢唑啉＋1.3%～1.5% 妥布霉素，滴眼，每次 2 滴，每日 3 次，间隔 5 分钟 1 次。

**处方二**

散瞳。复方托吡卡胺滴眼液，滴眼，每次 1～2 滴，每日 2 次，间隔 3～5 分钟。

或阿托品眼膏，适量，涂于眼睑内，每日 2 次。

**处方三**

促进角膜修复。重组牛碱性成纤维细胞生长因子滴眼液，滴眼，每次 2 滴，每日 4 次。

重组牛碱性成纤维细胞生长因子眼用凝胶，涂于眼睑内，适量，每日 4 次。

**处方四**

增强免疫力。重组人干扰素 α-2b 滴眼液（5mL：100 万单位），滴眼，每次 2 滴，每日 6 次。

**处方五**

糖皮质激素类。氟米龙滴眼液，滴眼，每次 2 滴，每日 4 次。

注意事项：角膜溃疡时慎用糖皮质激素眼药。

（蔡春梅　杜娟　刘志鹏　卫胜晓）

# 真菌性角膜炎

真菌性角膜炎是一种由致病真菌引起、致盲率极高的感染性角膜病。真菌性角膜炎起病缓慢、病程长，可持续达 2～3 个月，常在发病数天内出现角膜溃疡。

## 一、诊断要点

（1）病因　常伴有眼部植物性外伤史，如树枝、甘蔗叶、稻草等刺伤。

（2）临床表现　起病缓慢，亚急性经过，刺激症状较轻，伴视力障碍。角膜浸润灶呈白色或灰色，致密，表面欠光泽，呈牙膏样或苔垢样外观，溃疡周围有胶原溶解形成的浅沟，或抗原抗体反应形成的免疫环。有时在角膜病灶旁可见伪足或卫星样浸润灶，病灶后可有斑块状纤维脓性沉着物。前房积脓，呈灰白色，黏稠或呈糊状。

（3）实验室检查　实验室检查找到真菌和菌丝可以确诊。常用方法有角膜刮片革兰氏和吉姆萨染色。10％～20％氢氧化钾湿片刮片及培养均为阴性，而临床又高度怀疑者，可考虑做角膜组织活检。

## 二、鉴别诊断

本病应与细菌性角膜炎、病毒性角膜炎相鉴别。

（1）细菌性角膜炎　由外伤或挑异物引起。起病急，发展快，症状重。分泌物多，为脓性。病变溃疡凹陷，基底坏死物多；周围致密浸润；少有前房积脓，若有则有液平面。抗细菌治疗有效。

（2）病毒性角膜炎　发病诱因为抵抗力低下。多反复发作，症状多样。分泌物少，且为水样。病变呈树枝状、盘状、坏死性、地图性。抗病毒治疗有效。

## 三、治疗原则

局部应用抗真菌药物，必要时全身应该抗真菌药，禁忌糖皮质激素。

## 四、一般治疗

注意作息规律及足够睡眠，调整情绪，注意饮食，合理使用滴眼液，治疗全身真菌性疾病。

## 五、药物处方

处方一

抗真菌滴眼液，包括多烯类，如 0.25％两性霉素 B 滴眼液、5％纳他霉素；咪唑类，如 0.5％咪康唑滴眼液；或嘧啶类，如 1％氟胞嘧啶滴眼液。

频滴患眼，通常每 20 分钟至 1 小时一次，晚上涂抗真菌眼膏。

注意事项：抗真菌药物联合应用具有协同作用，可减少药物用量，降低毒副作用。

处方二

结膜下注射抗真菌药。咪康唑 5～10mg 或两性霉素 B 0.1mg，结膜下注射。

注意事项：治疗过程中注意药物的眼表毒性，包括结膜充血、水肿、点状上皮脱落等，起效后药物治疗应至少持续 6 周。

处方三

全身使用抗真菌药。咪康唑 10～30mg/（kg·d），静脉滴注，分 3 次给药，每次用量一般不超过 600mg，每次滴注时间为 30～60 分钟。

或 0.2%氟康唑，100mg，静脉滴注。

处方四

散瞳。复方托吡卡胺滴眼液，每次 2 滴，每日 2 次。

或：阿托品眼膏，适量，涂于眼睑内，每日 2 次。

处方五

促进角膜修复。重组牛碱性成纤维细胞生长因子滴眼液，滴眼，每次 2 滴，每日 4 次。

重组牛碱性成纤维细胞生长因子眼用凝胶，涂于眼睑内，适量，每日 4 次。

（蔡春梅　杜娟　刘志鹏　卫胜晓）

# 球后视神经炎

球后视神经炎一般分为急性和慢性两类，以后者较多见。由于视神经受侵犯的部位不同，球后视神经可分许多不同类型。病变最常侵犯视盘黄斑束纤维，因该束纤维在球后眶内段视神经中央部分，故又名轴性神经炎；当病变由神经鞘膜侵犯视神经的周围纤维束时，则称为神经周围基质炎，这仅为病理改变，临床上不易确诊；如果视神经纤维整个横断，受累时则无光感而呈黑蒙，称横断性视神经炎。

## 一、诊断要点

（1）双眼或单眼视力迅速减退，常在数小时或 1～2 天内发生严重的视力障碍，重者可以完全失去光觉。由于视神经的炎性肿胀，致使视神经外周的硬脑膜鞘也发生肿胀，进而影响到眶尖部肌肉圆锥处的总腱环，尤其是上直肌及内直肌的肌鞘，因此 80%的患者常感有眼球后部的轻微胀痛，特别是在向上及内侧看时更为明显。有时用手压迫眼球时也可引起轻微疼痛。

（2）外眼体征检查正常。

（3）瞳孔可有明显的改变。单眼全盲者，患眼瞳孔直接对光反射及对侧健眼间接对光反射消失，但患眼瞳孔的间接对光反射及对侧健眼的直接对光反射存在；双眼全盲者，双侧瞳孔散大，无对光反射。单侧视力障碍者以及双眼视神经炎但双眼损害程度不等者,视力损害严重侧瞳孔有相对性瞳孔传入障碍征阳性,即交替遮盖一眼,遮盖患眼时,健眼瞳孔无变化;遮盖健眼时,患眼瞳孔散大。双侧视神经炎患者,若两侧损害程度相等其相对性瞳孔传入障碍征则为阴性。

### 二、鉴别诊断

同"急性视神经炎"。

### 三、治疗原则

同"急性视神经炎"。

### 四、一般治疗

同"急性视神经炎"。

### 五、药物处方

同"急性视神经炎"。

(蔡春梅 杜娟 刘志鹏 卫胜晓)

# 虹膜睫状体炎

虹膜睫状体炎又称前葡萄膜炎。虹膜发生炎症后常影响睫状体,故临床上单独的虹膜炎或睫状体炎是很少见的,两者常同时存在。虹膜睫状体炎病因很多,除眼外伤使细菌、病毒、异物、化学物品等直接进入眼内导致炎症外,全身性疾病如结核、麻风、风湿病、钩端螺旋体病等更是引起虹膜睫状体炎的重要原因。邻近虹膜、睫状体的其他眼组织炎症,如角膜炎、巩膜炎等也可导致本病。

### 一、诊断要点

(1) 可有感染病灶、全身性疾病等。

(2) 视力下降伴眼痛、畏光、流泪。

(3) 睫状充血或混合性充血、睫状区可有压痛。

(4) 角膜后有灰白色或棕灰色沉着物,下方为多。

(5) 前房混浊,絮状渗出或前房积脓。

(6) 虹膜纹理不清,可有结节或萎缩纹,瞳孔缩小,对光反射迟钝,虹膜后粘连,或虹膜周边前粘连。

(7) 可引起角膜水肿,并发白内障和玻璃体混浊。

### 二、鉴别诊断

本病应与急性结膜炎、急性闭角型青光眼、眼内肿瘤、全葡萄膜炎相鉴别。

(1) 急性结膜炎 通常急性发病,有异物感、烧灼感,分泌物多,检查见眼睑肿胀，结膜充血，这些表现与急性前葡萄膜炎的畏光、流泪、视物模糊、睫状充血及前房反应有明显不同。

（2）急性闭角型青光眼 急性发病，视力突然下降、头痛、恶心、呕吐、角膜上皮水肿，前房浅，前房闪辉等，但无前房炎症细胞，瞳孔呈椭圆形散大，眼压增高，与急性前葡萄膜炎的角膜透明，大量角膜后沉积物（keratic precipitates，KP），前房深度正常，房水大量炎症细胞，瞳孔缩小，眼压力征正常或偏低等易于鉴别。

（3）眼内肿瘤转移可引起前房积脓等改变，从病史、全身病变的临床检查、X线、超声波、CT、核磁共振检查等方面可以将二者区别开来。

（4）全葡萄膜炎 如Behcet病性葡萄膜炎、福格特-小柳-原田病等均可表现为全葡萄膜炎，在诊断时要注意鉴别。

### 三、治疗原则

药物治疗和对症治疗，必要时手术治疗。

### 四、一般治疗

（1）口服药开始时要给足量，以便迅速控制炎症，最后用最小量维持到炎症活动完全消退为止。

（2）散瞳。

（3）热敷或短波疗法，以扩张血管，促进血液循环，加快炎症吸收。

（4）手术治疗

① 对虹膜膨隆者可行虹膜穿刺或虹膜切除术。

② 对虹膜周边粘连引起继发性青光眼者可行虹膜周边切除术。

③ 对并发白内障者可在炎症控制下行白内障摘除术。

### 五、药物处方

**处方一**

妥布霉素地塞米松滴眼液，滴眼，每次2滴，每日4～5次；或每小时点1次。恢复期应减少次数。

妥布霉素地塞米松眼膏，适量，涂于眼睑内，每日2次。

注意事项：病情好转后糖皮质激素类药物要逐渐减量，避免眼科并发症。

**处方二**

散瞳。1%阿托品滴眼液或复方托吡卡胺滴眼液，滴眼，每次2滴，每日2～3次。

**处方三**

对继发青光眼者，降眼压。醋甲唑胺片，口服，50mg，每日2次。

卡替洛尔滴眼液，滴眼，每次 2 滴，每日 2 次。

### 处方四

严重者。泼尼松，30～60mg，每日 1 次，顿服。

注意事项：病情好转后糖皮质激素类药物要逐渐减量，避免眼科并发症。

### 处方五

免疫治疗。乙双吗啉，口服，每日 3 次，连服 2～3 周，停用治疗虹膜睫状体炎的药 1 周，再用 1～2 个疗程。

（蔡春梅　杜娟　刘志鹏　卫胜晓）

# 青光眼睫状体综合征

青光眼睫状体炎综合征（简称青-睫综合征，或称 Posner-SchlMsman 综合征），是一种反复发作的单眼青光眼合并睫状体炎。其特点为单侧、反复发作、视力轻度减退、眼压中等升高、房角开放、有少量灰白色角膜后沉积物（KP）。本病多发生在 20～50 岁，50 岁以上者少见，60 岁以上者更罕见。

### 一、诊断要点

（1）眼压升高与症状不成比例，患者往往有显著的眼压升高，但通常无症状或仅有轻微的症状。

（2）眼压升高与体征不成比例，尽管患者的眼压升高是突然的，眼压升高的程度足可以引起严重的眼组织损害，但患者一般并无急性闭角型青光眼的眼部体征，如睫状充血、角膜水肿、视神经损害、视野缺损等。

（3）眼压升高与虹膜睫状体炎的严重程度不成比例，虹膜睫状体炎可因渗出物、细胞堵塞房角、虹膜后粘连等机制引起眼压升高。但此病的虹膜睫状体炎轻微，不引起虹膜后粘连，眼压升高却特别显著，并且眼压升高可在炎症体征之前出现。

（4）单眼受累，虽然此病可累及双眼，但患者典型表现为单眼受累。

（5）特征性的 KP，此种 KP 典型表现为数量少、分布特殊、消退慢。

（6）反复发作。

（7）眼压升高时房角是开放的。

（8）活体超声生物显微镜检查可发现睫状体肿胀和渗出。

### 二、鉴别诊断

本病主要与急性闭角型青光眼、Fuchs 综合征和特发性前葡萄膜炎相鉴别。

（1）急性闭角型青光眼　表现为眼压突然升高，患者有眼红、眼痛、头痛、视力下降、虹视、恶心、呕吐等明显症状，检查发现有睫状充血、角膜水肿、瞳孔轻度散大且呈竖椭圆形、前房浅、房角窄或关闭、不出现 KP。

（2）Fuchs 综合征　表现为单侧受累，不出现虹膜后粘连，易引起并发性白内障、眼压升高，但起病多隐匿或缓慢，眼压升高多为轻度至中度升高。其 KP 往往是星形，呈弥漫性分布、瞳孔区分布或下方三角形分布，虹膜有不同程度的脱色素，易出现 Koeppe 结节，也可出现轻度玻璃体混浊。

（3）特发性前葡萄膜炎　分为急性和慢性两种类型，前者多起病突然，有明显的眼红、眼痛、畏光、流泪等症状，KP 呈尘状，分布于角膜下方，有明显的前房闪辉和大量的前房炎症细胞，可出现虹膜后粘连，眼压一般不高或轻微下降，偶尔可出现眼压升高；后者起病缓慢，KP 为尘状或羊脂状，位于下方角膜，前房闪辉和前房炎症细胞通常较为明显，易发生虹膜后粘连、虹膜周边前粘连、并发性白内障，眼压升高主要与房角炎症或闭塞、虹膜后粘连有关。根据这些临床特点，一般不难将特发性前葡萄膜炎和青光眼睫状体炎综合征鉴别开来。

### 三、治疗原则

（1）局部应用肾上腺皮质激素，可控制炎症发展。

（2）降眼压。

（3）散瞳。

### 四、一般治疗

注意休息，避免劳累和精神紧张。患者的眼压升高一般不宜行抗青光眼手术治疗，手术不能预防疾病的复发。但应严密观察，长期随访，若与原发性或继发性开角型青光眼合并存在时，视功能有遭受威胁之可能，应考虑手术治疗。

### 五、药物处方

#### 处方一

糖皮质激素。妥布霉素地塞米松滴眼液，每日 3～6 次，滴眼。

妥布霉素地塞米松眼药膏，适量，每日 2～3 次，涂眼。

注意事项：糖皮质激素眼药在眼压、炎症恢复正常时，则应逐渐降低点眼频度至停药，避免激素性青光眼。

#### 处方二

非甾体消炎药。吲哚美辛，25～50mg，每日 2～3 次，口服。

#### 处方三

降眼压药。醋甲唑胺片，口服，50mg，每日 2 次。

卡替洛尔滴眼液，滴眼，每次 2 滴，每日 2 次。

（蔡春梅　杜娟　刘志鹏　卫胜晓）

# 视网膜中央动脉阻塞

视网膜中央动脉阻塞是导致突然失明的急症之一，常因动脉痉挛、栓子栓塞、动脉内膜炎或动脉粥样硬化等原因引起。其特征有：①视力突然丧失；②后极部视网膜呈乳白色混浊；③黄斑区有樱桃红点。除非阻塞为时间极短，而且及时解除阻塞，否则将永久性视力障碍。多发于老年人，多伴有高血压、动脉硬化、糖尿病等全身性疾病。

## 一、诊断要点

（1）有高血压、动脉粥样硬化、颞动脉炎、糖尿病等病史。

（2）视力突然丧失，可仅存光感或无光感。

（3）典型的眼底表现

① 视盘色淡，边缘模糊，后期萎缩苍白。

② 视网膜动脉细如线状，血栓可呈节段状或念珠状。

③ 视网膜后极部呈乳白色混浊水肿。

④ 黄斑呈樱桃红色。

⑤ 压迫眼球无出现动脉搏动。

⑥ 发病数周后，视网膜水肿消退，血管更细且伴以白鞘或形成白线。

（4）荧光素眼底血管造影有助于确诊。

## 二、鉴别诊断

应与前部缺血性视神经病变、急性眼动脉阻塞相鉴别。

（1）前部缺血性视神经病变　常双眼先后发病，眼底表现为视盘水肿明显及视力轻度或中度降低，视野典型损害为与生理盲点相连的弧形暗点。

（2）眼动脉阻塞　表现为视功能受损更严重，视力通常光感或无光感。眼压降低，视网膜水肿更严重，可以没有黄斑区"樱桃红色"。

## 三、治疗原则

该病属于眼科急症，要争分夺秒抢救治疗，尽可能挽救视功能。

（1）急救治疗

①血管扩张。争分夺秒选用强而快的血管扩张剂。

② 降低眼压。包括前房穿刺，眼球按摩，使用降眼压药使血管扩张。

③ 吸氧。

（2）手术治疗　行玻璃体切割术，视网膜动脉按摩可使栓子向远端移动。

（3）溶栓治疗　主要是在发病早期使用，部分患者有效。

（4）活血化瘀，改善微循环。

（5）支持疗法。

（6）治疗原发病。

### 四、手术治疗

导管技术联合溶栓药物动脉内注射以及玻璃体切割术联合视网膜中央动脉直接按摩术可以及时恢复血供，提高视力。

### 五、药物处方

**处方一**

降低眼压使动脉灌注阻力减小。

2％盐酸卡替洛尔滴眼液，每日2次。

醋甲唑胺片，50mg，2次。

**处方二**

血管扩张药。山莨菪碱注射液，5mg，球后注射。

1％阿托品注射液，0.2mL，球后注射。

复方樟柳碱注射液，2mL，颞浅动脉旁注射，每日1次。

**处方三**

纤溶制剂。尿激酶，每日4万～6万单位，溶于20～40mL 0.9％氯化钠注射液，1次或2～3次推注。

注意事项：①应用该品前，应对患者进行血细胞比容、血小板计数、凝血酶时间（TT）、凝血酶原时间（PT）、活化部分凝血活酶时间（APTT）测定。TT和APTT应小于2倍延长的范围内。②用药期间应密切观察患者反应，如脉率、体温、呼吸频率、血压和出血倾向等，至少每4小时记录1次。③静脉给药时，要求一次穿刺成功，以避免局部出血或血肿。④动脉穿刺给药时，给药毕，应在穿刺局部加压至少30分钟，并用无菌绷带和敷料加压包扎，以免出血。

**处方四**

双嘧达莫，每次1～2片，每日2～3次，饭前口服。

注意事项：过敏者禁用。常见不良反应有头晕、呕吐、腹泻、脸红、皮疹和瘙痒，罕见心绞痛和肝功能不全。

（蔡春梅　杜娟　刘志鹏　卫胜晓）

# 视网膜分支动脉阻塞

视网膜分支动脉阻塞（branch retinal artery occlusion，BRAO）较视网膜中

央动脉阻塞（central retinal artery occlusion，CRAO）少见，多见于年轻患者，2/3以上的BRAO是由来源于心血管系统的栓子阻塞所致，BRAO好发于颞侧，尤其以颞上支动脉阻塞常见。其视力的预后以及眼底改变取决于动脉阻塞的部位及程度。

### 一、诊断要点

（1）根据阻塞部位及程度的不同，患者视力、视野可有不同程度的受损，表现为视力不同程度的下降，眼前有暗影遮挡。

（2）眼底检查可见阻塞动脉管径变细，阻塞动脉分布区的视网膜水肿，呈扇形或象限形灰白色混浊。偶尔可查见栓子堵塞的部位。若累及后极部视网膜，也可表现为"樱桃红点"。

（3）视网膜电图通常正常或轻度异常，视野检查呈束性或扇形缺损，荧光素眼底血管造影见阻塞动脉及相应回流静脉充盈迟缓，晚期管壁荧光素着染并渗漏荧光素。

### 二、鉴别诊断

结合病史和眼科检查，可明确做出诊断。

### 三、治疗原则

该病属于眼科急症，要争分夺秒抢救治疗，尽可能挽救视功能。

（1）急救治疗

① 血管扩张。争分夺秒选用强而快的血管扩张剂。

② 降低眼压。包括前房穿刺，眼球按摩，使用降眼压药使血管扩张。

③ 吸氧。

（2）手术治疗。行玻璃体切割术，视网膜动脉按摩可使栓子向远端移动。

（3）溶栓治疗。主要是在发病早期使用，部分患者有效。

（4）活血化瘀，改善微循环。

（5）支持疗法。

（6）治疗原发病。

### 四、手术治疗

导管技术联合溶栓药物动脉内注射以及玻璃体切割术联合视网膜中央动脉直接按摩术可以及时恢复血供，提高视力。

### 五、药物处方

处方一

降低眼压使动脉灌注阻力减小。2%盐酸卡替洛尔滴眼液，每次1滴，每日

2 次。滴于结膜囊内，滴后用手指压迫内眦角泪囊部 3～5 分钟。

醋甲唑胺片（尼目克司），50mg，每日 2 次，早、晚饭后各服 1 片。

## 处方二

血管扩张药。山莨菪碱注射液，5mg，球后注射。

1%阿托品注射液，0.2mL，球后注射。

复方樟柳碱注射液，2mL，颞浅动脉旁注射，每日 1 次。

## 处方三

纤溶制剂。尿激酶，每日 4 万～6 万单位，溶于 20～40mL 0.9%氯化钠注射液，1 次或 2～3 次推注。

注意事项：①应用该品前，应对患者进行血细胞比容、血小板计数、凝血酶时间（TT）、凝血酶原时间（PT）、活化部分凝血活酶时间（APTT）测定。TT 和 APTT 应小于 2 倍延长的范围内；②用药期间应密切观察患者反应，如脉率、体温、呼吸频率、血压和出血倾向等，至少每 4 小时记录 1 次；③静脉给药时，要求一次穿刺成功，以避免局部出血或血肿；④动脉穿刺给药时，给药毕，应在穿刺局部加压至少 30 分钟，并用无菌绷带和敷料加压包扎，以免出血；⑤用药过程中若出现发热，可用对乙酰氨基酚退热处理，但不可用阿司匹林或其他有抗血小板作用的退热药；⑥哺乳期妇女慎用。

## 处方四

双嘧达莫，每次 1～2 片，每日 2～3 次，饭前口服。

注意事项：过敏者禁用。常见不良反应有头晕、呕吐、腹泻、脸红、皮疹和瘙痒，罕见心绞痛和肝功能不全。

（蔡春梅　杜娟　刘志鹏　卫胜晓）

# 视网膜中央静脉阻塞

视网膜静脉阻塞是比较常见的眼底血管病。视网膜静脉阻塞的特征是视网膜血液淤滞、视网膜出血和水肿。视网膜静脉阻塞可分为视网膜中央静脉阻塞及视网膜静脉分支阻塞。视网膜静脉阻塞的病因比较复杂，为多因素致病，与高血压、动脉硬化、血液黏稠度和血流动力学异常等有密切关系。外伤、口服避孕药或过度疲劳等均可为发病的诱因。

## 一、诊断要点

（1）主要症状　表现为中心视力下降，或某一部分视野缺损，但发病远不如动脉阻塞那样急剧和严重，一般尚可保留部分视力，在中央静脉阻塞后 3～4 个月，5％～20％的患者可出现虹膜新生血管，并继发新生血管性青光眼。

（2）有其他多致病因素。

## 二、鉴别诊断

本病需与视网膜静脉阻塞眼底病变、原发性高血压动脉硬化、糖尿病性视网膜病变、肾病性视网膜病变、视盘血管炎相鉴别。

（1）视网膜静脉阻塞眼底病变　可见视盘边缘不清、充血，视网膜水肿、出血、渗出，并以视盘为中心呈菊花瓣样分布，后极部视网膜为絮状白斑，黄斑区有灰白色硬性渗出呈星芒状排列。

（2）原发性高血压动脉硬化　有高血压病史，双眼发病。视网膜动脉变细，反光增强，动静脉交叉征阳性；视网膜可有出血、渗出、水肿。

（3）糖尿病性视网膜病变　有糖尿病症状，病变多为双侧性，眼底视网膜有微血管瘤、出血及渗出。

（4）肾病性视网膜病变　有蛋白尿、高血压及水肿等病史，双眼发病；视盘色淡水肿，黄斑区呈星芒状排列。

（5）视盘血管炎（静阻型）　主要发生于青壮年，视盘稍充血，轻度水肿，周围有不规则点状渗出，生理盲点扩大。

## 三、治疗原则

溶栓，激素药物治疗，四个月以上效果不好者给予激光治疗。

## 四、一般治疗

必要时激光治疗，视网膜分支静脉阻塞可行视网膜静脉鞘膜切开，对有新生血管者可抗血管内皮生长因子（VEGF）抗体治疗。

## 五、药物处方

### 处方一

出血早期。云南白药胶囊，0.5g，每日3次，连服3日，减少再出血。

### 处方二

皮质类固醇制剂。氟米龙滴眼液，每次2滴，每日4次。

注意事项：对青年患者特别是由炎症所致者和有黄斑囊样水肿者用皮质激素治疗可减轻水肿，改善循环。有人不赞成应用肾上腺皮质激素，认为静脉阻塞是血流受阻，静脉压增高，使血管渗透性增加，用肾上腺皮质激素无效。

### 处方三

血栓通，2～4粒，每日3次，对本病中晚期比较好。

**处方四**

丹参丸，10 粒，每日 3 次，对本病中晚期适合。

**处方五**

清热凉血（生蒲黄汤）。生蒲黄 24g、墨旱莲 24g、荆芥炭 12g、牡丹皮 12g、郁金 15g、丹参 15g、川芎 6g、仙鹤草 10g、白茅根 10g。每次 1 剂，每日 2 次。

注意事项：清热凉血，对成分过敏者慎用。

（蔡春梅　杜娟　刘志鹏　卫胜晓）

# 视网膜分支静脉阻塞

视网膜分支静脉阻塞的发病率及平均发病年龄均高于视网膜中央静脉阻塞（central retinal vein occlusion，CRVO），多见于高血压、动脉硬化的老年人。因阻塞部位绝大多数在动静脉交叉处，推测为硬化的小动脉压迫共同鞘膜内的视网膜静脉，使静脉内的血流形成湍流而损伤血管内皮细胞，进而引起血栓形成，导致血管阻塞。小部分可因血管炎症等原因引起。

### 一、诊断要点

（1）病变区呈三角形分布，尖端指向阻塞点，阻塞点远端血管分布区视网膜静脉扩张、迂曲，视网膜火焰状出血及视网膜水肿，可见棉绒斑。如果黄斑区受累，可引起黄斑出血和水肿及中心视力下降。约有 20% 的病例可出现视网膜新生血管，并引起玻璃体积血，但虹膜和前房角多无新生血管形成。

（2）荧光素眼底血管造影检查显示动脉充盈多正常，但阻塞静脉回流延迟，发病初期因出血遮蔽或毛细血管无灌注而呈弱荧光。静脉扩张、迂曲及管壁染色。

（3）视力呈不同程度下降，与黄斑水肿、出血有关。受累静脉区内视网膜表层出血、视网膜水肿及棉绒斑。阻塞的静脉扩张、弯曲。日久可伴随动脉变窄，有鞘。以颞上支静脉阻塞最常见，鼻侧支静脉阻塞少见。可有颞侧半或下一半的静脉阻塞，称半侧视网膜静脉阻塞（hemi-retinal vein occlusion，HRVO）。

### 二、鉴别诊断

结合临床和眼科专科检查，即可明确诊断。

### 三、治疗原则

溶栓，激素药物治疗，治疗四个月以上效果不好者给予激光治疗。

### 四、一般治疗

（1）激光治疗　利用氩激光治疗仪进行光凝。

（2）视网膜动静脉鞘膜切开术　可应用于视网膜分支静脉阻塞。

（3）抗体治疗　有黄斑水肿或无灌注区新生血管可用抗 VEGF 抗体进行玻璃体腔注药。

**五、药物处方**

处方一

出血早期。云南白药胶囊，0.5g，每日 3 次，连服 3 日，减少再出血。

处方二

皮质类固醇制剂。氟米龙滴眼液，每次 2 滴，每日 4 次。

注意事项：对青年患者特别是由炎症所致者和有黄斑囊样水肿者用皮质激素治疗可减轻水肿，改善循环。有人不赞成应用肾上腺皮质激素，认为静脉阻塞是血流受阻，静脉压增高，使血管渗透性增加，用肾上腺皮质激素无效。

处方三

血栓通，2～4 粒，每日 3 次，对本病中晚期比较好。

处方四

丹参丸，10 粒，每日 3 次，对本病中晚期适合。

处方五

清热凉血（生蒲黄汤）。生蒲黄 24g、墨旱莲 24g、荆芥炭 12g、牡丹皮 12g、郁金 15g、丹参 15g、川芎 6g、仙鹤草 10g、白茅根 10g。每次 1 剂，每日 2 次。

注意事项：清热凉血，对成分过敏者慎用。

（蔡春梅　杜娟　刘志鹏　卫胜晓）

# 缺血性视神经病变

缺血性视神经病变是供应视神经的动脉血供急性障碍引起视神经缺血、缺氧，造成视神经损害，分为前部缺血性视神经病变和后部缺血性视神经病变，单眼或双眼发病，双眼发病时间可有间隔。多见于超过 60 岁的老年人，女性较男性多见。凡能使视盘供血不足的全身性疾病或眼病均可引起本病，如高血压、动脉硬化、颞动脉炎、颈动脉阻塞、糖尿病、白血病及红细胞增多症等。

**一、诊断要点**

凡年龄大于 40 岁，视力突然下降，视野缺损呈与生理盲点相连的象限性视野缺损者，应考虑缺血性视神经病变的可能性。但必须排除压迫性视神经病变、脱髓鞘疾病及遗传性疾患等。

（1）前部缺血性视神经病变的诊断

① 视力突然下降，典型视野缺损。

② 头痛、眼痛，特别是由于颞动脉炎引起。

③ 视盘呈灰白色水肿。

④ 荧光素眼底血管造影显示视盘低荧光或荧光充盈慢或不充盈。

⑤ 手足有雷诺现象（Raynaud phenomenon）。

⑥ 眼球压迫试验的眼压恢复率显著降低。

（2）后部缺血性视神经病变的诊断

① 视力突然下降并有视野缺损。

② 无头痛、眼痛。

③ 眼底正常或视盘鼻侧略淡，边界清楚。

④ 年龄大于 40 岁，常有高血压、低血压、动脉硬化或血液成分的改变；小于 40 岁，多有雷诺现象，或有外伤或惊恐史等。

临床上诊断后段缺血性视神经病变常不易，与视盘炎难以鉴别，有认为眼血流图异常或头颅 CT 证实有脑梗死区等可为诊断作参考。

（3）影像诊断　荧光素眼底血管造影早期表现为视盘缺血区无荧光或弱荧光或充盈迟缓，视网膜循环正常。如部分缺血区因表层毛细血管代偿性扩张渗漏呈现强荧光，视盘上梗阻缺血区与非缺血区荧光强弱产生不对称性即不均匀现象。视神经萎缩后荧光素眼底血管造影呈现弱荧光或无荧光充盈。

### 二、鉴别诊断

本病需与急性视盘炎、颅内占位性病变的视盘水肿、额叶基底部综合征（Foster-Kennedy 综合征）、视盘炎、视盘血管炎等疾病相鉴别。

### 三、治疗原则

（1）病因治疗。

（2）皮质类固醇治疗，可减少缺血所致的水肿，改善血运障碍，阻断恶性循环。

（3）口服醋氮酰胺（乙酰唑胺）类药降低眼内压，改善视盘血供不平衡。

（4）神经营养药物。

### 四、一般治疗

尚无特效治疗，主要有综合治疗、体外反搏及高压氧治疗等。

### 五、药物处方

**处方一**

扩张血管。山莨菪碱注射液，5mg，球后注射。

1%阿托品注射液，0.2mL，球后注射。

复方樟柳碱注射液，2mL，颞浅动脉旁注射，每日 1 次。

**处方二**

营养神经。甲钴胺，1000μg，每日 3 次，口服。

维生素 $B_1$ 片,每日 3 次,口服。

处方三

卡替洛尔滴眼液,每日 2 次。

醋甲唑胺片(尼目克司),50mg,口服,每日 2 次。

注意事项:对于糖尿病、高血压患者皮质类固醇类药物要慎用,应该针对病因对其并存的高血压、动脉硬化、糖尿病等全身性疾病进行妥善处理。

(蔡春梅 杜娟 刘志鹏 卫胜晓)

# 糖尿病性视网膜病变

糖尿病性视网膜病变(diabetic retinopathy,DR)是糖尿病性微血管病变中最重要的表现,是一种具有特异性改变的眼底病变,是糖尿病的严重并发症之一。临床上根据是否出现视网膜新生血管为标志,将没有视网膜新生血管形成的糖尿病性视网膜病变称为非增生型糖尿病性视网膜病变(nonproliferative diabetic retinopathy,NPDR)(或称单纯型或背景型),而将有视网膜新生血管形成的糖尿病性视网膜病变称为增生型糖尿病性视网膜病变(proliferative diabetic retinopathy,PDR)。具体可分为六期:Ⅰ期,视网膜有微动脉瘤形成和一些小出血点;Ⅱ期,视网膜有黄白色硬性渗出或者有少量出血斑;Ⅲ期,视网膜有白色软性渗出或者有少量出血斑,Ⅰ~Ⅲ期称为糖尿病视网膜病变的非增殖期;Ⅳ期,增殖期,有视网膜新生血管形成或玻璃体出血;Ⅴ期,当视网膜新生血管出血后,形成纤维增殖;Ⅵ期,增殖牵拉继发视网膜脱离。糖尿病患者主要是胰岛素代谢异常,引起眼组织、神经及血管微循环改变,造成眼的营养和视功能的损坏。

## 一、诊断要点

(1)临床上有"三多一少"等糖尿病症状。

(2)常双眼受累,视力下降程度取决于黄斑区受累程度。

(3)眼底表现临床分型为单纯型和增生型。

(4)化验检查 空腹血糖增高,尿糖阳性。

(5)荧光素眼底血管造影 可见微血管性高荧光点,小血管扩张。

(6)视网膜电图 早期有振荡电位的选择性异常。

## 二、鉴别诊断

本病应与高血压性视网膜病变、视网膜静脉阻塞相鉴别。

(1)高血压性视网膜病变 有明确的高血压病史,视网膜病变可见血管痉挛、变窄,血管壁增厚,严重时出现渗出、出血和棉絮斑。

（2）视网膜静脉阻塞　一般单侧发病，但同时也伴有糖尿病的基础疾病，眼底检查可见各象限的视网膜静脉迂曲、扩张，视网膜内出血呈火焰状，沿视网膜静脉分布，视盘水肿。

### 三、治疗原则

（1）控制血糖，降低血脂，降低血液黏稠度和血小板凝聚，减少视网膜血管渗漏。

（2）激光治疗。

（3）玻璃体视网膜手术。

（4）抗血管内皮生长因子抗体的玻璃体腔注药。

（5）支持疗法。

### 四、一般治疗

（1）光凝治疗　激光治疗被认为是治疗糖尿病性视网膜病变的有效方法。

（2）玻璃体腔注射　视网膜有新生血管及黄斑水肿，玻璃体腔注射抗血管内皮生长因子抗体。

（3）玻璃体切割术　对于糖尿病性视网膜病变，玻璃体切割术的基本适应证是玻璃体积血及严重的增生型病变。一般认为，广泛玻璃体积血3个月以上不能自发吸收者需行玻璃体切割术。

### 五、药物处方

**处方一**

控制血糖。

双胍类，盐酸二甲双胍，每次1～3片，每日3次。

注意事项：①对胃肠道的反应大，应于进餐中或餐后服用；②肾功能损害患者禁用。

α糖苷酶抑制剂，阿卡波糖，每次1～3片，每日3次。

注意事项：①就餐时或餐中嚼服；②不吃主食时，不服药。

胰岛素增敏剂，马来酸罗格列酮片，每日1～2次。

注意事项：①空腹或进餐时服用；②可能出现浮肿或肝功能损害。

磺脲类，格列齐特，80mg，每日2次。

注意事项：①低血糖反应；②可能出现白细胞减少；③溶血性贫血。

胰岛素，根据血糖情况，调节用量。

注意事项：①低血糖反应；②胰岛素水肿。

**处方二**

降低血脂。阿托伐他汀钙片，10mg，每日1次。

注意事项：对于血脂偏高和视网膜黄斑区及其周围有环形硬性渗出的糖尿病患者，应摄取低脂饮食，并应用降血脂药物。

### 处方三

控制血压。卡托普利片，12.5mg，每日 2～3 次。

注意事项：血压升高可加重糖尿病性视网膜病变，当高血压得到控制时，荧光渗漏显著减轻，故应对糖尿病合并高血压病的患者进行血压控制。口服血管紧张素转换酶抑制剂对糖尿病性视网膜病变有减轻作用，这可能与它抗高血压作用有关。

### 处方四

羟基苯磺酸钙胶囊（多贝斯），1.0g，每日 3 次，口服。

### 处方五

抗血管内皮生长因子（VEGF）抗体，0.05mL，玻璃体腔注射。

注意事项：无视网膜病变的糖尿病患者应每年散瞳检查眼底；单纯型Ⅰ型糖尿病性视网膜病变每半年散瞳查眼底一次；Ⅱ、Ⅲ型糖尿病性视网膜病变每 2～4 个月散瞳查眼底一次，增生型糖尿病性视网膜病变每 1～3 个月散瞳查眼底一次。

（蔡春梅 杜娟 刘志鹏 卫胜晓）

# 老年性黄斑变性

老年性黄斑变性（senile macular degeneration，SMD）的患者年龄多为 50 岁以上，双眼先后或同时发病，视力呈进行性损害。该病是 60 岁以上老人视力不可逆性损害的首要原因。其发病率随年龄增加而增高。可能与遗传因素、黄斑长期慢性光损伤、代谢及营养因素等有关。分为干性（萎缩性）SMD 和湿性（渗出性）SMD。

## 一、诊断要点

（1）干性 SMD 起病缓慢，双眼视力逐渐减退，可有视物变形。病程早期后极部可见大小不一、黄白色类圆形玻璃膜疣。硬性玻璃膜疣呈小圆形、边界清晰；软性玻璃膜疣较大、边缘不清楚，可扩大相互融合。

（2）湿性 SMD 视力突然下降、视物变形或中央暗点。眼底可见后极部感觉层视网膜下或视网膜色素上皮层（RPE）下暗红、甚至暗黑色出血，病变区可隆起。病变区大小不一，大的可超越上下血管弓。病变区内或边缘有黄白色脂性渗出及玻璃膜疣。大量出血时，出血可突破视网膜进入玻璃体，产生玻璃体积血。病程晚期黄斑下出血机化，形成盘状瘢痕，中心视力完全丧失。

（3）辅助检查　OCT、荧光素眼底血管造影、吲哚菁绿脉络膜造影可明确诊断。

### 二、鉴别诊断

本病应与脉络膜黑色素瘤相鉴别。

脉络膜黑色素瘤早期视力减退，视野缺损，视物变形，眼前黑影，色觉改变，持续性远视屈光度数增加。肿瘤增大并继发视网膜脱离时可出现严重视力下降。眼底检查可见脉络膜实性隆起，色泽多为棕褐色，表面可有出血，肿瘤周边视网膜可以发生渗出性脱离。这与湿性 SMD 表现的突然视力下降，玻璃体积血，荧光素眼底血管造影表现容易相鉴别。

### 三、治疗原则

保护视细胞；减少血管的渗透性；封闭已经存在的新生血管；破坏异常的新生血管。

### 四、一般治疗

萎缩性病变和视力下降，可行低视力矫治；抑制血管内皮生长因子；抑制新生血管；抑制血管内皮细胞迁移，必要时进行激光光凝治疗。

### 五、药物处方

处方一

曲安奈德，0.2～0.3mg，注射用。

注意事项：有高血压、心脏病、糖尿病、骨质疏松症、青光眼、肝肾功能不全等的患者视病情慎用乃至禁用。

处方二

醋酸阿奈可他，1 支，注射用。

注意事项：①注射前将药物稀释；②将药物注射至眼后，避免将药物注入眼内；③6 个月给药一次。

处方三

雷珠单抗10mg 或康柏西普0.2mL，每月 1 次，连用 3 个月，之后每隔 3 个月 1 次。

注意事项：①在每次注射前后 3 天自行滴注抗生素滴眼液，每天 4 次；②玻璃体内注射给药前，应对既往病史进行全面的评估，以评估其发生超敏反应的可能性；③对于湿性 SMD 效果显著。

（蔡春梅　杜娟　刘志鹏　卫胜晓）

# 视盘水肿

视神经外面的 3 层鞘膜分别与颅内的 3 层鞘膜相连续，颅内的压力可经脑脊液传至视神经处。通常眼压高于颅内压，一旦此平衡破坏可引起视盘水肿。根据视盘水肿的临床特点，可分为以下四型。①早期型：视盘充血，可有视盘附近的火焰状小出血，由于视盘上下方视网膜神经纤维层水肿混浊，使视盘上下方的边界不清楚。②进展型：双侧视盘肿胀、充血明显，通常有火焰状的出血，神经纤维层见梗死的棉绒状改变，黄斑部可有星形渗出或出血。③慢性型：视盘呈圆形隆起，视杯消失，出现闪亮的硬性渗出表明视盘水肿已有几个月。④萎缩型：视盘色灰白，视网膜血管变细、有鞘膜，可有视盘血管短路，视盘周围及黄斑的色素上皮改变。

## 一、诊断要点

（1）视野检查 有生理盲点扩大，慢性视盘水肿发展至视神经萎缩时，视野有中心视力丧失以及周边视野缩窄，特别是鼻下方。

（2）阵发性眼前发黑或视物模糊 持续数秒至 1 分钟左右，往往是双侧，常由姿势改变而突然引发。

（3）精神症状 癫痫发作，头痛、复视、恶心、呕吐。

（4）视力下降 少见。

（5）头颅 CT 和 MRI 检查 颅内压增高。

## 二、鉴别诊断

本病可与假性视盘水肿、视神经炎、缺血性视神经病变、Leber 视神经病变相鉴别。

（1）假性视盘水肿 视盘玻璃膜疣，其视盘小、不充血，血管未被遮蔽，B 超检查易于发现被掩藏的玻璃膜疣。

（2）视神经炎 表现为传入性瞳孔运动障碍，色觉减退，后玻璃体内可见白细胞，眼球运动痛。多数患者出现视力下降，常为单侧。

（3）缺血性视神经病变 视盘肿胀为非充血性，灰白，开始为单侧的，突然发生，有典型的视野缺失。

（4）Leber 视神经病变 发生在 10～30 岁男性；开始为单侧，很快发展为双侧；迅速的进行性视力丧失，视盘肿胀伴有视盘周围毛细血管扩张，以后发生视神经萎缩。

## 三、治疗原则

对颅内压增高的原发病因进行治疗。

### 四、一般治疗

对症降颅压，减轻水肿，必要时行开颅降压手术。

### 五、药物处方

**处方一**

甘露醇，按 0.25～2g/kg，配制为 15%～25% 浓度于 30～60 分钟内静脉滴注。

注意事项：①注意复查肝肾功能；②严重失水者，颅内活动性出血者，因扩容加重出血（但除颅内手术时外），急性肺水肿，或严重肺淤血，以上禁用。

**处方二**

10% 甘油葡萄糖注射液或 10% 甘油氯化钠注射液 500mL 静脉滴注，于 2～3 小时内静脉滴完，每日 1～2 次；或按每日每千克体重 1g 计量，与等量盐水或橘汁混匀，分 3 次口服或鼻饲。

（蔡春梅　杜娟　刘志鹏　卫胜晓）

# 角膜异物

角膜异物是指灰末、小昆虫、金属碎块及木屑等异物意外进入眼内角膜所致的一种眼科急症。细小异物碎屑停留于角膜表面或刺入角膜之中者即称角膜异物，最常见的为机床溅出的金属细屑、敲击飞起的细小碎片、爆炸时的金属或火药微粒、煤屑、石屑、随风飞扬的尘粒、谷壳、细刺等。工厂工人的角膜异物以铁屑最多。大多数角膜异物存留在角膜浅支或表面，但也有刺入角膜的深层者。

### 一、诊断要点

(1) 有异物进入眼内病史。

(2) 异物感、畏光及流泪等临床表现，异物进入瞳孔区者可引起视物障碍。

(3) 体检时角膜缘有深充血，不感染者见异物周围角膜有灰白色浸润环。

### 二、鉴别诊断

根据病史，眼科检查即可明确诊断。

### 三、治疗原则

取出异物，预防感染，促进角膜上皮修复。

### 四、一般治疗

(1) 异物进入眼内时，不要慌张，不可用手搓揉眼睛。

（2）畏光者可用眼罩或墨镜遮盖受伤眼睛。

（3）眼睛疼痛时，可用 1‰丁卡因或 4%可卡因滴眼。

（4）急送医院眼科去除异物。

### 五、药物处方

**处方一**

表面麻醉药点眼。盐酸奥布卡因滴眼液（倍诺喜），2 滴，滴入眼睑内，麻醉后取出异物。

注意事项：铁质异物若锈环形成，应将锈环一并取出。

**处方二**

抗生素眼药。左氧氟沙星滴眼液（凝胶），每次 1 滴，每日 4 次，滴眼。

**处方三**

促进角膜修复。重组牛碱性成纤维细胞生长因子滴眼液（或凝胶），每次 2 滴，每日 4 次，滴眼。

（蔡春梅　杜娟　刘志鹏　卫胜晓）

# 眼酸烧伤

眼酸烧伤是指酸性化学物质接触眼部所致的化学烧伤。多发生在化工厂、实验室或施工场所。视酸性物质的浓度、剂量、作用方式、与眼部接触面积、时间以及温度、压力等情况不同，其对眼部组织损害程度也不同。酸性化学物质基本上是水溶性的，可使组织蛋白发生凝固。当其浓度低时，对眼部仅有刺激作用。当其浓度高时，可使组织蛋白发生凝固性坏死，在结膜和角膜表面形成焦痂，可减缓酸性物质继续向深部组织扩散，因此组织损伤较轻。

### 一、诊断要点

（1）根据明确的眼部酸烧伤史。

（2）眼睑皮肤和眼球的临床表现。

轻度：①多由于弱酸引起；②眼睑结膜轻度充血水肿，角膜上皮点状脱落或水肿，修复后水肿消退，上皮修复，不留瘢痕；③无明显并发症，视力多无影响。

中度：①由强酸引起；②眼睑皮肤可起水疱或糜烂；③结膜水肿，出现小片缺血坏死；④角膜明显混浊水肿，上皮层完全脱落，或形成白色凝固层，愈合后可遗留角膜斑翳，影响视力；⑤可伴有虹膜睫状体炎。

重度：①眼睑皮肤肌肉出现溃疡；②结膜广泛性缺血性坏死；③角膜全层混

浊，甚至穿孔；④巩膜坏死；⑤有时引起眼球萎缩。

## 二、鉴别诊断

结合病史可明确诊断。

## 三、治疗原则

大量冲洗，黏膜分离或黏膜移植，前房穿刺，胶原酶抑制剂应用，皮质激素的应用，局部应用抗生素及散瞳药，对症治疗。

## 四、一般治疗

（1）切除坏死组织，防止睑球粘连，若角膜溶解变薄，要行角膜板层移植术。

（2）晚期针对出现原并发症进行相应的治疗，如行睑部整形术，穿透性角膜移植术等手术治疗。

（3）不定期进行陈旧设备的更新、保养和维修，加强一线操作人员的安全防护，包括防护服、防护眼镜、急救冲洗水及洗眼壶、盆等设施，经常进行安全生产教育，严格操作规程，并对操作人员进行有关化学物质的毒性、防护、急救等的教育。

## 五、药物处方

**处方一**

清水或0.9％氯化钠注射液，冲洗眼部至少15分钟。

注意事项：急救处理争分夺秒，彻底冲洗眼部，是处理眼酸烧伤最重要的一步。

**处方二**

应用抗生素，控制感染。

妥布霉素或左氧氟沙星滴眼液及眼药膏，滴眼（涂眼），每日4次。

**处方三**

早期应用糖皮质激素。

妥布霉素地塞米松滴眼液，滴眼，每日3次。

**处方四**

滴用自体血清。

**处方五**

应用胶原酶抑制剂防止角膜穿孔。

2.5％～5％半胱氨酸滴眼液或10％枸橼酸钠滴眼液，每次2滴，每日4次。

重组牛碱性细胞生长因子及小牛血去蛋白提取物眼用凝胶，每次 2 滴，每日 4 次。

**处方六**

若发生虹膜睫状体炎，可用阿托品治疗。

1%阿托品滴眼液，每次 2 滴，每日 3 次。

注意事项：①询问病史。重点询问有无眼部酸烧伤史、酸性物质的理化特性以及现场急救情况。②体格检查。重点注意检查眼部皮肤和眼前节的损伤程度。③辅助检查。一般不需要。④处理。主要是现场急救、后续治疗以及针对后遗症的处理。⑤预防。加强化学性眼外伤防治的宣传教育，加强劳动保护。

（蔡春梅　杜娟　刘志鹏　卫胜晓）

# 眼碱烧伤

眼碱烧伤是指碱性物质接触眼部所导致的化学烧伤。多发生在化工厂、实验室或施工场所。视碱性物质的性质、浓度、剂量、作用方式、接触面积、时间以及温度、压力等情况的不同，对眼部组织损害程度亦不同。常见的碱性烧伤多由氢氧化钠、生石灰、氨水等引起。由于碱能够溶解脂肪和蛋白质，与组织接触后能很快渗透到深层组织和眼内，使细胞分解坏死，一般来说，碱烧伤比酸烧伤的后果严重。

**一、诊断要点**

（1）根据明确的眼部碱烧伤史。

（2）眼睑皮肤和眼球由碱烧伤所产生的一系列临床表现。

**二、鉴别诊断**

结合病史可明确诊断。

**三、治疗原则**

大量冲洗，黏膜分离或黏膜移植，前房穿刺，胶原酶抑制剂、皮质激素的应用，局部应用抗生素及散瞳药，对症治疗。

**四、一般治疗**

不定期进行陈旧设备的更新、保养和维修，加强一线操作人员的安全防护，包括防护服、防护眼镜、急救冲洗水及洗眼壶、盆等设施，经常进行安全生产教育，严格操作规程，并对人员进行有关化学物质的毒性、防护、急救等的教育。

### 五、药物处方

**处方一**

急救处理争分夺秒，彻底冲洗眼部是处理眼碱烧伤最重要的一步。

自来水或 0.9%氯化钠注射液，眼部冲洗 15 分钟以上。

**处方二**

应用抗生素，积极控制感染。妥布霉素滴眼液，每次 2 滴，每日 3 次。

左氧氟沙星滴眼液，每次 2 滴，每日 4 次。

**处方三**

应用维生素 C。维生素 C，2mL，每日 1~2 次，结膜下注射。

注意事项：必要时口服或静脉滴注维生素 C。

**处方四**

早期应用糖皮质激素。妥布霉素地塞米松滴眼液，每日 3 次，滴眼。

**处方五**

点用自体血清。

**处方六**

应用胶原酶抑制剂防止角膜穿孔。2.5%~5%半胱氨酸滴眼液，滴眼，每次 1~2 滴，每小时 1 次，2~4 周为 1 个疗程或遵医嘱。

**处方七**

发生虹膜睫状体炎，使用阿托品治疗。1%阿托品滴眼液，2 滴，滴眼。

**处方八**

0.5%乙二酸四乙酸（EDTA），2 滴，滴眼。

注意事项：能促进钙质排出，可用于石灰烧伤的患者。

**处方九**

营养角膜。重组牛碱性细胞生长因子及小牛血去蛋白提取物眼用凝胶，适量，每日 4 次，涂眼。

（蔡春梅  杜娟  刘志鹏  卫胜晓）

# 眼球穿孔伤

眼球穿孔伤是指尖锐物体意外地刺入眼内或小碎块高速弹入眼内发生眼球穿孔伤。儿童及青壮年多发。受伤严重程度与致伤物的大小、形态、性质、飞溅的速度、受伤的部位、污染的程度及眼球内有无异物存留等因素有关。

## 一、诊断要点

（1）根据明确的眼球穿孔伤病史。

（2）眼睑皮肤和眼球由穿孔伤所产生的一系列临床表现。

（3）头颅 CT 可明确异物。

## 二、鉴别诊断

结合病史可明确诊断。

## 三、治疗原则

对症治疗、控制感染、防止出血、必要时早期手术（玻璃体拆除术）。

## 四、一般治疗

不定期地进行陈旧设备的更新和良好地保养和维修，加强一线操作人员的安全防护，经常进行安全生产教育，严格操作规程，并对人员进行有关防护、急救等的教育。

## 五、药物处方

### 处方一

用棉球擦拭眼球，不要用水冲。

### 处方二

应用抗生素，积极控制感染。妥布霉素滴眼液，每次 2 滴，每日 3 次。

左氧氟沙星滴眼液，每次 2 滴，每日 4 次。

### 处方三

维生素 C，2mL，每日 1～2 次，结膜下注射。

注意事项：必要时口服或静脉滴注维生素 C。

### 处方四

必要时应用糖皮质激素。妥布霉素地塞米松滴眼液，每日 3 次，滴眼。

### 处方五

点用自体血清。

### 处方六

发生虹膜睫状体炎时，用阿托品治疗。

1％阿托品滴眼液，2 滴，滴眼。

### 处方七

营养角膜。重组牛碱性细胞生长因子及小牛血去蛋白提取物眼用凝胶，适量，每日 4 次，涂眼。

（蔡春梅　杜娟　刘志鹏　卫胜晓）

# 玻璃体后脱离

玻璃体后脱离（PVD）指玻璃体后皮质从视网膜内表面分离。随着玻璃体中央部的液化腔扩大，玻璃体后皮质层变薄并出现裂口，液化的玻璃体通过裂口进入玻璃体后间隙，使后皮质与视网膜迅速分离。分离后在视网膜前出现一个如视盘大小的环状混浊物（Weiss 环）。日久此环可变形或下沉，注意到眼前有漂浮物等表现。

## 一、诊断要点

（1）注意到眼前有漂浮物　如点状物、飞蝇、环形物等，这是浓缩凝胶体漂浮到视野内造成的。

（2）辅助检查　常规眼科检查、B 超和 OCT 检查以明确诊断。

## 二、鉴别诊断

注意与视网膜脱离和脉络膜脱离的区别，眼科 B 超可详细鉴别。

## 三、治疗原则

注意休息，轻微的脱离不用处理，当出现视网膜裂孔时，要积极处理。

## 四、一般治疗

同治疗原则。

## 五、药物处方

**处方一**

左氧氟沙星滴眼液，每日 4 次，滴眼。

注意事项：①对本品的成分、氧氟沙星及喹诺酮类抗菌制剂有过敏既往史的患者禁用；②仅限于滴眼。

**处方二**

1% 阿托品滴眼液，2 滴，滴入眼睑内。托吡卡胺，2 滴/次，间隔 5 分钟滴第二次。

注意事项：①视网膜裂孔激光术前散瞳用药；②托吡卡胺对于闭角型青光眼患者禁用，婴幼儿有脑损伤、痉挛性麻痹及先天愚型综合征等反应强烈者应禁用。

（蔡春梅　杜娟　刘志鹏　卫胜晓）

# 玻璃体积血

玻璃体积血是由内眼血管性疾患和损伤引起，也可由全身性疾患引起。应根据积血的程度进行仔细治疗。

**一、诊断要点**

（1）视网膜裂孔和视网膜脱离。

（2）眼外伤。

（3）视网膜等自发性出血。

（4）辅助检查 视力下降、眼底裂隙灯检查、眼部血管超声检查。

**二、鉴别诊断**

根据基础病史或者外伤史，结合眼科辅助检查可明确诊断。

**三、治疗原则**

（1）出血量少的不需特殊处理，可等待其自行吸收。

（2）怀疑存在视网膜裂孔时，令患者卧床休息，待血下沉后及时给予激光封孔或视网膜冷冻封孔。

（3）大量出血者吸收困难，未合并视网膜脱离和纤维血管膜时的可以等候 3 个月，如玻璃体积血仍不吸收时可进行玻璃体切割术，合并视网膜脱离或牵拉性视网膜脱离时，应及时进行玻璃体切割术。

**四、一般治疗**

玻璃体局部混浊，对视力影响不大时，可以随诊观察；当玻璃体积血范围较大时，进一步行手术等治疗。

**五、药物处方**

处方一

降眼压。醋氮酰胺，每次 0.25g，每日 2～3 次。

注意事项：①长期应用需同时加服钾盐，以防血钾过低；②应注意纠正代谢性酸中毒（高氯血症酸中毒）；③肝昏迷、肾功能及肾上腺皮质功能严重减退、代谢性酸中毒以及伴有低钾血症的水肿患者不宜用，亦不宜用于肺源性心脏病、心力衰竭患者；④严重不良反应为粒细胞缺乏症（系过敏反应），以及由于代谢性酸中毒降低尿中枸橼酸盐的排出和碳酸钙沉淀所致的尿结石，故有尿结石病史者不宜应用；⑤可引起肾脏并发症，如肾绞痛、结石症、磺胺尿结晶、肾病综合征等。为预防其发生，除按磺胺类药物预防外，尚需加服钾盐、镁盐等。高钙尿患者应进低钙饮食。

处方二

尿激酶，每日静脉滴注或推注 1 万～2 万单位，或用 200～500 单位溶于 0.5mL 注射用水中做结膜下或球后注射。

注意事项：①可有谷丙转氨酶（GPT）升高，部分患者可出现血细胞比容中度降低，但并无出血表现；②用前应检测出血时间、活化部分凝血活酶时间、凝血酶原时间、凝血酶时间、血小板计数、血红蛋白、血细胞比容等，以排除出血体质；③尿激酶在酸性药液中易分解降效，故所用的稀释液宜接近中性，用葡萄糖注射剂稀释时应选择 pH 大于或等于 4.5 的产品；④溶解好的药液易失活，未用完的药液应丢弃，不宜保存再用；⑤用药过程中若出现发热，可用对乙酰氨基酚退热处理，但不可用阿司匹林或其他有抗血小板作用的退热药；⑥哺乳期妇女慎用。

处方三

复方丹参液，静脉滴注，每日 1 次，以本品 8～16mL 加入 5％葡萄糖注射液 100～150mL 滴注，2～4 周为 1 个疗程。

注意事项：过敏体质者慎用。

处方四

复方樟柳碱注射液，患侧颞浅动脉旁皮下注射，每日一次，每次 2mL（1 支）。

注意事项：①脑出血及眼出血急性期禁用；②有普鲁卡因过敏史者禁用；③用过扩血管药和激素治疗无效者，可适当增加疗程；④青光眼和心房纤颤患者慎用。

（蔡春梅　杜娟　刘志鹏　卫胜晓）

# 眼睑先天异常

眼睑先天异常是眼睑的位置异常或者功能异常。主要包括以下 5 种。①睑内翻：指眼睑，特别是睑缘向眼球方向卷曲的位置异常。②睑外翻：指睑缘向外翻转离开眼球，睑结膜常有不同程度地暴露在外，常合并睑裂闭合不全。③眼睑闭合不全：又称兔眼，指上下眼睑不能完全闭合，导致部分眼球暴露的情况。④上睑下垂：指上睑的提上睑肌和 Müller 平滑肌（颈交感神经支配）的功能不全或丧失，导致上睑部分或全部下垂。⑤倒睫与乱睫：倒睫是指睫毛向后生长，乱睫是指睫毛不规则生长。

## 一、诊断要点

（1）睑内翻　多为双侧，在下睑近内眦部的睑缘内卷致睫毛倒向眼球。刺激角膜发生上皮损伤，常因流泪、畏光而来就诊。结膜充血、角膜下方可见浸润或薄的混浊，着色阳性。

（2）睑外翻　睑缘外翻，部分或全部睑结膜暴露在外，使睑结膜失去泪液的湿润，最初局部充血，分泌物增加，久之干燥粗糙，高度肥厚，呈现角化。下睑外翻可使泪点离开泪湖，引起溢泪。

（3）眼睑闭合不全　因闭眼时眼球反射性上转（Bell 现象），只有下方球结膜暴露，引起结膜充血、干燥、肥厚和过度角化。大多数患者的眼睑不能紧贴眼球，泪点也不能与泪湖密切接触，引起溢泪。

（4）上睑下垂　提上睑肌发育异常所引起的上睑下垂，但分布在提上睑肌的神经正常。

（5）倒睫与乱睫　检查下睑倒睫时，嘱患者向下注视，便于发现睫毛是否触及角膜，且眉毛杂乱无章。

## 二、鉴别诊断

根据病史，眼科检查即可明确诊断。

## 三、治疗原则

不同疾病治疗方式不同，能保守治疗而不手术。

## 四、一般治疗

（1）睑内翻　轻者涂眼膏保护角膜，重者需手术矫正。手术常先用线状刀行下睑皮下充分剥离后，做缝线内翻矫正术，利用缝线牵拉的力量，将下睑缘牵拉向外以矫正内翻。

（2）睑外翻　手术治疗。

（3）眼睑闭合不全　寻找病因，轻症保守覆盖，湿润治疗，重者手术治疗。

（4）上睑下垂　寻找病因，手术治疗。

（5）倒睫与乱睫　幼儿观察是否恢复；成人可进行拔除、电灼等治疗。

## 五、药物处方

**处方一**

表面麻醉药点眼。盐酸奥布卡因滴眼液（倍诺喜），2 滴，滴入眼睑内，术前用药。

**处方二**

抗生素眼药（眼睑闭合不全用）。左氧氟沙星滴眼液（凝胶），每日 4 次，滴眼。

**处方三**

促进角膜修复。重组牛碱性成纤维细胞生长因子滴眼液（或凝胶），每日4次，滴眼。

（蔡春梅　杜娟　刘志鹏　卫胜晓）

# 泪道狭窄或阻塞

泪道狭窄指泪道起始部与结膜囊相通并且位置表浅而窄细的管径发生的阻塞，临床表现为眼睛流泪、流脓、肿、痛等症状，严重者可导致失明，甚至侵犯颅内而危及生命。泪道狭窄常因炎症、外伤、肿瘤、先天异常和寄生虫等引起。分为先天性泪道狭窄和后天性泪道狭窄。

**一、诊断要点**

（1）溢泪史。

（2）泪道冲洗逆流。

（3）泪道碘油造影可明确阻塞部位。

（4）泪小点缺如、闭塞、狭窄。

（5）泪小管阻塞，冲洗液全部反流，探针不通。泪总管阻塞，从下泪点注入冲剂液，而从上泪点溢出。鼻泪管阻塞，从下泪点冲洗液注入后，混合泪囊内黏液及脓性物从泪小点溢出。

**二、鉴别诊断**

根据溢泪病史和泪道冲洗可明确诊断。

**三、治疗原则**

采用按摩、针灸、手术等方法进行泪道疏通。

**四、一般治疗**

泪道探通术，激光脉冲疏通，必要时手术治疗（结膜-泪囊鼻腔吻合术、泪囊鼻腔吻合术）。

**五、药物处方**

**处方一**

左氧氟沙星滴眼液（或凝胶），每次2滴，每日4次，滴眼。

**处方二**

0.5%丙氧苯卡因，适量，滴眼。麻醉后，用0.9%氯化钠注射液进行泪道疏通和泪道冲洗。

**处方三**

肝血不足，复感外邪，滋阴生津。增液汤合生脉散加减。生黄芪 15g、黄精 15g、太子参 15g、麦冬 10g、五味子 10g、生地黄 15g、玄参 15g、葛根 15g、天花粉 15g、山药 15g、山茱萸 10g。每次 1 剂，每日 2 次。

注意事项：①可根据患者具体情况，调节药物种类；②具体以医师用量为准。

**处方四**

肝肾两虚，约束无权，养肝益肾，固摄敛泪。左归饮加减。熟地黄 10g、山茱萸 10g、枸杞子 10g、山药 30g、茯苓 10g、甘草 3g。每次 1 剂，每日 2 次。

注意事项：①可根据患者具体情况，调节药物种类；②具体以医师用量为准。

**处方五**

气血不足，收摄失司，益气养血，收摄止泪。八珍汤加减。当归 15g、川芎 9g、白芍 12g、熟地黄 15g、党参 15g、黄芩 12g、白术 10g、茯苓 12g、甘草 6g。每次 1 剂，每日 2 次。

注意事项：①可根据患者具体情况，调节药物种类；②具体以医师用量为准。

（蔡春梅　杜娟　刘志鹏　卫胜晓）

# 睑板腺功能障碍

睑板腺功能障碍（meibomain gland dysfunction，MGD）是一种慢性、弥漫性的睑板腺异常，通常以睑板腺终末导管阻塞和（或）睑板腺分泌物质量和数量的改变为特征，可引起泪膜异常，眼部刺激症状，眼表炎症和损伤。MGD 在油性皮肤及年老者中十分常见，是蒸发过强型眼干燥症的主要原因。它可以被广义地分为阻塞型和非阻塞型。

**一、诊断要点**

（1）自觉症状　烧灼感、眼痒、异物感、视物模糊、视力波动、晨起眼部发粘、睑缘痂皮样碎屑。

（2）睑缘部形态的变化，睑缘潮红，睑板腺脂质性状及排出难易度的变化，睑板腺缺失及泪膜不稳，眼表及角膜点状荧光着染等。

**二、鉴别诊断**

根据睑板腺的缺如情况，分泌物排出情况，即可明确诊断。

### 三、治疗原则

注意眼部卫生，局部热敷，应用抗生素和糖皮质激素。

### 四、一般治疗

（1）暖眼罩　红外或暖气源设备温热眼睑。

（2）睑板腺按摩

① 徒手轻柔按摩。由眼睑推向眼球，挤捏上下眼睑。

② 器械。在眼睑内面置硬物（如睑板垫）与置于眼睑外表面的棉签进行推挤，多由医护人员操作。自觉有效者，每周1次，1个月为1个疗程。

### 五、药物处方

处方一

1%玻璃酸钠滴眼液、聚乙二醇滴眼液，每日4次，滴入眼睑内。

注意事项：睑板腺堵塞时可热敷眼睑5～10分钟，软化睑板腺分泌物，然后将手指放于眼睑皮肤面相对睑板腺的位置，边旋转边向睑缘方向推压，以排出分泌物。可用无刺激性的香波或专用药液如硼酸水溶液清洗局部眼睑缘和睫毛。由于夜晚鳞屑堆积，故清晨清洗眼睑更有效。

处方二

普拉洛芬滴眼液，每日4次，滴入眼睑内。

处方三

多西环素50mg，口服，每日2次。

注意事项：多西环素需连续服用数周才起效，而且需维持数月。常见副作用是对光敏感，以及引起牙釉质异常，因此8岁以下儿童、孕妇及哺乳期妇女慎用。

（蔡春梅　杜娟　刘志鹏　卫胜晓）

# 第二章　耳鼻咽喉科

## 耳　鸣

耳鸣是听觉系统障碍的常见症状。多数指患者主观感觉耳内或头内有声音鸣响，但无相应的体内或外界环境中的刺激声源。另外一小部分耳鸣患者，确有体内刺激声源存在，并传入耳内。临床上习惯将前者称主观性耳鸣，仅患者本人感受到声音。后者称客观性耳鸣，患者和检查者都能听到声音。从外耳道、中耳、耳蜗、听神经、脑干到大脑皮质的多种病理或功能改变，均可引起主观性耳鸣。客观性耳鸣病因可分为血管性（包括动脉性和静脉性）、肌源性和咽鼓管异常开放症等。耳鸣音各式各样，多为单一的声音，少数为复合音，如蝉鸣声、铃声、嘶嘶声、开水沸腾声、浪花声、机器轰鸣声等。外界环境安静时，耳鸣往往加重，夜间尤甚。严重的耳鸣引起烦躁不安、心慌意乱、夜不能寐，甚至痛不欲生，生活质量极度下降，影响工作。

### 一、诊断要点

（1）病史采集是诊断的关键，观察耳鸣与听力下降、眩晕、耳漏等其他耳部症状的关系。

（2）耳鸣特点是单一音或复合音。观察耳鸣发生时间、持续时间、音调、响度、出现缓急以及伴随症状。

（3）耳鸣分级　根据耳鸣对患者影响的程度，可分为轻、中、重三级。

（4）寻找病因　如耵聍栓塞、中耳炎、声损伤、药物中毒、耳部肿瘤、颞骨外伤、梅尼埃病等内耳疾病，以及精神心理障碍等全身性疾病。

（5）听力学检查　纯音测听、听性脑干反应（ABR）、耳蜗电图（ECOChG）、耳声发射。

（6）影像学检查　头颅 CT、MRI。

（7）耳鸣测试　耳鸣音调匹配测试、倍频程混淆试验、耳鸣响度匹配试验、耳鸣掩蔽听力图。

### 二、鉴别诊断

应与精神性耳鸣鉴别。幻听为言语声，是精神病的一种症状。听像由心理障碍造成，常为音乐声和歌声。

### 三、治疗原则

(1) 病因治疗　治疗引起耳鸣的原发病。

(2) 药物治疗　至今尚无彻底治愈耳鸣的药物。某些药物可有短期疗效。可选用的药物包括改善内耳血液循环的药物，改善内耳能量代谢的药物，静脉注射局部麻醉药物，以及抗焦虑、抗抑郁药物等。

### 四、一般治疗

(1) 耳鸣掩蔽疗法包括助听器、录音磁带等掩蔽器械。

(2) 生物反馈疗法适用于神经过敏、疾病倾向或有精神分裂症倾向患者。

(3) 电刺激治疗。

(4) 人工耳蜗植入除能提高听力外，对耳鸣也有一定疗效。

(5) 心理咨询。

(6) 选择性耳蜗神经切断术适用于重度听力损失、严重耳蜗性耳鸣、保守治疗无效者。

### 五、药物处方

处方一

地塞米松磷酸钠注射液，5~10mg，静脉滴注，每日 1 次，连用 3 天，如有效，可再用 2 天后停药，不必逐渐减量，如无效可以直接停药。

注意事项：①对肾上腺皮质激素过敏者禁用；②高血压、胃及十二指肠溃疡、精神病、青光眼等患者一般不宜使用；③糖尿病、骨质疏松症、甲状腺功能低下患者慎用。

处方二

银杏叶提取物注射剂，通常每日 1~2 次，每次 2~4 支。若必要时可调整剂量至每次 5 支，每日 2 次。给药时可将本品溶于 0.9% 氯化钠注射液、葡萄糖注射液或右旋糖酐-40（低分子右旋糖酐）或羟乙基淀粉中，混合比例为 1：10。若输液为 500mL，则静脉滴注时间应控制在 2~3 小时。后续治疗可以口服银杏叶提取物片剂或滴剂。

注意事项：①银杏叶提取物注射液不影响糖分代谢，因此适用于糖尿病患者；②高乳酸血症、甲醇中毒者、山梨醇耐受性不佳者及果糖-1,6-双磷酸酶缺乏者，给药剂量每次不可超过 25mL；③本品不能与其他药物混合使用；④过期不能使用。

处方三

利多卡因注射剂，静脉注射，按体重 1mg/kg（一般用 50~100mg）作为首次负荷量，静脉注射 2～3 分钟，必要时每 5 分钟后再重复注射 1～2 次，一小时内最大量不超过 300mg。

注意事项：①对本品过敏、充血性心力衰竭、严重心肌受损、心动过缓、预激综合征、肝肾功能障碍患者、二及三度房室传导阻滞、有癫痫大发作史、肝功能严重不全及休克患者禁用。②孕妇、哺乳期妇女慎用。心、肝功能不全者，应适当减量。③用药期间应随时检查血压、心电图及血清电解质。长期用药时应监测血药浓度。

### 处方四

巴曲酶注射剂，成人首次剂量通常为 10BU，维持量可视患者情况酌情给予，一般为 5BU，隔日一次，使用前用 100mL 以上的 0.9% 氯化钠注射液稀释药液，静脉滴注 1 小时以上。

注意事项：①治疗前及治疗期间应对患者进行血纤维蛋白原和血小板凝集情况的检查，并密切观察临床表现。首次用药后第一次血纤维蛋白原低于 100mg/dL 者，给药治疗期间出现出血或可疑出血时，应终止给药，并采取输血或其他措施。②下列患者慎用：a. 有药物过敏史者；b. 有消化道溃疡史者；c. 患有脑血管病后遗症者。

（冯春　曹现宝）

# 耳硬化症

耳硬化症（otosclerosis）是指在内耳骨迷路包囊之密质骨出现灶性疏松，海绵状新骨代替原有正常骨质的病变，故又称耳海绵症，其发病原因不明。骨迷路骨壁共有三层，即骨外膜层、内生软骨层、骨内膜层，耳硬化症病灶始于中间的内生软骨层，70%～90% 发生于窗前裂，侵犯环韧带及镫骨足板致声音传导障碍，表现为传导性耳聋。40% 病例在蜗窗或蜗管上有病灶，少数尚可见于内听道骨壁中。我国耳硬化症发病率较低，男女比例接近，以青壮年为主。耳硬化症表现以双耳不对称性进行性传导性耳聋为特征，晚期可发生感音神经性耳聋。

## 一、诊断要点

（1）不明原因双耳同时或先后出现缓慢进行性听力减退及低音性耳鸣，不伴耳闷、耳漏等其他耳部症状，部分病例可有眩晕。

（2）患者自语声小，咬字吐词清晰，为自听增强现象。在嘈杂环境中感觉听力改善，称为韦氏误听。

（3）耳镜检查　耳道清洁、较宽大，皮肤薄而毛稀。鼓膜完整，位置及活动良好，光泽正常或略显菲薄，部分病例可见后上象限透红区，为鼓岬活动病灶区黏膜充血的反映，称为 Schwartz 征。

（4）听功能检查　气导缩短、骨导延长及 Rinne 试验强阴性等三个特征，称为 Bezold 三征。Weber 试验：偏向听力差侧。Rinne 试验：阴性，骨传导大于气传导（B.C.＞A.C.）。Schwabach 试验：骨导延长。Gelle 试验：阴性。阻塞试验：无变化（阴性）。

（5）听力计检查　结果与镫骨固定程度及有无蜗性损害有关，可表现为单纯传导性耳聋或伴不同程度耳蜗功能损失之混合性耳聋。

早期：骨导正常，气导呈上升型曲线，气骨导差＞30～45dB。

中期：骨导基本正常，可表现为 0.5kHz 至 2kHz 不同程度下降，但 4kHz 接近正常，称为卡哈切迹。气导呈水平曲线。气骨导差＞45dB。

晚期：骨导与气导均呈下降曲线，低频气骨导差仍可存在，1kHz 以上可能消失。

（6）鼓室功能检查　用声导纳法检查，鼓室曲线图，声顺值及镫骨肌反射，咽鼓管功能等检查。鼓室图：为 A 型曲线，有鼓膜萎缩者可表现为 AD 型曲线。声顺值：正常。镫骨肌反射：不能引出，早期病例，镫骨固定未牢，可呈"起止型"双曲线。咽鼓管功能：正常鼓室压曲线峰值在＋100～－100。无鼓室积液及负压征。

（7）影像检查　颞骨 X 线照片：双耳乳突气化良好（有中耳炎病史者例外）。螺旋 CT 检查：在 1mm 薄层扫描片上，可以观察乳突气房发育是否良好，鼓室腔听小骨及内耳发育有无畸形，重度耳硬化症病例，可以看到镫骨板增厚，前庭窗、蜗窗及半规管可能有病灶，表现为迷路骨影欠规则。

### 二、鉴别诊断

应与先天性无前庭窗症、粘连性中耳炎、分泌性中耳炎、后天原发性上鼓室胆脂瘤、先天性听骨畸形或固定、封闭型鼓室硬化症、Paget 病和以耳聋、蓝巩膜、骨质易碎为特征的 Vander Hoeve 综合征等疾病相鉴别。

### 三、治疗原则

各期镫骨型耳硬化症均以手术治疗为主，早、中期效果良好，但晚期较差。

### 四、一般治疗

（1）下列情况可考虑使用氟化钠保守治疗。

① 耳蜗型耳硬化症。

② 患者拒绝或不适合行镫骨手术者。

③ 骨导听力差的混合性耳聋，病变广泛，发展迅速，且有 Schwartz 征的恶性耳硬化症。

（2）有手术禁忌证或拒绝手术治疗者，可佩戴助听器。

（3）有精神忧郁者可给予镇静、安慰药物。

### 五、药物处方

#### 处方一

青霉素钠，成人每日 200 万～2000 万单位加入 5％葡萄糖注射液 250mL 中，分 2～4 次静脉滴注给药；儿童 5 万～20 万单位/（kg·d），分 2～4 次给药；疗程均为 5～7 天。

注意事项：①青霉素类药物过敏者及皮试阳性者禁用；②主要不良反应为过敏，包括荨麻疹等各类皮疹、白细胞减少、间质性肾炎，偶见过敏性休克。

#### 处方二

头孢唑林钠，成人 1 次 0.5～1.0g，加入 0.9％氯化钠注射液 100mL 中，每日 2～4 次，严重感染者可增加至每日 6g，分 2～4 次静脉滴注。儿童 50～100mg/（kg·d），分 2～3 次静脉滴注，疗程 5～7 天。

注意事项：①对头孢菌素类过敏者及有青霉素过敏性休克者或即刻反应史者禁用；②肾功能不全者慎用，且必需减量。

#### 处方三

阿奇霉素，成人 0.5g 加入 0.9％氯化钠注射液或 5％葡萄糖注射液 250mL 中，每日 1 次，连用 2 天后改为口服，每日 0.5g，疗程 7～10 天。小儿，15～25kg，每日 0.2g，顿服，2～5 天后剂量减半；26～35kg，每日 0.3g，顿服，2～5 天后剂量减半；36～45kg，每日 0.4g，顿服，2～5 天后剂量减半，小儿疗程均为 5～7 天。

注意事项：①阿奇霉素、红霉素或其他大环内酯类药物过敏者禁用；②肝功能不全者慎用；③用药期间如发生过敏反应（如血管神经性水肿、Stevens-Johnson 综合征）应立即停药并采取相应措施。

#### 处方四

氟化钠 8.3mg、碳酸钠 364mg，每日 3 次，口服治疗，持续半年后减量，维持量 2 年，同时使用维生素 D、葡萄糖酸钙。

注意事项：①阑尾炎或有类似症状而未确诊者及消化道出血原因不明者不宜使用；②监测血钙浓度。

（冯春　曹现宝）

# 中　耳　癌

中耳癌是指原发于中耳，或由外耳道、鼻咽部、颅底、腮腺区癌肿侵犯中耳引起的恶性肿瘤，占全身恶性肿瘤的 0.06％，占耳部肿瘤的 1.5％。中耳癌以鳞状上皮癌最多见，40～60 岁为好发年龄。性别与发病率无显著差别。约 80％的中耳癌患者有慢性化脓性中耳炎病史，中耳炎的病程一般在 10 年以上，故认为其发生可能与炎症有关。中耳乳头状瘤亦可发生癌变。外耳道癌侵犯中耳乳突引起的中耳癌，临床上常常无法分辨原发部位。中耳瘤主要表现为耳痛、听力下降、同侧周围性面瘫，病情进展侵犯脑神经，可有张口受限、眩晕、视物重影、伸舌偏斜等不适。

**一、诊断要点**

（1）耳道无痛性出血　外耳道自发性出血或挖耳后耳道出血；慢性化脓性中耳炎有血性分泌物时，应考虑中耳癌的可能性。

（2）耳部疼痛　早期无明显疼痛。病情重者可出现明显耳痛，以夜间疼痛为主，表现为耳部的刺痛或者跳痛，可向耳后及咽部放射。

（3）同侧周围性面瘫　肿瘤侵犯面神经可出现周围性面瘫。

（4）听力障碍　多数患者表现为传导性耳聋。

（5）张口困难　晚期中耳癌侵犯到颞颌关节或翼肌，造成张口困难。

（6）眩晕　内耳受到侵犯时可出现眩晕。

（7）外耳道或者中耳腔新生物　多数患者有鼓膜穿孔，通过穿孔可见中耳腔红色肉芽，触之易出血。当肿瘤破坏骨性外耳道，在耳道内也可以看到肉芽组织，红色质软脆，易出血。

（8）影像学检查　CT 表现为中耳腔或者乳突有不规则的软组织病灶，中耳乳突有不规则的大面积的骨质破坏，边缘不整。尤其当中耳炎伴外耳道骨壁的破坏，形成外耳道软组织肿块，要高度怀疑中耳癌。肿瘤可累及颅中窝、颅后窝、乙状窦、颈静脉球窝、颈动脉管、内耳迷路及颞颌关节。MRI 显示为中耳癌的组织含水量与脑组织相仿，其信号与脑组织近似。增强后病灶有强化表现。MRI 可显示肿瘤向颅内或者腮腺侵犯。

**二、鉴别诊断**

需要与慢性化脓性中耳炎、中耳结核等疾病相鉴别，病理学检查可明确诊断。

**三、治疗原则**

（1）早期患者多采用先手术后放疗。

（2）对晚期患者则采用先放疗缩小病灶，再进行手术切除等综合治疗。

**四、一般治疗**

（1）对于出血者应积极止血对症治疗。

（2）合并感染者术前、术后应注意控制感染，注意保持外耳道清洁、干燥。

### 五、药物处方

处方一

青霉素 G，20 万单位/(kg·g)（可用 320 万～400 万单位/次，静脉滴注，每 8 小时 1 次）；疗程 5～7 天。儿童：20 万～40 万单位/(kg·g)，分 3～4 次静脉滴注；疗程同成人。

注意事项：①有青霉素类药物过敏史或青霉素皮试试验阳性患者禁用；②宜大剂量使用，使脑脊液药物含量达到有效浓度；③不宜鞘内注射，可能会导致发热、惊厥、蛛网膜下腔粘连阻塞、脊髓炎及下肢疼痛等严重反应；④长期使用本品可产生二重感染。

处方二

氯霉素，成人每次 2～3g 或儿童 50mg/(kg·g)，分次静脉滴注，疗程 5～7 天。

注意事项：①哺乳期及妊娠期妇女应尽量避免使用，对本品过敏者禁用；②治疗期间应严密观察血常规；③少数患者可出现再生障碍性贫血及中毒性精神病；④肾功能不全者应减少应用；⑤本品不可与林可霉素类联用，两者可发生拮抗作用；⑥重病患者可联合青霉素、氯霉素。

处方三

头孢曲松钠，成人每日 2～4g。儿童每日 50～100mg/kg，分 1～2 次静脉滴注。疗程 7 天。

注意事项：①对头孢菌素类抗生素过敏者或有青霉素过敏性休克或即刻反应史者禁用本品；②孕妇、哺乳期妇女及儿童慎用本品，有黄疸的新生儿或严重黄疸倾向的新生儿尽量避免使用本品；③注意二重感染的发生；④应用本品期间严禁饮酒或服用含酒精药物，以免出现双硫仑样反应，可能引发身体不适或出现中毒症状。

处方四

头孢噻肟钠，成人每次 2g。儿童 50mg/kg，每 6 小时静脉滴注。疗程 7 天。

注意事项：①对头孢菌素类抗生素过敏者或有青霉素过敏性休克或即刻反应史者禁用本品；②孕妇、哺乳期妇女及儿童慎用本品；③宜大剂量使用，使脑脊液药物含量达到有效浓度；④肾功能不全者应尽量减少剂量。

处方五

20% 甘露醇注射液 250～500mL，快速静脉滴注，必要时于 6～8 小时后重复。

注意事项：以下情况禁止使用。①已确诊为急性肾小管坏死的无尿患者，包括对试用甘露醇无反应者（因甘露醇积聚引起血容量增多，加重心脏负担）；②严重失水者；③颅内活动性出血者，因扩容加重出血，但应颅内手术时除外；④急性肺水肿，或严重肺淤血。

### 处方六

地塞米松，每天 5～10mg，静脉滴注，疗程 3 天。

注意事项：①伴有严重感染，活动性结核病，活动性病毒性肝炎等疾病时，应慎重使用；②使用激素后可出现血胆固醇升高、血脂肪酸升高。淋巴细胞、单核细胞及嗜酸和嗜碱性粒细胞减低，白细胞增多，血小板增加或下降。

（冯春　曹现宝）

# 中耳胆脂瘤

中耳胆脂瘤（cholesteatoma of middle ear）是一种位于中耳内的囊性结构，而非真性肿瘤。胆脂瘤形成的机制尚不完全清楚，主要倾向于袋状内陷并细胞增殖学说，认为咽鼓管功能不良或中耳炎遗留的黏膜水肿、肉芽、粘连等病变，使中耳负压、鼓膜内陷，形成内陷囊袋，囊袋内角化上皮不断堆积形成胆脂瘤。中耳胆脂瘤可分为先天性和后天性两种。先天性胆脂瘤系胚胎期外胚层组织遗留或迷走于颅骨中发展而成，在颞骨可见于岩尖、鼓室或乳突。后天性胆脂瘤又分为原发性和继发性两种。后天性原发性胆脂瘤无化脓性中耳炎病史，胆脂瘤合并细菌感染后中耳可出现化脓性炎症；后天性继发性胆脂瘤则继发于慢性化脓性中耳炎或慢性分泌性中耳炎。不伴感染的中耳胆脂瘤早期可无症状，随病情进展可出现听力下降、耳鸣、耳溢液等症状。

### 一、诊断要点

（1）耳溢液　继发性胆脂瘤有耳内长期流脓症状，脓量多少不等，由于腐败菌的继发感染，脓液常有特殊的恶臭。后天原发性胆脂瘤早期无耳内流脓，待合并感染时方有耳溢液。

（2）听力下降　原发性上鼓室内的早期局限性胆脂瘤可无任何症状，不引起明显的听力下降。如听骨链遭破坏，则可因听力下降而首诊。继发性胆脂瘤一般均有较严重的传导性或混合性听力损失。由于胆脂瘤可作为缺损听骨间的传音桥梁，即使听骨已有部分破坏，听力损失也可不甚明显。

（3）耳鸣　可有高音调或低音调耳鸣。早期多不出现耳鸣。

（4）耳镜检查　鼓膜松弛部穿孔或紧张部后上方边缘性穿孔，或鼓膜大穿孔，从穿孔处可见鼓室内有灰白色鳞片状或豆渣样无定形物质，奇臭。穿孔处可伴有肉芽组织。早期原发性胆脂瘤，松弛部穿孔可被一层痂皮覆盖。大的胆脂瘤可致上鼓室外侧骨壁或外耳道后上骨壁破坏，或可见外耳道后上壁塌陷。

（5）纯音测听 听力损失可轻可重，可为传导性或混合性，少数为感音性耳聋。

（6）颞骨高分辨率CT扫描 示上鼓室、鼓窦或乳突有骨质破坏区，其边缘浓密，整齐。

### 二、鉴别诊断

不伴胆脂瘤的慢性化脓性中耳炎：鼓室内可有肉芽，而中耳胆脂瘤有时于外耳道、鼓室内可发现胆脂瘤；颞骨CT均可有骨质破坏，而中耳胆脂瘤骨质破坏边缘浓密、整齐，有时需手术后方可鉴别。

### 三、治疗原则

彻底清除病变组织，求得一干耳，重建传音结构，预防并发症。

### 四、一般治疗

（1）主要以手术治疗为主，手术原则应彻底清除病灶，求得干耳，保留原有听力或重建传音结构，提高听力。

（2）对以下情况可采用保守治疗，冲洗清除胆脂瘤。

① 全身情况不耐受手术者。

② 患者拒绝手术。

③ 患耳是唯一的功能耳，手术不具备保留或提高听力可能。

### 五、药物处方

**处方一**

青霉素钠，成人每日200万～2000万单位加入5％葡萄糖注射液250mL中，分2～4次静脉滴注给药；儿童5万～20万单位/(kg·g)，分2～4次给药；疗程均为5～7天。

注意事项：①青霉素类药物过敏者及皮试阳性者禁用；②主要不良反应为过敏，包括荨麻疹等各类皮疹、白细胞减少、间质性肾炎，偶见过敏性休克。

**处方二**

头孢唑林钠，成人每次0.5～1.0g，加入0.9％氯化钠注射液100mL中，每日2～4次，严重感染者可增加至每日6g，分2～4次静脉滴注。儿童50～100mg/(kg·g)，分2～3次静脉滴注，疗程5～7天。

注意事项：①对头孢菌素类过敏者及有青霉素过敏性休克者或即刻反应史者禁用；②肾功能不全者慎用，且必须减量。

**处方三**

阿奇霉素，成人 0.5g 加入 0.9％氯化钠注射液或 5％葡萄糖注射液 250mL 中，每日 1 次，连用 2 天后改为口服，每日 0.5g，疗程 7～10 天。小儿，15～25kg，每日 0.2g，顿服，2～5 天后剂量减半；26～35kg，每日 0.3g，顿服，2～5 天后剂量减半；36～45kg，每日 0.4g，顿服，2～5 天后剂量减半，小儿疗程均为 5～7 天。

注意事项：①阿奇霉素、红霉素或其他大环内酯类药物过敏者禁用；②肝功能不全者慎用；③用药期间如发生过敏反应（如血管神经性水肿、Stevens-Johnson 综合征）应立即停药并采取相应措施。

**处方四**

氧氟沙星滴耳液，滴耳。成人一次 6～10 滴，每日 2～3 次。滴耳后进行约 10 分钟耳浴。根据症状适当增减滴耳次数。小儿滴数酌减。

注意事项：①本品一般适用于中耳炎局限在中耳黏膜部位的局部治疗。若炎症已漫及鼓室周围时，除局部治疗外，应同时服用口服制剂；②使用本品时若药温过低，可能会引起眩晕。因此，使用温度应接近体温；③出现过敏症状时应立即停药。

（冯春　曹现宝）

# 迷　路　炎

迷路炎（labyrinthitis）又称内耳炎，是指内耳急慢性炎症。中耳内侧壁及内耳外侧壁，与中耳毗邻，故中耳的化脓性炎症可破坏内耳骨壁引起内耳炎症，按感染来源可分为耳源性迷路炎和脑源性迷路炎。顾名思义，耳源性迷路炎即中耳炎症或其产生的毒素经蜗窗、前庭窗、鼓岬或迷路瘘管波及内耳，或经血液进入迷路所致。脑源性迷路炎一般继发于细菌、病毒、真菌性脑膜炎之后，经蛛网膜下腔逆行感染引起迷路炎。按病变范围和病程变化可分为局限性迷路炎、浆液性迷路炎和化脓性迷路炎三种。局限性迷路炎又称迷路瘘管或迷路周围炎，临床上此型多见，多因中耳胆脂瘤侵犯破坏迷路骨质所致，可与外淋巴液相通，多位于外半规管隆凸处，表现为阵发性或激发性眩晕、自发性眼震、听力减退，可伴恶心、呕吐。浆液性迷路炎是以浆液或浆液纤维素渗出为主的内耳弥漫性非化脓性炎症，主要病因为急慢性化脓性中耳炎或岩锥炎时，细菌毒素经蜗窗、前庭窗、迷路瘘管或血行途径进入内耳引起的弥漫性浆液性炎症，治疗及时可恢复正常，治疗不当可发展为化脓性迷路炎或死迷路，主要表现为眩晕、平衡失调呈持续性，较迷路瘘管症状重，患耳听力急剧下降，自发性眼震，伴明显恶心、呕吐。化脓性迷路炎是指化脓性细菌侵入内耳引起内外淋巴间隙内的广泛化脓性炎症，可使内耳功能完全丧失，甚至引起颅内感染，炎症消退后，继发肉芽组织增生，结缔组织及新骨形成成为"死迷路"，主要表现为重度眩晕、恶心、呕吐，伴听力完全丧失。

**一、诊断要点**

（1）局限性迷路炎

① 反复慢性化脓性中耳炎病史，尤其胆脂瘤型患者。

② 阵发性或激发性眩晕，伴自发性眼震。

③ 听力检查一般表现为传导性耳聋，也可呈混合性耳聋。

④ 瘘管试验阳性，前庭功能检查大多正常或亢进。

（2）浆液性迷路炎

① 眩晕、视物旋转、恶心、呕吐症状较迷路瘘管重，持续时间长，可伴耳深部疼痛。

② 自发性眼震，呈水平性。

③ 患耳听力迅速明显下降，可呈混合性或感音性耳聋。

（3）化脓性迷路炎

① 重度眩晕、恶心、呕吐，可伴发热、头疼等脑膜炎症状。

② 自发性眼震。

③ 听力急剧下降，听觉和前庭功能完全丧失，可伴耳鸣。

④ 冷热试验、瘘管试验、旋转试验无反应。

**二、鉴别诊断**

重度浆液性迷路炎与化脓性迷路炎有时很难鉴别，若听觉和前庭功能未完全丧失者诊断为浆液性迷路炎，听觉和前庭功能完全丧失者诊断为化脓性迷路炎。

**三、治疗原则**

（1）在抗生素控制下行乳突手术，彻底清除病灶，探查瘘管。

（2）化脓性迷路炎若合并颅内感染，则需急诊手术通畅引流。

**四、一般治疗**

（1）眩晕发作时卧床休息。

（2）对症治疗　镇静，呕吐频繁者可给予止吐治疗，合并颅内感染者需注意补液，纠正水电解质紊乱。

**五、药物处方**

处方一

地西泮片，起始量每日 2 次，每次 1 片，以后可根据病情增至每日 2 次，每次 2 片。

　　注意事项：①对此药过敏者禁用；②青光眼、重症肌无力，处于抑制状态的急性酒精中毒、肝肾功能损害、严重慢性阻塞性肺部疾病者及孕妇、幼儿慎用。

**处方二**

　　艾司唑仑片，成人常用量，每次 1～2mg（1～2 片），每日 3 次。

　　注意事项：①慎用者包括中枢神经系统处于抑制状态的急性酒精中毒，肝肾功能损害，重症肌无力，急性或易于发生的闭角型青光眼，严重慢性阻塞性肺部疾病；②用药期间不宜饮酒；③对其他苯二氮䓬药物过敏者，可能对本药过敏；④肝肾功能损害者能延长本药消除半衰期；⑤癫痫患者突然停药可导致发作；⑥严重的精神抑郁者使用可使病情加重，甚至产生自杀倾向，应采取预防措施；⑦避免长期大量使用而成瘾，如长期使用应逐渐减量，不宜骤停；⑧出现呼吸抑制或低血压常提示超量；⑨对本类药耐受量小的患者初用量宜小，逐渐增加剂量；⑩严禁用于食品、饲料加工、养殖。

**处方三**

　　甲氧氯普胺片，口服。成人每次 5～10mg（1～2 片），每日 3 次。小儿 5～14 岁每次用 2.5～5mg（1/2～1 片），每日 3 次，餐前 30 分钟服，宜短期服用。小儿总剂量不得超过 0.1mg/(kg·g)。

　　注意事项：①下列情况禁用。对普鲁卡因或普鲁卡因胺过敏者；癫痫发作的频率与严重性均可因用药而增加；胃肠道出血、机械性肠梗阻或穿孔，可因用药使胃肠道的动力增加，病情加重；嗜铬细胞瘤可因用药出现高血压危象；不可用于因行化疗和放疗而呕吐的乳腺癌患者。②下列情况慎用：肝功能衰竭时，丧失了与蛋白质结合的能力；肾衰竭，即重症慢性肾功能衰竭使锥体外系反应危险性增加，用量应减少。③醛固酮与血清催乳素浓度可因甲氧氯普胺的使用而升高。④严重肾功能不全患者剂量至少应减少 60%，这类患者容易出现锥体外系症状。⑤因本品可降低西咪替丁的口服生物利用度，若两药必须合用，间隔时间至少要 1 小时。⑥本品遇光变成黄色或黄棕色后，毒性增高。

**处方四**

　　头孢曲松钠，成人常用量，肌内或静脉给药，每 24 小时 1～2g 或每 12 小时 0.5～1g。最高剂量每日 4g。疗程 7～14 日。小儿常用量，静脉给药，按体重每日 20～80mg/kg。12 岁以上小儿用成人剂量。

　　注意事项：①对头孢菌素类抗生素过敏者禁用。②交叉过敏反应。对一种头孢菌素或头霉素过敏者对其他头孢菌素或头霉素也可能过敏。对青霉素类、青霉素衍生物或青霉胺过敏者也可能对头孢菌素或头霉素过敏。③对青霉素过敏患者应用本品时应根据患者情况充分权衡利弊后决定。有青霉素过敏性休克或即刻反应者，不宜再选用头孢菌素类。④有胃肠道疾病史者，特别是溃疡性结肠炎、局限性肠炎或抗生素相关性肠炎（头孢菌素类很少产生假膜性小肠结肠炎）者应慎用。⑤由于头孢菌素类毒性低，所以有慢性肝病患者应用本品时不需调整剂量。患者有严重肝肾损害或肝硬化者应调整剂量。⑥肾功能不全患者肌酐清除大于5mL/min，每日应用本品剂量少于2g时，不需作剂量调整。血液透析清除本品的量不多，透析后无须增补剂量。⑦对诊断的干扰。应用本品的患者以硫酸铜法测尿糖时可获得假阳性反应，以葡萄糖酶法则不受影响；血尿素氮和血清肌酐可有暂时性升高；血清胆红素、碱性磷酸酶、谷丙转氨酶（GPT）和谷草转氨酶（GOT）皆可升高。⑧本品的保存温度为25℃以下。⑨本品不能加入哈特曼氏以及林格氏等含有钙的溶液中使用。

（陈显权　曹现宝）

# 耳郭软骨膜炎

耳郭软骨膜炎是指因细菌感染导致耳郭软骨膜的急性炎症，严重者可出现化脓性炎症，软骨因血供障碍而坏死，病情发展迅速，可导致耳郭畸形。耳郭软骨膜炎可因耳郭外伤、手术损伤或邻近组织感染扩散，导致耳郭感染，致病菌多为铜绿假单胞菌及金黄色葡萄球菌，病情发展迅速，应积极治疗。

## 一、诊断要点
（1）初起耳郭胀痛及灼热感，继之红肿加重，疼痛加重，不敢触碰耳郭。
（2）耳郭红肿，严重者可呈暗红色，有脓肿形成者可见局限性隆起。

## 二、鉴别诊断
应与下列疾病相鉴别。
（1）复发性多软骨炎　无感染病灶，可反复发作，但不形成脓肿，可伴有全身其他部位软骨炎。
（2）耳郭假性囊肿　耳郭局限性隆起，可伴有疼痛，一般不剧烈，局部无充血、肿胀等表现。

## 三、治疗原则
早期全身和局部积极使用大剂量有效抗生素，一旦出现脓肿，应行手术治疗。

## 四、一般治疗
保持耳郭干燥，避免耳郭受压或触碰，清淡饮食，忌食用刺激性食物。

### 五、药物处方

**处方一**

0.9％氯化钠注射液 100mL＋注射用头孢曲松钠 1.0g，静脉滴注，每天2次。

注意事项：①全身大剂量广谱抗生素适用于耳郭软骨膜炎各个时期；②头孢菌素类抗生素过敏者禁用；③有胃肠道疾病史，特别是溃疡性结肠炎、局限性肠炎、抗生素相关性肠炎者应当谨慎使用。

**处方二**

鱼石脂软膏，局部外用，每日 2 次；或呋喃西林洗液，局部湿敷，每日2 次。

注意事项：①不得用于皮肤破溃处；②避免接触眼睛和其他黏膜（如口、鼻等）；③连续使用一般不超过 7 日；④用药部位如出现烧灼感、红肿等情况应停止用药，并将局部药物清洗干净。

（纪育斌　王伟）

# 大疱性鼓膜炎

大疱性鼓膜炎以鼓膜表皮层下方的局限性积液而形成的大疱为特征，鼓膜邻近的外耳道深部皮肤常受到波及。本病常发生于病毒性上呼吸道急性感染的流行期，故一般认为本病可能系由病毒感染所致，劳累、紧张、惊吓常为本病诱因。本病冬季多发，常累及一耳，也可两耳相继发病，可并发鼓膜穿孔感染、分泌性中耳炎、听神经或面神经损害。

### 一、诊断要点

（1）持续性深部耳痛为最主要特征，疼痛较剧烈，可伴有同侧头痛及峡部疼痛。

（2）大疱破裂后疼痛减轻，耳内可流出淡黄色或略带血色的浆液性分泌物，量一般不多。

（3）听力下降，一般不严重，多为传导性。

（4）少数患者可出现中耳腔积液、耳鸣及感音神经性听力损失。

（5）可有低热、乏力等全身不适症状。

（6）外耳道深部皮肤充血，鼓膜松弛部充血膨出形成大疱，多呈红色，也有呈淡黄色或灰白色，鼓膜一般无穿孔。

## 二、鉴别诊断

应与下列疾病相鉴别。

（1）急性化脓性中耳炎　病变主要位于中耳，耳镜检查鼓膜表面无疱疹形成。

（2）特发性血鼓室　主要为不明原因的鼓室内反复出血，鼓膜表现为蓝色，透过鼓膜有时可见液平，鼓膜一般无充血，颞骨 CT 提示鼓室，或鼓窦、乳突内有低密度影。

## 三、治疗原则

减压，镇痛，防止感染，预防并发症。

## 四、一般治疗

（1）大疱未破者，应使用无菌尖针刺破减压，以减轻疼痛。

（2）保持外耳道清洁干燥，避免进水。

（3）清淡饮食，注意休息。

## 五、药物处方

### 处方一

氧氟沙星滴耳液，滴患耳，耳浴 10 分钟，每日 3 次，每次 6～10 滴。

注意事项：①氧氟沙星属氟喹诺酮类抗生素，可能会导致患儿骨骼发育的异常，一般不用于婴幼儿，儿童使用应酌情减量；②疗程以 4 周为限，若继续给药，应慎重，长期使用可引起真菌性外耳道炎。

### 处方二

苯酚甘油滴耳液，滴患耳，每日 3 次，每次 2～4 滴。

注意事项：①常用于耳痛较为剧烈者；②鼓膜已有穿孔的患者禁用，苯酚甘油可通过圆窗膜进入内耳，对内耳有毒性作用；③苯酚甘油属消毒防腐剂，避免误入眼、鼻、口腔等黏膜组织。

### 处方三

头孢呋辛酯片，口服，每日 2 次，每次 0.25～0.5g；或 0.9％氯化钠注射液100mL＋注射用头孢呋辛钠 1.5g，静脉滴注，每日 2 次。

注意事项：①适用于预防继发性感染，给予口服或静脉使用抗生素；②对于有头孢菌素类、青霉素类抗生素过敏的患者，可以使用大环内酯类抗生素或氟喹诺酮类抗生素替代；③口服或静脉使用抗生素一般 3～5 天，不能替代局部用药。

### 处方四

出现中耳腔积液时按分泌性中耳炎一般治疗和药物治疗处理。

**处方五**

出现听神经或面神经损害时按突发性耳聋和 Hunt 综合征的一般治疗和药物治疗处理。

（纪育斌　王伟）

# 急性外耳道炎

急性外耳道炎一般是由于各种原因引起外耳道皮肤受损或抵抗力降低，导致以细菌为主的病原菌感染引发的急性炎症。临床表现以耳部疼痛为主，一般听力正常，少数病例因炎性分泌物或耳道肿胀阻塞外耳道，可伴有不同程度的传导性听力损失。

**一、诊断要点**

（1）急性发作的耳部疼痛感。

（2）听力正常或轻度下降。

（3）耳郭明显牵拉痛或耳屏压痛。

（4）外耳道皮肤充血肿胀，耳道内可有黏稠分泌物。

（5）鼓膜可正常或轻度充血。

**二、鉴别诊断**

（1）化脓性中耳炎　急性化脓性中耳炎听力减退明显，可有全身症状；早期有剧烈耳痛，流脓后耳痛缓解；检查可见鼓膜红肿或穿孔；脓液呈黏脓性。

（2）急性外耳道湿疹或急性药物性皮炎　大量水样分泌物和外耳道奇痒是急性外耳道湿疹和急性药物性皮炎的主要特征，一般无耳痛，检查时可见外耳道肿胀，有丘疹或水疱。

（3）外耳道疖肿　外耳道红肿或脓肿多较局限。

**三、治疗原则**

保持外耳道的清洁和引流通畅，外耳道内局部使用抗生素药液或油类药物，口服或全身使用抗生素药物，疼痛严重时可以使用消炎镇痛类药物，出现脓肿时需切开引流。

**四、一般治疗**

（1）注意休息，清淡饮食，忌食辛辣刺激性食物。

（2）避免上呼吸道感染。

（3）局部可冰敷或冷敷，或采用红外或超短波治疗。

（4）保持外耳道清洁干燥，避免外耳道进水。

（5）根据外耳道分泌物情况定时清洁外耳道，清理时动作要轻柔，避免反复过重的机械摩擦外耳道，加重外耳道皮肤损伤，尽量将耳道内分泌物和碎屑清理干净。

### 五、药物处方

处方一

氧氟沙星滴耳液，滴患耳，耳浴 10 分钟，每日 3 次，每次 4～6 滴。

注意事项：①常用于轻症急性外耳道炎，疼痛不剧烈，肿胀不严重的患者；②氧氟沙星属氟喹诺酮类抗生素，可能会导致患儿骨骼发育的异常，一般不用于婴幼儿，儿童使用应酌情减量；③疗程以 4 周为限，若继续给药，应慎重，长期使用可引起真菌性外耳道炎。

处方二

苯酚甘油滴耳液，滴患耳，每日 3 次，每次 2～4 滴。

注意事项：①常用于轻度或中度急性外耳道炎患者，疼痛较重，尤其适合于婴幼儿或儿童患者；②鼓膜已有穿孔的患者禁用，苯酚甘油可通过圆窗膜进入内耳，对内耳有毒性作用；③苯酚甘油属消毒防腐剂，避免误入眼、鼻、口腔等黏膜组织。

处方三

头孢呋辛酯片，口服，每日 2 次，每次 0.25～0.5g；或 0.9% 氯化钠注射液 100mL＋注射用头孢呋辛钠 1.5g，静脉滴注，每日 2 次。

注意事项：①适用于中度到重度的急性外耳道炎患者，需口服或静脉使用抗生素；②对于有头孢菌素类、青霉素类抗生素过敏的患者，可以使用大环内酯类抗生素或氟喹诺酮类抗生素替代；③口服或静脉使用抗生素一般 3～5 天，不能替代局部用药。

处方四

布洛芬缓释胶囊，口服，每日 2 次，每次 0.3g。

注意事项：①适用于耳部疼痛比较剧烈的患者；②对于非甾体抗炎药过敏患者禁用；③布洛芬缓释胶囊属于对症治疗药物，不宜长期或大量服用，一般用药不超过 5 天，勿与其他含有解热镇痛类药物同时服用；④有下列情况患者慎用。60 岁以上、支气管哮喘、肝肾功能不全、凝血机制或血小板功能障碍（如血友病）；⑤有消化道溃疡病史、胃肠道出血、心功能不全、高血压患者应在相关专科医师指导下使用。

（纪育斌　王伟）

# 分泌性中耳炎

分泌性中耳炎是以中耳积液以及听力下降为主要特征的中耳炎性疾病。可以分为急性和慢性两种，凡分泌性中耳炎病程达 3～6 个月以上者，称为慢性分泌性中耳炎，其中耳积液中的黏液成分相对较多，分泌物一般比较黏稠，分泌物极为黏稠而呈胶冻状者，称为胶耳。分泌性中耳炎在儿童中发病率较高，是引起儿童听力下降的常见原因之一。其发病病因尚不完全明确，主要病因学说包括各种原因导致的咽鼓管功能不良、感染及免疫反应三大类。

**一、诊断要点**

（1）听力下降，听力学检查提示传导性耳聋，气骨导差一般在 40dB 以内，中耳分析一般为 B 型曲线，也有不少患者为 C 型曲线，提示中耳腔高负压。

（2）可出现耳痛、耳内闭塞感、耳鸣。

（3）鼓膜可有充血，可呈淡黄色、橙红色或琥珀色，最典型特征可见"发丝线"，鼓膜多为内陷。

（4）当中耳积液较多时，鼓膜可向外隆凸，"发丝线"消失。

（5）必要时可行颞骨 CT 检查或鼓膜诊断性穿刺术以明确诊断。

**二、治疗原则**

清除中耳积液，改善中耳通气引流功能，对于反复发作的分泌性中耳炎，除积极进行疾病本身的治疗外，更重要的是仔细寻找病因，进行积极的病因治疗。

**三、一般治疗**

（1）可行耳屏按压治疗。

（2）嘱患者咀嚼口香糖以协助咽鼓管开放。

（3）睡觉时头偏向健侧卧位，有助于中耳积液引流。

（4）忌食辛辣刺激性食物，避免引起鼻腔黏膜充血、肿胀。

（5）注意休息，避免出现上呼吸道急性感染。

（6）保守治疗无效，可行鼓膜穿刺术或鼓膜置管术。

**四、药物处方**

处方一

桉柠蒎肠溶软胶囊，口服，每日 3 次，每次 1 粒。

注意事项：①该药物用于稀化中耳积液，改善咽鼓管对中耳积液的清除功能。②桉柠蒎肠溶软胶囊应贯穿整个治疗过程，对于慢性分泌性中耳炎或分泌性中耳炎反复发作患者建议连续服用 3~6 个月为宜。应在饭前半小时用凉开水服用。③桉柠蒎肠溶软胶囊还可以稀化鼻腔分泌物，对于急慢性鼻炎、鼻窦炎引起的分泌性中耳炎具有较好的治疗作用。

处方二

1%呋麻滴鼻剂，滴鼻，每日 3 次，每次 3~4 滴；联合使用丙酸氟替卡松喷鼻剂，喷鼻，每日 1 次，每次一个鼻孔 2 喷；联合使用鼻渊通窍颗粒，口服，每日 3 次，每次 15g。

注意事项：①适用于减轻鼻腔充血或肿胀，减少鼻腔分泌物。②呋麻滴鼻剂一般使用期限为 1 周，不可长期使用，否则会对鼻腔黏膜造成损害。高血压、青光眼、糖尿病、冠心病、甲状腺功能亢进患者及运动员慎用。鼻腔干燥及萎缩性鼻炎患者禁用。③丙酸氟替卡松喷鼻剂喷鼻时，应嘱患者用力吸入，方能达到最好效果。长期使用不能超过 3 个月。④糖尿病患者、运动员及脾虚腹胀者慎用鼻渊通窍颗粒，服用该药期间忌食辛辣刺激性食物。

处方三

地塞米松磷酸钠注射液 5mg＋盐酸氨溴索注射液 15mg，冲洗中耳腔。

注意事项：①适用于行鼓膜穿刺术或鼓膜置管术时的鼓室内冲洗；②使用药物冲洗中耳腔之前，应使药物温度接近人体温度，以避免患者出现眩晕反应；③鼓膜置管术后可根据患者情况进行多次冲洗。

（纪育斌　王伟）

# 气压创伤性中耳炎

气压创伤性中耳炎（barotraumaticcotitis media）是指人体所在环境的大气压发生急剧改变时，中耳气压与外界大气压差距悬殊而引起的中耳损害。常见于飞行、潜水、隧道作业和高压氧舱升压过程中的相关人员。正常情况下咽鼓管处于关闭状态，当擤鼻、吞咽、打呵欠时开放，起到调节、平衡中耳与外界气压作用。当机体所处环境外界气压急剧变化时，咽鼓管如不能及时开放平衡中耳内外气压，中耳则处于相对负压状态，如没有及时行吞咽或捏鼻、鼓气等动作，则导致气压创伤性中耳炎。典型表现为耳痛、耳闷、听力下降，有时可伴有耳鸣、眩晕、恶心呕吐等不适。

## 一、诊断要点

（1）有乘坐飞机、潜水、从低海拔到高海拔区域、高压氧治疗等气压变化接触史。

（2）有耳闷、耳痛、听力下降，甚至耳鸣、眩晕、恶心呕吐等临床表现。

（3）耳镜检查　鼓膜充血、内陷，严重时可见鼓室内积液或积血，甚至鼓膜穿孔。当有积液或积血时变动体位透过鼓膜可看到液平面，捏鼻鼓气时鼓室内有水泡；若鼓室内有积血，可看到蓝鼓膜。

（4）听力检查　纯音听力检查一般为典型传导性耳聋，少数可为混合性耳聋。鼓室导抗图一般呈"C"型图，当有积液时表现为"B"型图。

（5）影像学检查　无积液或积血时颞骨 CT 一般正常，有积液或积血时颞骨 CT 可见中耳鼓室内软组织影，鼓室、乳突气房骨质无破坏。

**二、鉴别诊断**

（1）急性中耳炎　急性中耳炎与气压创伤性中耳炎临床表现、耳镜检查等相似，鼻腔炎症导致咽鼓管功能障碍也可致急性中耳炎，气压创伤性中耳炎主要有气压急剧变化接触史。

（2）疱疹性鼓膜炎　疱疹性鼓膜炎主要为病毒感染所致，大疱破裂前耳镜检查鼓膜除充血外，鼓膜表面可见疱疹形成，大疱破裂后可表现为耳溢液。

**三、治疗原则**

（1）改善咽鼓管功能，平衡中耳内外气压。

（2）避免污水进入耳内、避免感冒等导致继发感染，已合并感染者应予抗感染治疗。

（3）鼓室内有积液或积血，保守治疗无效时可行鼓膜切开，排出鼓室内积液或积血。

（4）鼓膜穿孔者需保持外耳道干燥，待自愈。

（5）有眩晕者给予抗眩晕对症治疗，如有蜗窗膜破裂者应给予修补。

**四、一般治疗**

（1）飞行、潜水等过程中如出现耳闷等不适，应做咽鼓管开放动作，相关人员应做咽鼓管开放运动训练。

（2）当出现持续性耳闷、听力下降等不适，甚至鼓室积液时，可给予 1% 麻黄碱滴鼻液滴鼻治疗，收缩鼻黏膜减轻水肿，促进咽鼓管功能恢复；也可口服标准桃金娘油胶囊促进纤毛运动，使鼓室内分泌物经咽鼓管排泄。

（3）继发感染者可口服抗生素，一般为青霉素、第一代头孢菌素或第二代头孢菌素。

**五、药物处方**

处方一

1% 麻黄碱滴鼻液，2～4 滴，滴同侧鼻腔，每日 3～4 次，滴鼻后做捏鼻鼓气动作。

注意事项：①鼻腔干燥、萎缩性鼻炎者禁用；②儿童、孕妇慎用；③滴鼻时应采取立式或坐式；④本品仅供滴鼻，切忌口服；⑤连续使用不得超过 3 日，否则可产生"反跳"现象，出现更为严重的鼻塞；⑥冠心病、高血压、甲状腺功能亢进、糖尿病、闭角型青光眼患者慎用；⑦使用后应拧紧瓶盖，以防污染；⑧运动员慎用；⑨如使用过量或出现严重不良反应，应立即就医；⑩对本品过敏者禁用，过敏体质者慎用；⑪本品性状发生改变时禁止使用；⑫请将本品放在儿童不能接触的地方；⑬儿童必须在成人监护下使用；⑭如正在使用其他药品，使用本品前请咨询医师或药师。

处方二

成人，服用标准桃金娘油胶囊（成人装），300mg/粒。急性患者：每次 1 粒（300mg），每日 3～4 次。慢性患者每次 1 粒（300mg），每日 2 次。4 岁至 10 岁儿童：服用吉诺通（儿童装），120mg/粒。急性患者：每次 1 粒，每天 3～4 次。慢性患者：每次 1 粒，每天 2 次。

注意事项：①对本品有过敏反应者不宜使用。②孕期妇女在医师的指导下服用本品无危险性。但应充分考虑到本品的亲脂性而可进入乳汁。③即使在最大耐受剂量（人：约 1500mg/kg；大鼠：大于 2000mg/kg），标准桃金娘油的急性毒性也很低。即使无意中服用了该药，标准桃金娘油的不良反应也极少，高剂量的中毒反应有头晕、恶心、腹痛，严重时可出现昏迷和呼吸障碍。严重中毒后罕见有心血管并发症。解救措施为使用液体石蜡按体重 3mL/kg；5％碳酸氢钠溶液洗胃，并吸氧。

处方三

阿莫西林胶囊，口服。成人每次 0.5g，每 6～8 小时 1 次，每日剂量不超过 4g。小儿每日剂量按体重 20～40mg/kg，每 8 小时 1 次；3 个月以下婴儿每日剂量按体重 30mg/kg，每 12 小时 1 次。肾功能严重损害患者需调整给药剂量，其中内生肌酐清除率为 10～30mL/min 的患者每 12 小时 0.25～0.5g；内生肌酐清除率小于 10mL/min 的患者每 24 小时 0.25～0.5g。

注意事项：①青霉素过敏及青霉素皮肤试验阳性患者禁用。②青霉素类口服药物偶可引起过敏性休克，尤多见于有青霉素或头孢菌素过敏史的患者。用药前必须详细询问药物过敏史并做青霉素皮肤试验。如发生过敏性休克，应就地抢救，予以保持气道畅通、吸氧及应用肾上腺素、糖皮质激素等治疗措施。③传染性单核细胞增多症患者应用本品易发生皮疹，应避免使用。④疗程较长患者应检查肝功能、肾功能和血常规。⑤阿莫西林可导致采用 Benedit 或 Fehling 试剂的尿糖试验出现假阳性。⑥下列情况应慎用：a. 有哮喘、花粉症等过敏性疾病史者；b. 老年人和肾功能严重损害时可能须调整剂量。

（陈显权　曹现宝）

# 耳郭化脓性软骨膜炎

耳郭化脓性软骨膜炎（suppurative perichondritis of the auricle）是指耳郭软骨膜的急性化脓性炎症，主要致病菌为铜绿假单胞菌、金黄色葡萄球菌。主要病因有耳郭外伤后继发感染、邻近组织感染扩散、外科手术后经伤口感染等，感染若未及时得到控制，则形成耳郭脓肿，若病情进展，脓液积聚于耳郭软骨与软骨膜之间，使软骨缺血、坏死，可导致耳郭畸形。耳郭化脓性软骨膜炎初期主要表现为耳郭红肿、胀痛、烧灼感，耳郭弹性消失，触压痛明显，随病情进展可出现疼痛加重，伴发热、烦躁不安等症状。

**一、诊断要点**

（1）一般有明确病因，如外伤、邻近组织感染或手术史。

（2）根据临床表现可确诊，脓肿形成时穿刺可抽出脓液。

**二、鉴别诊断**

（1）复发性多软骨炎  无感染病灶，可反复发作，但不形成脓肿，可伴有全身其他部位软骨炎。

（2）耳郭假性囊肿  耳郭局限性隆起，可伴有疼痛，一般不剧烈，局部无充血、肿胀等表现。

**三、治疗原则**

（1）积极病因治疗。

（2）脓肿未形成时，全身大剂量应用敏感抗生素，局部鱼石脂软膏外敷。

（3）脓肿形成后，全麻下手术彻底清创，术腔冲洗，放置引流条，术后换药。

（4）脓液应常规送药物敏感试验、培养，根据药敏试验结果选用敏感抗生素。

**四、一般治疗**

（1）合并发热者给予补液、纠正水电解质紊乱、对症支持治疗。

（2）脓肿清创术后注意换药，可用抗生素持续冲洗，促进炎症消退。

**五、药物处方**

处方一

哌拉西林，成人中度感染每日8g，分2次静脉滴注；严重感染每次3～4g，每4～6小时静脉滴注或注射。每日总剂量不超过24g。婴幼儿和12岁以下儿童的剂量为每日按体重 100～200mg/kg。

注意事项：①有青霉素类药物过敏史或青霉素皮肤试验阳性患者禁用。②对头孢菌素类、头霉素类、灰黄霉素过敏者，对本品也可能过敏。③本品应用在少数患者尤其是肾功能不全患者可导致出血，发生出血后应及时停药并予适当治疗；肾功能减退者应适当减量。④对诊断的干扰。应用本品可引起直接抗人球蛋白试验（Coombs 试验）呈阳性，也可出现血尿素氮和血清肌酐升高、高钠血症、低钾血症、血清氨酸转氨酶和血清乳酸脱氢酶升高、血清胆红素增多。⑤有过敏史、出血史、溃疡性结肠炎、克罗恩病或抗生素相关性肠炎者皆应慎用。⑥本品不可加入碳酸氢钠溶液中静滴。

**处方二**

头孢他啶，每日 2～4g，分 2～3 次静脉滴注或静脉注射；非常严重的感染，每日 4～6g，分 2～3 次静脉滴注或静脉注射。疗程为 7～14 天。婴幼儿（出生 2 个月以上）常用剂量为每日 30～100mg/kg，分 2～3 次静脉滴注。

注意事项：①对头孢菌素类抗生素过敏者禁用。②对青霉素过敏患者应用本品时应根据患者情况充分权衡利弊后决定。有青霉素过敏性休克或即刻反应者，不宜再选用头孢菌素类。③有胃肠道疾病史者，特别是溃疡性结肠炎、局限性肠炎或抗生素相关性肠炎（头孢菌素类很少产生假膜性小肠结肠炎）者应慎用。④肾功能明显减退者应用本品时，需根据肾功能损害程度减量。⑤对重症革兰氏阳性球菌感染，本品为非首选品种。⑥在不同存放条件下，本品粉末的颜色可变暗，但不影响其活性。⑦对诊断的干扰。应用本品的患者直接抗人球蛋白试验（Coombs 试验）可出现阳性；本品可使硫酸铜尿糖试验呈假阳性；血清谷丙转氨酶（GPT）、谷草转氨酶（GOT）、碱性磷酸酶、血尿素氮和血清肌酐皆可升高。⑧以 0.9% 氯化钠注射液、5% 葡萄糖注射液或乳酸钠稀释成的静脉注射液（20mg/mL）在室温存放不宜超过 24 小时。⑨哺乳期、妊娠期妇女慎用，小儿每日剂量不超过 6g，65 岁以上老人每日剂量不超过 3g。

（陈显权　曹现宝）

# 急性化脓性中耳炎

急性化脓性中耳炎是中耳黏膜的急性化脓性炎症，主要致病菌为肺炎球菌、流感嗜血杆菌、乙型溶血性链球菌及葡萄球菌、铜绿假单胞菌等。多由上呼吸道感染性疾病引起，细菌或病毒可通过咽鼓管进入中耳腔，导致中耳感染。也有患者因耳外伤导致鼓膜穿孔，外界致病微生物通过穿孔进入中耳腔继发感染。需要注意的是，不正规的鼓膜穿刺或鼓膜置管时的污染，是医源性中耳炎的常见原因。

## 一、诊断要点

（1）耳痛为最常见和最早期的症状，周边组织可出现放射痛。

（2）鼓膜未穿孔时，疼痛较为剧烈，全身症状较为明显；鼓膜穿孔后全身症状及耳痛均明显减轻。

（3）听力可逐渐下降，呈传导性耳聋，鼓膜穿孔后听力反而提高，少数患者出现内耳受累症状，如耳鸣或眩晕。

（4）鼓膜穿孔后外耳道内可流出浆液血性分泌物，后变为脓性。

（5）早期鼓膜松弛部充血，以后出现鼓膜广泛的弥漫性充血，鼓膜表面标志消失，而后可出现穿孔。

（6）穿孔一般位于鼓膜紧张部，早期较小，多呈针尖大小，并有分泌物呈搏动性涌出。

（7）乳突区可有压痛。

## 二、鉴别诊断

应与下列疾病相鉴别。

（1）急性外耳道炎　外耳道充血、肿胀，CT检查一般中耳正常。

（2）外耳道疖　当疖肿感染累及耳后沟时，耳后沟消失，耳后软组织肿胀，需行 CT 检查与急性化脓性中耳炎鉴别。

## 三、治疗原则

抗感染、通畅引流、去除病因。

## 四、一般治疗

（1）注意休息，调节饮食，疏通大便。

（2）全身症状较严重者应注意补液治疗，同时积极治疗上呼吸道感染性疾病。

## 五、药物处方

处方一

头孢呋辛酯片，口服，每日 2 次，每次 0.5g；或 0.9% 氯化钠注射液 100mL＋注射用头孢呋辛钠 1.5g，静脉滴注，每日 2 次。

注意事项：①适用于早期全身治疗；②全身治疗应尽早进行，使用足量的抗菌药物控制感染，务求彻底治愈，以防出现并发症或转为慢性；③对于有头孢菌素类、青霉素类抗生素过敏的患者，可以使用大环内酯类抗生素或氟喹诺酮类抗生素替代；④鼓膜穿孔后，应取脓液进行细菌培养及药敏试验，参照其结果选用适宜的抗生素；⑤口服或静脉使用抗生素一般持续到症状完全消失，并在症状消失后仍继续治疗 3～5 日方可停药。

### 处方二

1‰呋麻滴鼻剂，滴鼻，每日3次，每次3～4滴；联合使用丙酸氟替卡松喷鼻剂，喷鼻，每日1次，每次一个鼻孔2喷；联合使用桉柠蒎肠溶软胶囊，口服，每日3次，每次1粒。

注意事项：①上述联合用药用于改善咽鼓管功能。②呋麻滴鼻剂一般使用期限为1周，不可长期使用，否则会对鼻腔黏膜造成损害。高血压、青光眼、糖尿病、冠心病、甲状腺功能亢进患者及运动员慎用。鼻腔干燥及萎缩性鼻炎患者禁用。③丙酸氟替卡松喷鼻剂喷鼻时，应嘱患者用力吸入，方能达到最好效果。长期使用不能超过3个月。④桉柠蒎肠溶软胶囊应贯穿整个治疗过程，并在症状消失后继续服用1～2周为宜；应在饭前半小时，用凉开水服用。

### 处方三

苯酚甘油滴耳液，滴患耳，每日3次，每次2～4滴。

注意事项：①鼓膜已有穿孔的患者禁用，苯酚甘油可通过圆窗膜进入内耳，对内耳有毒性作用；②苯酚甘油属消毒防腐剂，避免误入眼、鼻、口腔等黏膜组织。

### 处方四

氧氟沙星滴耳液，滴患耳，耳浴10分钟，每日3次，每次4～6滴。

注意事项：①适用于鼓膜穿孔前或后；②氧氟沙星属氟喹诺酮类抗生素，可能会导致患儿骨骼发育的异常，一般不用于婴幼儿，儿童使用应酌情减量；③疗程以4周为限，若继续给药，应慎重，长期使用可引起真菌性外耳道炎。

（纪育斌　王伟）

# 慢性化脓性中耳炎

慢性化脓性中耳炎是中耳黏膜、骨膜或深达骨质的化脓性炎症，常与慢性乳突炎合并存在。本病多由急性化脓性中耳炎未获得及时彻底的治疗，以致迁延为慢性。一些上呼吸道的慢性炎症性疾病，也是导致中耳炎长期不愈的重要病因。严重者可引起严重的颅内、外并发症，并危及生命。

### 一、诊断要点

（1）耳内长期间断性或持续性流脓、鼓膜穿孔和听力下降为三大主要特征。

（2）鼓膜紧张部穿孔一般为中等大小至边缘性大穿孔不等，中耳可清洁干燥或可见脓性分泌物和（或）肉芽组织。

（3）胆脂瘤型患者鼓膜穿孔多位于鼓膜松弛部，穿孔处可见灰白色胆脂瘤组织。

## 二、鉴别诊断

应与以下疾病相鉴别。

（1）慢性鼓膜炎　耳内长期流脓，鼓膜上有肉芽，颞骨 CT 示鼓室及乳突均正常。

（2）中耳癌　大多有患耳长期流脓史，近期耳内出血，伴耳痛，可有张口困难。鼓室内有新生物、接触性出血。早期出现面瘫，晚期有第 Ⅵ、Ⅸ、Ⅹ、Ⅺ、Ⅻ 对脑神经受损表现。颞骨 CT 示骨质破坏。新生物活检可确诊。

（3）结核性中耳炎　耳内脓液稀薄，听力损害明显，早期发生面瘫。鼓膜大穿孔，有苍白肉芽。颞骨 CT 示鼓室及乳突有骨质破坏区及死骨。肺部或其他部位有结核病灶。肉芽病检可确诊。

## 三、治疗原则

（1）消除病因，控制感染。

（2）通过手术治疗清除病灶，通畅引流，以及恢复听力。手术治疗是治愈慢性化脓性中耳炎最根本的手段。

## 四、一般治疗

（1）积极治疗上呼吸道的感染性疾病。

（2）保持外耳道清洁干燥，避免进水引起急性发作。

（3）清淡饮食，注意休息。

## 五、药物处方

**处方一**

氧氟沙星滴耳液，滴患耳，耳浴 10 分钟，每日 3 次，每次 6～10 滴。

注意事项：①适用于各种类型慢性化脓性中耳炎的保守抗感染治疗或术前用药；②氧氟沙星属氟喹诺酮类抗生素，可能会导致患儿骨骼发育的异常，一般不用于婴幼儿，儿童使用应酌情减量；③疗程以 4 周为限，若继续给药，应慎重，长期使用可引起真菌性外耳道炎；④如中耳腔或外耳道存在脓性分泌物，使用前应使用过氧化氢（双氧水）彻底清洗外耳道及鼓室内脓性分泌物。

**处方二**

头孢呋辛酯片，口服，每日 2 次，每次 0.5g；或 0.9%氯化钠注射液 100mL＋注射用头孢呋辛钠 1.5g，静脉滴注，每日 2 次。

注意事项：①适用于慢性化脓性中耳炎急性发作期或预防出现并发症；②抗生素的选用应参考细菌培养及药敏试验结果；③口服或静脉使用抗生素一般持续到症状完全消失，并在症状消失后仍继续治疗 3～5 日方可停药。

**处方三**

桉柠蒎肠溶软胶囊，口服，每日3次，每次1粒。

注意事项：①用于改善和恢复咽鼓管功能；②桉柠蒎肠溶软胶囊应贯穿整个治疗过程，并在症状消失后继续服用3个月为宜。应在饭前半小时，用凉开水服用。

（纪育斌　王伟）

# 外耳道胆脂瘤

原发于外耳道的胆脂瘤称外耳道胆脂瘤（cholesteatoma of the external auditory canal）。外耳道胆脂瘤其病因不明，多见于30岁以上的成人。一般认为外耳道损伤后，由于皮肤的炎症，使生发层的基底细胞生长旺盛，角化上皮细胞加速脱落，且排出受影响，在外耳道内堆积过多，形成胆脂瘤。鳞状上皮侵入或侵蚀骨性外耳道局部区域内，广泛的骨性外耳道被侵蚀，覆以复层鳞状角化上皮。角化上皮脱落，在外耳道内堆积增多，且排出受阻，又形成了对外耳道持续的压力，加之其中含有溶胶原酶的物质，使外耳道壁内段不断扩大，外耳道腔呈外小内大的囊状或葫芦状，更增加脱落上皮排出的困难。角化上皮堆积越来越多，可向中耳和乳突扩展，甚至累及面神经引起面瘫。外耳道胆脂瘤主要表现为外耳道内有白色胆脂瘤样物堵塞。有时耳镜内看到的胆脂瘤表面呈棕黑色或黑褐色，清除后见外耳道皮肤糜烂、骨质暴露且有缺损，可有死骨形成；鼓膜多完整。当伴有感染时外耳道内有臭脓和（或）肉芽，局部有触痛。

## 一、诊断要点

（1）病史。

（2）体格检查　耳镜检查可见外耳道内有白色胆脂瘤样物堵塞。但有时耳镜内看到的胆脂瘤表面呈棕黑色或黑褐色，清除后见外耳道皮肤糜烂、骨质暴露且有缺损，可有死骨形成；鼓膜多完整。当伴有感染时外耳道内有臭脓和（或）肉芽，局部有触痛。

（3）影像学检查　可见外耳道骨壁破坏和外耳道腔扩大，还可见死骨。

（4）活检病理学检查可确诊。

## 二、鉴别诊断

应与以下疾病相鉴别。

（1）外耳道耵聍栓塞　内到外颜色一致，且较易和外耳道壁分离。

（2）外耳道表皮栓　阻塞性角化物在外耳道内的聚集，在外耳道深部形成角蛋白屑的致密栓子，可合并上皮过度增生和皮下组织的慢性炎症，外耳道壁受压呈膨胀性改变，使外耳道增宽，但无骨质的侵蚀和坏死，与外耳道易分离。

### 三、治疗原则

（1）彻底清除，若有死骨，也应予手术清除。

（2）若外耳道胆脂瘤伴感染，应在控制感染后取出胆脂瘤。

（3）取出胆脂瘤过程中如损伤外耳道，应给予抗生素预防感染。

### 四、一般治疗

（1）若胆脂瘤较大而硬时，可用3％硼酸甘油或3％～5％碳酸氢钠溶液（合并感染时禁用）滴耳，软化后再行取出。

（2）对症治疗　疼痛剧烈时，可给予镇痛对症治疗。

### 五、药物处方

**处方一**

碳酸氢钠滴耳液，滴耳，每日3～5次，每次2～3滴，3天后用温水（水温与体温相近）将胆脂瘤冲出。

注意事项：①如有外耳道狭窄，或急慢性化脓性中耳炎，不能采用冲洗法；②用药后由于胆脂瘤浸泡后膨胀造成患耳疼痛，应及时复诊，冲洗出胆脂瘤。

**处方二**

氧氟沙星滴耳液，滴耳，成人每次6～10滴，每日2～3次。滴耳后进行约10分钟耳浴。根据症状适当增减滴耳次数。对小儿滴数酌减。

注意事项：①本品一般适用于中耳炎局限在中耳黏膜部位的局部治疗。若炎症已漫及鼓室周围时，除局部治疗外，应同时服用口服制剂。②使用本品时若药温过低，可能会引起眩晕。因此，使用温度应接近体温。③出现过敏症状时应立即停药。④使用本品的疗程以4周为限。若继续给药时，应慎用。

（冯春　曹现宝）

# 外耳道疖

外耳道疖（furuncle of external autlitory canal）又称局限性外耳道炎，是发生在外耳道软骨部皮肤的局限性化脓性炎症，多为单发。系因外耳道软骨部皮肤毛囊或皮脂腺被葡萄球菌等细菌感染所致，一般挖耳损伤外耳道皮肤、游泳、外耳道湿疹、糖尿病等易诱发该病。主要表现为耳痛，疼痛剧烈时可放射至同侧颞部，张口、吞咽时可加重。

## 一、诊断要点

（1）病史。

（2）耳镜检查可发现外耳道软骨部皮肤局限性充血、红肿，触痛明显，疖肿成熟时尖端表面有黄白色脓点，可伴有耳前、耳后或耳下淋巴结肿大。

## 二、鉴别诊断

（1）急性中耳炎　按压耳屏或牵拉耳郭时疼痛一般无明显加重。

（2）急性腮腺炎　腮腺区压痛，外耳道检查一般无异常。

（3）急性弥漫性外耳道炎　外耳道弥漫性充血，外耳道疖一般较局限。

## 三、治疗原则

（1）局部治疗　疖肿不成熟时可用10%鱼石脂甘油置于疖肿处，疖肿成熟后应顺外耳道长轴切开引流，脓腔放置引流条，每日换药。

（2）全身治疗　疼痛剧烈时可给予镇痛对症治疗，并口服或静脉使用抗生素，应根据脓液培养结果选用抗生素。

## 四、一般治疗

（1）纠正挖耳习惯，若有原发疾病，如糖尿病等，需积极治疗原发疾病。

（2）物理疗法适用于早期，可给予局部热敷、红外线照射等对症处理。

（3）伴有瘙痒者可给予4%硼酸酒精或1%水杨酸酒精擦耳。

## 五、药物处方

处方一

4%硼酸酒精滴耳液，适量，涂擦外耳道，每日数次。

注意事项：①对本品过敏、皮肤破溃者禁用；②避免接触眼睛及其他黏膜；③儿童慎用；④使用本品时可能有轻微疼痛，疼痛剧烈时应停药。

处方二

水杨酸醇滴耳液，适量，涂擦外耳道，每日数次。

注意事项：①对本品过敏、皮肤破溃者禁用；②使用本品时可能有轻微疼痛，疼痛剧烈时应停药，医师指导下用药；③儿童慎用；④避免接触眼睛及黏膜。

（陈显权　曹现宝）

# 外耳道乳头状瘤

外耳道乳头状瘤（papillnoma of external auditory canal）是发生于外耳道软

骨部皮肤的最常见的良性肿瘤。好发于 20～25 岁男性，一般认为本病与乳头瘤病毒感染有关，当外耳道皮肤受炎症、外伤刺激后，局部皮肤抵抗力降低，病毒感染而致病。肿瘤较小时无症状，随病情进展肿瘤逐渐长大可出现挖耳时外耳道出血，挖出"肉块"样物，若肿瘤完全堵塞外耳道可出现耳闷胀感、耳鸣、瘙痒，甚至出现听力下降，纯音听阈检查一般为传导性耳聋，合并感染时则出现耳痛、外耳道流脓等症状。

**一、诊断要点**

（1）病史　可有挖耳出血，甚至挖出"肉块"样物病史，既往合并感染可有外耳道流脓史。

（2）临床表现　可有耳闷胀感、耳鸣、耳内瘙痒，甚至听力下降等不适，合并感染时可出现耳痛。

（3）体格检查　耳内镜检查可发现外耳道内新生物，新生物表面呈"桑椹样"改变，质地一般较硬，带蒂，触碰可出血，合并感染时可见外耳道充血、肿胀。

（4）影像学检查　外耳道内软组织影填充。

（5）活检病理学检查可确诊。

**二、鉴别诊断**

该病诊断一般不难，主要依靠病理学检查确诊，有耳痛、易出血患者，应警惕外耳道乳头状瘤癌变及原发于外耳道恶性肿瘤可能，应及时活检确诊。

**三、治疗原则**

（1）彻底切除肿瘤。

（2）合并感染时应在控制感染后手术。

**四、一般治疗**

（1）保持外耳道干燥，避免进水导致感染，避免挖耳。

（2）瘤体较小时可用硝酸银、激光、电灼等烧灼，若切除不彻底，易复发。

（3）术后恢复期需继续保持外耳道干燥，局部可用左氧氟沙星滴耳液、氧氟沙星滴耳液消炎治疗。

**五、药物处方**

处方一

左氧氟沙星滴耳液，3～4 滴，每日 2 次，耳浴，每次约 10 分钟。

注意事项：①对本品及氟喹诺酮类药过敏的患者禁用。②只用于滴耳。③本品一般适用于中耳炎局限在中耳黏膜部位的局部治疗。若炎症已漫及鼓室周围时，除局部治疗外，应同时服用口服制剂。④使用本品时若药温过低，可能会引起眩晕。因此，使用温度应接近体温。⑤出现过敏症状时应立即停药。⑥使用本品的疗程以 4 周为限。若继续给药时，应慎用。

### 处方二

10%硝酸银溶液，适量，局部烧灼。

注意事项：①硝酸银有一定毒性，进入体内会对胃肠产生严重腐蚀，成年人致死量约 10 克。②误服硝酸银可引起剧烈腹痛、呕吐、血便，甚至发生胃肠道穿孔。③可造成皮肤和眼灼伤。④长期接触该品的工人会出现全身性银质沉着症。表现包括全身皮肤广泛的色素沉着，呈灰蓝黑色或浅石板色；眼部银质沉着造成眼损害；呼吸道银质沉着造成慢性支气管炎等。

（陈显权　曹现宝）

# 外耳道异物

外耳道异物（foreign body of extering ear）是指异物侵入外耳道。小儿多误将异物（比如豆类、小玩具）塞入外耳道，故以儿童多见。成人挖耳时将棉签断入外耳道内，也可因外伤或蚊虫等异物侵入，耳部手术后若不留意，也可发生医源性外耳道异物。一般异物形成，根据种类可大概分为三类：动物性（如昆虫等）、植物性（如豆类）、非生物性。异物位置越深，症状越明显，小的异物可以无症状，较大异物靠近鼓膜时可出现耳鸣、眩晕等不适。异物刺伤外耳道皮肤、动物在外耳道内爬行、植物类异物遇水膨胀，均可导致剧烈耳痛、耳鸣，合并感染时可出现外耳道流脓、听力下降、反射性咳嗽等不适。

### 一、诊断要点

（1）有异物侵入病史。

（2）异物较大、外耳道皮肤损伤及合并感染时可有耳痛、听力下降、耳鸣、眩晕等临床表现。

（3）耳内镜检查可以直接发现异物。

### 二、鉴别诊断

外耳道异物诊断并不困难，耳内镜检查即可发现异物及外耳道、鼓膜情况。

### 三、治疗原则

（1）操作时动作应轻柔，避免损伤外耳道皮肤致出血，更应避免损伤鼓膜导致鼓膜穿孔。

（2）圆形异物宜使用异物钩；昆虫类异物宜先在外耳道内滴入 1% 丁卡因溶

液，待昆虫麻醉瘫痪后再行取出；小的异物可用膝状镊取出。

（3）遇小儿不配合情况可考虑全麻。

（4）合并感染时需控制感染后方可取出异物。

（5）合并鼓膜穿孔且异物较大者需行鼓膜修补术。

### 四、一般治疗

（1）异物取出后发现外耳道皮肤损伤或取出时不慎损伤外耳道皮肤，需嘱患者保持外耳道干燥，局部涂抹抗生素软膏，如红霉素软膏等。

（2）异物取出后若外耳道有活动性出血，可用碘仿纱条填塞止血。

（3）术后疼痛剧烈可给予镇痛对症治疗。

### 五、药物处方

**处方一**

1‰丁卡因溶液，适量，以淹没活动性昆虫类异物为标准。

注意事项：①高过敏体质患者禁用；②腔道破裂、血管外露者禁用；③本品不适用于需做细菌培养的患者；④本品禁忌与普鲁卡因、肥皂、碘化钾、硼砂、碳酸、碳酸氢盐、碳酸盐、氧化物、枸橼酸盐、磷酸盐和硫酸盐配伍。

**处方二**

红霉素软膏，适量，涂于患处。

注意事项：①避免接触眼睛和其他黏膜（如口、鼻等）；②用药部位如有烧灼感、瘙痒、红肿等情况应停药，并将局部药物洗净，必要时向医师咨询；③孕妇及哺乳期妇女应在医师指导下使用；④对本品过敏者禁用，过敏体质者慎用；⑤本品性状发生改变时禁止使用；⑥请将本品放在儿童不能接触的地方；⑦儿童必须在成人监护下使用；⑧如正在使用其他药品，使用本品前请咨询医师或药师。

（陈显权　曹现宝）

# 外耳血肿

外耳血肿，又叫耳郭血肿（auricular hematoma），主要因外伤所致。耳郭位置突出，容易遭受外伤，当暴力使耳部血管破裂，血液淤积于耳郭软骨与软骨膜之间，或当耳郭挫伤后血清渗出于耳郭软骨与软骨膜之间，即形成耳郭血肿，因耳郭血供较差，故不易自行吸收。主要表现为耳郭伤处圆形隆起，局部皮肤可呈紫色或淡红色，按压质地软，有波动感，可伴有局部疼痛，尤其当耳郭血肿未及时治疗，合并感染导致耳郭化脓性软骨膜炎时，疼痛剧烈。

### 一、诊断要点

（1）一般有耳郭外伤或耳郭挤压病史。

（2）体格检查。局部圆形或类圆形隆起，按压质地软，界限清楚，有压痛。

（3）局部穿刺抽出鲜红色或淡红色液体即可确诊。

### 二、鉴别诊断

应与外耳水肿相鉴别。外耳水肿多由炎症引起，临床表现为耳部肿胀、疼痛、压痛，有时也会头痛。外耳血肿多因外伤所致，表现为局部疼痛。

### 三、治疗原则

（1）损伤 24 小时内可局部冷敷，防止继续渗血。

（2）粗针穿刺抽吸血液后表面覆盖碘仿纱条或凡士林纱条局部加压包扎，48 小时后换药，酌情决定是否继续加压包扎。

（3）若血肿抽吸后仍反复形成血肿，应行手术切开，清理积血，彻底止血后局部加压包扎。

（4）合并感染时应局部切开，用 3% 双氧水、0.9% 氯化钠溶液清洗换药，并使用抗生素，一般选用青霉素类、第一代头孢菌素或第二代头孢菌素。

### 四、一般治疗

（1）保持局部干燥，避免挤压。

（2）可给予局部理疗等促进血肿消退。

### 五、药物处方

处方一

3% 双氧水溶液，适量，局部清洗，视感染情况可每日 1～3 次。

注意事项：①过敏体质者慎用；②本品遇光易分解变质。

处方二

头孢唑林注射剂，静脉缓慢推注、静脉滴注或肌内注射，成人常用剂量每次 0.5～1g，每日 2～4 次，严重感染可增加至每日 6g，分 2～4 次静脉给予。儿童常用剂量为每日 50～100mg/kg，分 2～3 次静脉缓慢推注、静脉滴注或肌内注射。

注意事项：①对头孢菌素过敏者及有青霉素过敏性休克或即刻反应史者禁用本品；②对青霉素过敏或过敏体质者慎用；③约 1% 的用药患者可直接和间接出现 Coombs 试验阳性及尿糖假阳性反应（硫酸铜法）；④本品乳汁中含量低，但哺乳期妇女用药时仍宜暂停哺乳；⑤老年人应按肾功能适当减量或延长给药间期；⑥早产儿及1个月以下的新生儿不推荐应用本品。

（陈显权　曹现宝）

# 外耳道真菌病

耳真菌病多数局限于外耳，侵入中耳者非常罕见，故常称为外耳道真菌病或真菌性外耳道炎。致病真菌种类甚多，以曲霉菌、青霉菌及念珠菌等较为常见。游泳、淋浴导致外耳道进水，耳内长时间滴入抗生素以及外耳损伤导致的皮肤破损等均为重要的诱发因素。

## 一、诊断要点

（1）耳内发痒及耳闷胀感为主，有少量水样分泌物。

（2）可出现听力下降及耳鸣。

（3）外耳道可见白色、灰色或者黑色的菌苔，其上附着白色或黑色菌丝体，周边可有脓性分泌物。

（4）伴有细菌感染的患者可出现疼痛感，外耳道充血肿胀。

## 二、治疗原则

保持外耳道清洁干燥，以局部使用抗真菌药物为主，严重时可口服或静脉使用抗真菌药物。

## 三、一般治疗

彻底清理外耳道内菌苔及分泌物，保持外耳道清洁干燥，勿使用不洁之物挖耳，耳内勿进水，耳内勿使用抗生素和激素类药物。

## 四、药物处方

**处方一**

硼酸酒精滴耳液或水杨酸酒精滴耳液，滴患耳，每日3次，每次2~4滴。

注意事项：①两种滴耳液均有消毒、杀菌和干耳作用，常用于外耳道潮湿或有脓性分泌物的患者，但具有短时间的刺痛感，应向患者说明；②如患者脓液较多时，应先用硼酸洗液清洗外耳道，再滴入硼酸酒精或水杨酸滴耳液。

**处方二**

硝酸咪康唑乳膏（达克宁霜）或酮康唑乳膏（金达克宁），适量涂患耳，每日2次。

注意事项：①常用于比较干燥的外耳道真菌病患者；②避免接触眼睛和其他

黏膜组织（如口、鼻等）；③治疗时，避免密闭包扎（如用棉球涂上药物留置外耳道），密闭环境有利于真菌生长。

（纪育斌　王伟）

# 外耳道湿疹

湿疹是由多种内外因素引起的变态反应性多形性皮炎。发生在外耳道内称外耳道湿疹；若不仅发生在外耳道还包括耳郭和耳周皮肤则为外耳湿疹。湿疹的病因和发病机制尚不清楚，多认为与变态反应有关，还可能和精神因素、神经功能障碍、内分泌功能失调、代谢障碍、消化不良等因素有关。引起变态反应的因素可为食物（如牛奶、鱼虾、海鲜等）、吸入物（如花粉、动物的皮毛、油漆、化学气体等）、接触物（如漆树、药物、化妆品、织物、肥皂、助听器外壳的化学物质等）及其他内在因素等。潮湿和高温常是诱因。湿疹主要表现为患处瘙痒、皮疹，局部弥漫性潮红、斑丘疹、水疱、糜烂、渗液、结痂、皮屑等，易反复发作，一般消退后不留痕迹。

## 一、诊断要点

（1）急性湿疹　患处奇痒，多伴烧灼感，挖耳后流出黄色水样分泌物，凝固后形成黄痂。有时分泌物流到哪儿就引起哪儿的病变。

（2）亚急性湿疹　多由急性湿疹未经治疗、治疗不当或久治不愈迁延所致。局部仍瘙痒，渗液比急性湿疹少，但有结痂和脱屑。

（3）慢性湿疹　急性和亚急性湿疹反复发作或久治不愈，就成为慢性湿疹，主要表现为外耳道内剧痒，皮肤增厚，有脱屑。外耳道湿疹可能反复发作。

## 二、鉴别诊断

（1）传染性湿疹　有化脓性中耳炎并有脓液流出，或有头颈和面部皮炎。

（2）非传染性湿疹　有某种物质接触史，发病的部位一般在该物质接触的部位；病变的轻重和机体变态反应的强度以及刺激物质的性质、浓度、接触的时间有关。

## 三、治疗原则

（1）病因治疗　尽可能找出病因，去除过敏原。病因不明者，停食辛辣、刺激性或有较强变应原性食物。

（2）全身治疗　口服抗过敏药物，如继发感染，局部和全身加用抗生素。

## 四、一般治疗

（1）告诉患者不要抓挠外耳道，不要随便用水清洗。

（2）如怀疑局部用药引起应停用这些药物。

（3）如由中耳脓液刺激引起者应用有效药物治疗中耳炎，同时要兼顾外耳道炎的治疗。

（4）避免接触变应原性物质，及时治疗中耳炎及头部的湿疹，改掉挖耳等不良习惯。

**五、药物处方**

处方一

氧化锌糊剂或硼酸氧化锌糊剂，局部外用，取适量涂于患处，每日 4 次。

注意事项：①如不慎入眼应及时清洗眼部；②涂药后若发生皮疹或接触性黏膜炎，立即停药。

处方二

抗过敏药物，如苯海拉明、氯雷他定、地氯雷他定、西替利嗪、特非那定、非索非那定等，适量，局部外用，涂于患处。

注意事项：①新生儿和早产儿对组胺 H1 受体拮抗药抗胆碱作用的敏感性较高，不宜使用；②抗组胺药可抑制变应原性物质的皮试反应，因此在皮试前若干天应停止使用一切抗组胺药物，以免影响皮试结果；③抗过敏药都有副作用，不宜长期、大剂量服用某一种抗过敏药，否则不仅容易引起药物失效，严重者还会出现种种不良反应，甚至毒副作用。

处方三

阿奇霉素。成人，0.5g，加入 0.9% 氯化钠注射液或 5% 葡萄糖注射液 250mL 中，静脉滴注，每日 1 次，连用 2 天后改为口服，每日 0.5g，疗程 7～10 天。小儿，15～25kg，每日 0.2g，顿服，2～5 天后剂量减半；26～35kg，每日 0.3g，顿服，2～5 天后剂量减半；36～45kg，每日 0.4g，顿服，2～5 天后剂量减半，小儿疗程均为 5～7 天。

注意事项：①阿奇霉素、红霉素或其他大环内酯类药物过敏者禁用；②肝功能不全者慎用；③用药期间如发生过敏反应（如血管神经性水肿、Stevens-Johnson 综合征）应立即停药并采取相应措施。

（冯春　曹现宝）

# 突发性聋

突发性聋指的是突然发生的，可在数分钟、数小时或 3 天以内，原因不明的感音神经性听力损失，至少在相连的 2 个频率听力下降 20dB 以上。其发病原因目前尚未明确，多数学者认为内耳供血障碍是主要的病因，其次还包括病毒感染学说、自身免疫学说等。患者以突然发生的听力下降为主要特征，可伴有耳鸣、眩晕等症状。

**一、诊断要点**

（1）突然发生的，可在数分钟、数小时或 3 天以内。

（2）非波动性感音神经性听力损失，可为轻、中或重度，甚至全聋，至少在相连的 2 个频率听力下降 20dB 以上。

（3）多为单侧，偶有双侧同时或先后发生。

（4）可伴有耳鸣、耳堵塞感。

（5）可伴有眩晕、恶心、呕吐，但不反复发作。

（6）除第Ⅷ对脑神经外，无其他脑神经受损症状。

**二、鉴别诊断**

本病只有在排除了其他疾病引起的突发性聋后诊断方可成立。

（1）听神经瘤　发生率 10%～26% 不等，可能由于瘤体出血、周围组织水肿压迫听神经或肿瘤压迫供血血管导致耳蜗急性缺血引起突发性聋，颅脑 MRI 可帮助诊断。

（2）梅尼埃病　耳聋一般为低频听力下降，同时伴有眩晕、耳鸣、耳内闷胀感等不适。

**三、治疗原则**

早期综合治疗，积极寻找病因。

**四、一般治疗**

注意休息，适当镇静，积极治疗相关疾病，如高血压、糖尿病等。

**五、药物处方**

处方一

0.9% 氯化钠注射液 250mL ＋银杏叶提取物注射液 87.5mg，静脉滴注，每日 1 次，连用 10 天。

注意事项：①用于改善内耳微循环，清除自由基；②银杏叶提取物注射液不影响糖分代谢，适用于糖尿病患者；③银杏叶提取物注射液一次用量一般不要超过 5 支（87.5mg）；④不能与其他药物混合使用。

处方二

地塞米松磷酸钠注射液，入壶，连续 10 天，每日 1 次。前 3 天每次 10mg；中间 4 天每次 5mg；后 3 天每次 2.5mg。

注意事项：①糖皮质激素可以有效减轻细胞水肿，增加细胞膜的稳定性，减轻炎症反应；②患者伴有急性细菌性或病毒性感染使用时，必须给予适当的抗感染治疗；③糖尿病、骨质疏松症、肝硬化、肾功能不全、甲状腺功能低下等患者应权衡利弊，谨慎使用；④胃与十二指肠溃疡、青光眼、电解质代谢异常、血栓症患者不宜使用。

**处方三**

前列地尔注射液，每次 10μg，入壶 100mL 0.9％氯化钠注射液中，每日 1 次，连用 10 天。

注意事项：①该药物可促进血管扩张、抑制血小板聚集；②心力衰竭、心功能不全、青光眼、高眼压、胃溃疡、间质性肺炎患者慎用；③注射部位偶见血管疼痛、血管炎、发红、发硬、瘙痒等常见不良反应；④建议最好采用入壶或静脉注射用药方式；⑤妊娠或可能妊娠的妇女禁止使用。

**处方四**

灭菌注射用水 2mL＋注射用腺苷钴胺 1.5mg，肌内注射，每日 1 次，连用 10 天。

注意事项：①可使用神经营养类药物；②本品遇光易分解，溶解后要尽快使用；③治疗后期可能出现缺铁性贫血，适当补充铁剂。

（纪育斌　王伟）

# 贝尔面瘫

贝尔面瘫（Bell palsy）是一种原因不明的急性周围性面瘫，又称为特发性面瘫。寒冷、凉风刺激以及精神创伤可诱发本病。其病因学说包括血管痉挛局部缺血学说、病毒感染性免疫反应学说两大类。本病预后良好，部分患者可自行缓解，面神经功能可完全恢复正常，少数不能完全恢复的患者遗留连带运动、"鳄鱼泪"、面肌抽搐等后遗症。

**一、诊断要点**

（1）发病前可有受凉病史。

（2）突发起病，迅速加重，多为单侧周围性不完全或完全面瘫。

（3）部分患者感到患侧耳内、耳后或耳下疼痛，轻重不等。

（4）少数患者有面部、舌部麻木感，面部触觉异常感等。

（5）乳突或乳突尖可有压痛，鼓膜松弛部可有轻度充血。

（6）诊断上需排除引起周围性面瘫的其他疾病（如中耳炎、外伤、听神经瘤、腮腺疾病）之后，方可确诊。必要时还需行颞骨 CT 或头颅 MRI 检查。

## 二、鉴别诊断

导致面瘫原因很多，需排除听神经瘤、Hunt综合征、腮腺病变、外伤、中耳炎等疾病后方可诊断。

## 三、治疗原则

早期积极的药物治疗，使用的药物与治疗突发性聋药物相似，2周内根据患者具体需求情况及神经电图（ENoG）结果确定是否行手术治疗。

## 四、一般治疗

注意休息，避免感冒或再次受凉，局部理疗，预防面肌萎缩，忌食辛辣刺激性食物。

## 五、药物处方

### 处方一

地塞米松磷酸钠注射液，入壶，连续10天，每日1次。前3天每次10mg；中间4天每次5mg；后3天每次2.5mg。

注意事项：①首选糖皮质激素，用于面神经的消肿、抗炎及抑制免疫反应；②患者伴有急性细菌性或病毒性感染时使用，必须给予适当的抗感染治疗；③糖尿病、骨质疏松症、肝硬化、肾功能不全、甲状腺功能低下等应权衡利弊，谨慎使用；④胃与十二指肠溃疡、青光眼、电解质代谢异常、血栓症患者不宜使用。

### 处方二

0.9%氯化钠注射液250mL＋银杏叶提取物注射液87.5mg，静脉滴注，每日1次，连用10天。

注意事项：①该药物可以改善微循环清除自由基类药物；②银杏叶提取物注射液不影响糖分代谢，适用于糖尿病患者；③银杏叶提取物注射液一次用量一般不要超过5支（87.5mg）；④不能与其他药物混合使用。

### 处方三

前列地尔注射液，入壶100mL 0.9%氯化钠注射液中，每日1次，每次10μg，连用10天。

注意事项：①该药物可促进血管扩张、抑制血小板聚集；②心力衰竭及心功能不全、青光眼及高眼压、胃溃疡、间质性肺炎患者慎用；③注射部位偶见血管疼痛、血管炎、发红、发硬、瘙痒等常见不良反应；④建议最好采用入壶或静脉注射用药方式；⑤妊娠或可能妊娠的妇女禁止使用。

### 处方四

灭菌注射用水2mL＋注射用腺苷钴胺1.5mg，肌内注射，每日1次，连用10天。

注意事项：①可使用神经营养类药物；②本品遇光易分解，溶解后要尽快使用；③治疗后期可能出现缺铁性贫血，适当补充铁剂。

（纪育斌　王伟）

# 耳带状疱疹（Hunt 综合征）

耳带状疱疹，又称 Hunt 综合征、Ramsey Hunt 综合征，1907 年由 Ramsey Hunt 首先描述。该病是由水痘-带状疱疹病毒引起的、以侵犯面神经为主的疾病，以周围性面瘫为主要临床特征。本病以青年和老年患者居多，受凉、疲劳、机体抵抗力低下为重要诱因。注意与贝尔面瘫相鉴别。本病预后较差。

## 一、诊断要点

（1）发病初期有全身不适、低热、头痛等前驱症状，继而出现耳内和（或）耳周剧烈疼痛感，耳甲腔和（或）外耳道出现疱疹。

（2）疱疹出现前后即可出现周围性面瘫，多为单侧，初始为不完全性面瘫，数日后可迅速发展为完全性面瘫。

（3）患者常伴有耳鸣、眩晕及感音神经性耳聋。

## 二、鉴别诊断

应与贝尔面瘫相鉴别：贝尔面瘫局部无疱疹，耳痛不剧烈，无发热等全身不适症状，不伴前庭、耳蜗症状，实验室检查一般为单纯疱疹病毒感染。

## 三、治疗原则

同"贝尔面瘫"。

## 四、一般治疗

同"贝尔面瘫"。

## 五、药物处方

处方一～四

与"贝尔面瘫"相同。

处方五

阿昔洛韦注射液 400mg＋5％葡萄糖注射液 250mL，静脉滴注，每日 1 次。

注意事项：①急性或慢性肾功能不全者以及严重的肝功能不全者不宜使用；②静脉滴注 2 小时后，应嘱患者多饮水，防止药物沉积于肾小管内；③静脉滴注速度宜缓慢，建议在 1.5 小时以上。

（纪育斌　王伟）

# 梅尼埃病

梅尼埃病是一种原因不明,以膜迷路积水为主要病理特征的内耳疾病。临床表现为反复发作性眩晕,波动性感音神经性耳聋和耳鸣,耳内胀满感。本病应与良性阵发性位置性眩晕、前庭神经元炎、突发性聋、后循环缺血、听神经瘤、迷路瘘管等疾病相鉴别。

**一、诊断要点**

(1) 反复发作性眩晕至少 2 次以上。

(2) 波动性感音神经性耳聋和耳鸣。

(3) 耳内胀满感。

(4) 纯音测听早期为低频下降型感音神经性听力损失,听力曲线呈上升型,随着病情反复发作,高频听力也逐渐损失,听力曲线可呈平坦型或下降型,下降型听力曲线较为少见。

(5) 声导抗检测多为正常鼓室导抗图(226Hz 探测声)。

(6) 阈上功能测试有重振现象。

(7) 甘油试验可为阳性。

(8) 排除其他疾病引起的眩晕。

**二、鉴别诊断**

应与中枢性疾病(多发性硬化、动脉瘤、小脑或脑干肿瘤、听神经瘤、一过性发作性脑缺血、脑血管意外、颈源性眩晕、Amolk-Chiat 畸形、脑血管供血不足等)、外周性疾病(迷路炎、前庭神经炎、前庭药物中毒、突发性聋、Hunt 综合征、良性阵发性位置性眩晕、耳硬化症、自身免疫性内耳病、外淋巴瘘等)、代谢性疾病(Cogan 综合征、血液病、糖尿病、甲状腺功能亢进或低下、自身免疫性疾病等)、心脏病、原发性高血压等疾病相鉴别。

**三、治疗原则**

调节自主神经功能,减轻膜迷路积水,改善内耳微循环,保护患者听力及对症治疗。

**四、一般治疗**

低盐饮食,发作期应静卧休息,避免运动,要求患者平时加强锻炼,劳逸结合,禁烟、酒及浓茶。

**五、药物处方**

处方一

0.9%氯化钠注射液 250mL+银杏叶提取物注射液 87.5mg,静脉滴注,每日 1 次。

注意事项：①使用改善微循环清除自由基类药物，适用于发作期和发作间歇期；②银杏叶提取物注射液不影响糖分代谢，适用于糖尿病患者；③银杏叶提取物注射液一次用量一般不要超过 5 支（87.5mg）；④不能与其他药物混合使用。

### 处方二

地西泮片，口服，每日 3 次，每次 2.5mg，或地西泮注射液，必要时肌内注射 10mg。

注意事项：①地西泮、镇静药物，适用于发作期；②该类药物可以产生依赖性和成瘾性，应避免长期使用；③酒后患者应慎用，可加重中枢神经系统的抑制作用；④孕妇禁用。

### 处方三

氢氯噻嗪（双氢克尿噻）片，口服，每日 3 次，每次 25mg。

注意事项：①适用于内耳膜迷路脱水治疗；②该药易导致水、电解质紊乱，较易发生低钾血症和低钠血症，所以使用时应适当补钾补钠；③该药可使糖耐量降低，导致高血糖症；干扰肾小管尿酸排泄，导致高尿酸血症，易诱发痛风；④与磺胺类抗生素有交叉过敏反应，使用时应注意；⑤长期使用时，要定期检测电解质、血糖、血尿酸、肾功能和血压；⑥孕妇及哺乳期妇女慎用。

### 处方四

甲磺酸倍他司汀片，饭后口服，每日 3 次，每次 6mg。

注意事项：①该药物为血管扩张剂，可以增加内耳血供；②有消化性溃疡史、活动性消化性溃疡、支气管哮喘、肾上腺髓质瘤患者应慎用；③孕妇及可能妊娠的妇女应慎用；④老年人应减量使用。

### 处方五

盐酸氟桂利嗪片，口服，每日睡前 5mg。

注意事项：①该药物禁用于有抑郁症、帕金森病及其他锥体外系疾病症状的患者；②如患者用药过程中出现乏力现象，应停止治疗；③该药物可能引起困倦，从事危险作业工作者应慎用；④老年人、孕妇及哺乳期妇女应慎用。

（纪育斌　王伟）

# 颞骨骨折

颞骨骨折（fracture of temporal bone）是头部外伤的一部分，在颅底骨折中岩部骨折多见。主要因头部外伤所致，常见车祸、坠落及各种头部撞击力作用于颈枕部时引起颅底骨折，同时伴有颅脑外伤及不同程度的身体其他部位的损伤。

在耳科范围内颞骨骨折可波及中耳、内耳及面神经，视骨折线与岩部的关系而定。颞骨骨折分为三种类型，即纵行、横行和混合型骨折。纵行骨折骨折线常起自颞骨鳞部，通过外耳道后上壁、中耳顶部，沿颈动脉管，至颅中窝底的棘孔或破裂孔附近。横行骨折其骨折线常起自颅后窝的枕骨大孔，横过岩锥到颅中窝。有的经过舌下神经孔及岩部的管孔（如颈静脉孔），个别可经过内耳道和迷路到破裂孔或棘孔附近。不同类型的骨折临床症状也不相同，所以这种分型有重要的临床意义。

### 一、诊断要点

（1）有外伤史。

（2）全身症状　颞骨骨折是颅底骨折的一部分，常首诊于神经内科或外科。此时全身症状明显，如外伤后头痛、昏迷、休克等。如因听力下降、耳闷来就诊，应注意患者有无全身症状，应以抢救生命为主，因为有些患者的昏迷等症状在外伤数小时后才出现。

（3）出血　颞骨纵行骨折波及中耳、外耳道可出现鼓膜破裂，血自外耳道溢出或自咽鼓管经鼻、咽溢出，据报道纵行骨折占颞骨骨折的 70%～80%。有 20% 的纵行骨折可两侧同时发生。

（4）脑脊液漏　三种类型骨折均可引起脑脊液漏，纵形骨折时可伴硬脑膜撕裂伤，脑脊液可经鼓室、鼓膜损伤处流出，形成耳漏、鼻漏。横行骨折时，脑桥侧和颅后窝蛛网膜下腔的脑脊液经骨折缝流入鼓室亦可形成耳漏、鼻漏。

（5）听力下降及耳鸣　纵行骨折主要伤及中耳，故出现传导性听力损失和低频耳鸣。横行骨折易伤及内耳，故多为感音性听力损伤，耳鸣多为高频性。如同时伤及中耳和内耳可出现混合性耳聋。

（6）眩晕　横行骨折伤及迷路前庭，故常发生眩晕，自发性眼震症状持续时间视病情轻重而定。

（7）面瘫　纵行骨折时面瘫的发生率为 20%，多为水肿、血肿压迫面神经所致，预后好；横行骨折中面瘫的发生率为 50%，多损伤面神经颅内段至内听道段，预后差，较难恢复。

（8）影像学检查　横行或纵行骨折要通过影像学检查获取信息，高分辨率 CT 扫描可反映出骨折线的走行轴向及颅内积血、积气等症状。

### 二、鉴别诊断

注意与颞骨纵行、横行骨折的相互鉴别。

### 三、治疗原则

（1）预防控制感染，一般禁止外耳道内填塞。首先治疗全身症状，再处理耳科情况，严重出血者请脑外科会诊共同抢救患者。有脑脊液漏者，严格按颅脑外伤处理。

（2）若听力下降为传导性耳聋，病情平稳后可手术探查。

（3）面瘫后 2～6 周保守治疗无效者，可行面神经减压、修复术，病情平稳情况下一般建议尽早手术。

### 四、一般治疗

（1）外伤后早期主要以保持呼吸道通畅、维持循环系统功能等挽救生命为主。

（2）中期主要以控制感染、防止并发症为主。

（3）后期主要以恢复面神经功能、听力功能等为主。

### 五、药物处方

**处方一**

青霉素钠，成人每日 200 万～2000 万单位加入 5％葡萄糖注射液 250mL 中，分 2～4 次静脉滴注给药；儿童 5 万～20 万单位/(kg·d)，分 2～4 次给药；疗程均为 5～7 天。

注意事项：①青霉素类药物过敏者及皮试阳性者禁用；②主要不良反应为过敏，包括荨麻疹等各类皮疹、白细胞减少、间质性肾炎，偶见过敏性休克。

**处方二**

头孢唑林钠，成人 1 次 0.5～1.0g，加入 0.9％氯化钠注射液 100mL 中，每日 2～4 次，严重感染者可增加至每日 6g，分 2～4 次静脉滴注。儿童 50～100mg/(kg·d)，分 2～3 次静脉滴注，疗程 5～7 天。

注意事项：①对头孢菌素类过敏者及有青霉素过敏性休克者或即刻反应史者禁用；②肾功能不全者慎用，且必需减量。

**处方三**

头孢曲松钠，成人每日 2～4g。儿童每日 50～100mg/kg，分 1～2 次静脉滴注，疗程 7 天。

注意事项：①对头孢菌素类抗生素过敏者或有青霉素过敏性休克或即刻反应史者禁用本品；②孕妇、哺乳期妇女及儿童慎用本品，有黄疸的新生儿或严重黄疸倾向的新生儿尽量避免使用本品；③注意二重感染的发生；④应用本品期间严禁饮酒或服用含酒精药物，以免出现双硫仑样反应，可能引发身体不适或出现中毒症状。

**处方四**

泼尼松每天 1mg/kg（最大剂量建议为 60mg），晨起顿服，连用 3 天，如有效可再用 2 天后停药，不必逐渐减量，如无效可以直接停药。激素也可静脉注射给药，按照泼尼松剂量类比推算，甲泼尼龙 40mg 或地塞米松 10mg，疗程同口服激素。

注意事项：①对于有高血压、糖尿病等病史的患者，在征得其同意，密切监控血压、血糖变化的情况下，可以考虑全身酌情使用糖皮质激素或者局部给药；②伴有严重感染，有活动性结核病及活动性病毒性肝炎等疾病时，应慎重使用；③使用激素后可出现血胆固醇升高、血脂肪酸升高。淋巴细胞、单核细胞、嗜酸性粒细胞及嗜碱性粒细胞降低，白细胞增多，血小板增加或下降。

（冯春　曹现宝）

# 外伤性鼓膜穿孔

外伤性鼓膜穿孔是由于直接或间接外伤导致正常鼓膜损伤出现的穿孔。鼓膜穿孔多呈不规则裂孔形，如发生感染化脓，则变为圆形。诊断上结合病史和专科检查并不困难，有时需要与中耳炎导致的鼓膜穿孔相鉴别。间接外伤导致的鼓膜穿孔常会伴有内耳损伤，可以出现感音神经性耳聋、耳鸣或眩晕，因此除治疗中耳疾病和鼓膜穿孔外，需要认真治疗内耳损伤导致的疾病。小的穿孔如无继发感染一般都能自行愈合；如不愈合，后期（半年后）可行鼓膜修补术。

## 一、诊断要点

（1）患者有明确耳部的外伤史。

（2）可出现耳痛、耳聋、耳鸣，偶有短暂眩晕。

（3）外耳道可有少量鲜血，如有颅底骨折，则出血较多，不易凝固。

（4）鼓膜上有血痂或瘀斑，鼓膜穿孔多呈不规则裂孔形。

## 二、鉴别诊断

该病通过临床表现及耳镜检查即可作出诊断，诊断后应注意有无听骨链损伤、面瘫、脑脊液漏等合并症。

## 三、治疗原则

保持外耳道的清洁干燥，防止感染化脓，积极治疗内耳损伤。

## 四、一般治疗

采用干燥疗法，以酒精清洁外耳道，清除外耳道耵聍和异物，禁止冲洗外耳道或耳道内滴药；嘱患者切勿用力擤鼻涕，避免耳内进水，避免上呼吸道感染，保持鼻腔通畅。必要时行鼓膜修补术。

## 五、药物处方

处方一

头孢呋辛酯片，口服，每日 2 次，每次 0.25～0.5g。

注意事项：①适用于预防和治疗中耳感染；②对于有头孢菌素类、青霉素类抗生素过敏的患者，可以使用大环内酯类抗生素或氟喹诺酮类抗生素替代。

**处方二**

桉柠蒎肠溶软胶囊，口服，每日 3 次，每次 1 粒。

注意事项：①该药物用于稀化中耳积液，改善咽鼓管对中耳积液的清除功能；②桉柠蒎肠溶软胶囊应贯穿整个治疗过程，应在饭前半小时，用凉开水服用。

（纪育斌　王伟）

# 良性阵发性位置性眩晕

良性阵发性位置性眩晕（benign paroxysmal positional vertigo，BPPV）是指头部迅速运动至某一特定头位时，出现短暂性阵发性发作的眩晕。病因不明，分为两类：①原发性，即耳石症；②继发性，主要继发于梅尼埃病、头外伤、病毒性迷路炎、迷路震荡、内听动脉缺血等疾病，导致椭圆囊斑上耳石（碳酸钙）脱落，沉积于半规管壶腹嵴顶，头位改变时由于耳石的重力因素，导致眩晕。BPPV 表现为突然发病，出现旋转性或摇晃性眩晕，一般持续时间在 30 秒内，改变头位后眩晕减轻或消失，同时出现位置性眼震，伴恶心、呕吐，较梅尼埃病无耳鸣、耳聋及不稳定感，且发病率高一倍。

## 一、诊断要点

（1）临床表现　与特定体位有关，持续时间短，病程可达数小时、数天，少数达数月、数年，可周期性加重或缓解，间歇期长短不一。

（2）听力学检查及变温实验　正常，无耳鸣、耳聋。

（3）外半规管位置检查　检查时可发现与转动方向相同的水平眼震，眼震潜伏期为 3～10 秒，持续约 30 秒，且眩晕加重。反复实验，反应有疲劳。

（4）神经系统检查、影像学检查　无异常。

## 二、鉴别诊断

需与中枢性眩晕、梅尼埃病、前庭神经炎、椎基底动脉供血不足等所致眩晕相鉴别。

（1）中枢性眩晕　多由颅内占位性病变、脑血管病变、颅内感染、多发性硬化所致，可通过影像学检查、B 超、眼震方向、神经系统检查、听力学检查鉴别。

（2）梅尼埃病　眩晕与头位无相关性，伴有耳鸣、听力下降，同时可伴有耳部闷胀感。

（3）前庭神经性炎　自发性眼震快相向健侧，冷热实验前庭功能明显减退或丧失，无耳蜗功能障碍，无其他神经系统异常。

（4）椎基底动脉供血不足　眩晕可为旋转性，也可呈头重脚轻、头沉重感等多样性，持续时间为 2～15min，经颅彩超可提示供血不足。

### 三、治疗原则

（1）病因治疗　有脑供血不足、血管硬化等使用扩血管药物。

（2）耳石复位　患者仰卧于治疗床上，垂头，患耳左转向下 45°，将头偏向右侧 45°，头及身体继续向右转动直至脸朝下于矢状面呈 45°，保持头及身体为右转位置，坐起，头向前，低头 20°。每 3 小时重复 1 次，直至眩晕消失。

（3）前庭抑制剂　可使用氟桂利嗪、异丙嗪等有一定疗效。

（4）保守治疗　持续 1 年以上仍症状持续，影响生活、工作者，可考虑行手术治疗。有后壶腹神经切断术、半规管阻塞术。

### 四、一般治疗

（1）避免出现导致眩晕的头位或体位。

（2）心理辅导、鼓励。

（3）呕吐剧烈者止吐、补液对症支持治疗。

### 五、药物处方

**处方一**

氟桂利嗪胶囊，5～10mg，口服，每次 1～2 次。

注意事项：①有本药物过敏史，或有抑郁症病史时，禁用此药，急性脑出血性疾病忌用；②肝功能不全者慎用；③驾驶员或机器操作者慎用（可影响机械操作能力，以免发生意外）；④老年患者长期应用治疗更易发生锥体外系反应，应慎用。

**处方二**

盐酸异丙嗪片，口服。成人，每次 25mg，每日 1～2 次；小儿，每次按体重 0.5mg/kg 或按体表面积 15mg/m²，必要时每隔 12 小时 1 次，或每次 12.5～25mg，每日 2 次。

注意事项：①对吩噻嗪类药物高度过敏者对本品也过敏。②妊娠期妇女临产前 1～2 周应停药，以免诱发婴儿的黄疸和锥体外系症状。③下列情况应慎用，如肝功能不全和各类肝脏疾病患者，肾衰竭，急性哮喘，膀胱颈部梗阻，骨髓抑制，心血管疾病，昏迷，闭角型青光眼，高血压，胃溃疡，前列腺增生明显者，幽门或十二指肠梗阻，呼吸系统疾病（尤其是儿童服用本品后痰液黏稠，影响排痰，并可抑制咳嗽反射），癫痫患者（注射给药时可增加抽搐的严重程度），黄疸，Reye 综合征（异丙嗪所致的锥体外系症状易与 Reye 综合征混淆）。④小于三个月的婴儿体内药物代谢酶不足，不宜应用本品。新生儿或早产儿、患急性病或脱水的小儿及患急性感染的儿童，注射异丙嗪后易发生肌张力障碍，还可能引起肾功能不全。⑤老年患者易发生头晕、呆滞、精神错乱、低血压、锥体外系症状，特别是帕金森病、不能静坐和持续性运动障碍，用大量或胃肠道外给药时更易发生。⑥应用异丙嗪时，应特别注意有无肠梗阻，或药物的过量、中毒等问题，因其症状体征可被异丙嗪的镇吐作用所掩盖。⑦驾驶员、机械操作人员和运动员禁用。⑧急性中毒时可致嗜睡、眩晕、口鼻喉发干、腹痛、腹泻、呕吐等。严重中毒者可致惊厥，继而中枢抑制。此时可用地西泮静脉注射，忌用中枢兴奋药。⑨光致敏者不能再用。

（陈显权　曹现宝）

# 鼻　出　血

　　鼻出血常由鼻、鼻窦及其邻近部位局部病变、颅面外伤，以及某些影响鼻腔血管状态和凝血机制的全身性疾病引起，是鼻科常见症状和急症之一。鼻出血可分为动脉血出血、静脉血出血和弥漫性出血。由于鼻出血可因不同的病因引起，除表现为鼻出血外，还伴有病因本身（引起出血的疾病）的临床表现。根据病因和出血程度，应积极地采取不同的治疗措施。

## 一、诊断要点

　　(1) 轻者可仅为涕中带血或回吸血涕，或仅少量血从前鼻孔滴出；重者则可为一侧或双侧鼻腔血流如注，同时经口涌出。

　　(2) 鼻腔内可见活动性出血，出血部位可在鼻腔任意位置，但以利特尔区和吴氏静脉丛（鼻-鼻咽静脉丛）为多见。

　　(3) 当因鼻部及鼻颅底外伤、鼻腔或鼻窦肿瘤导致鼻出血时，需行 CT 和 MRI 检查，明确病变性质、大小、范围及严重程度，为后续诊断和治疗提供参考。

## 二、鉴别诊断

　　应与以下疾病相鉴别。

　　(1) 咯血　为喉、气管、支气管及肺部出血后，血液经口腔咯出，常见于肺结核、支气管扩张、肺癌、肺脓肿及心脏病导致的肺淤血等。可根据患者既往病史、体征及辅助检查鉴别。

　　(2) 呕血　呕血是上消化道出血的主要表现之一，当大量呕血时，血液可从口腔及鼻腔涌出，常常伴有消化道疾病的其他症状，全身查体可有阳性体征，可予以鉴别。

### 三、治疗原则

对鼻出血的处理应采取综合治疗。但首先的治疗措施是止血。在达到止血目的后，再进行对病因的检查和治疗。

### 四、一般治疗

（1）应予以安慰患者，使之镇静，必要时给予镇静剂；一般出血或少量出血者取坐位或半卧位，大量出血疑有休克者，应取平卧低头位。

（2）鼻内镜下检查　可明确出血部位及严重程度。出血量少者，用浸以1%麻黄素生理盐水或0.1%肾上腺素的棉片置入鼻腔暂时止血，以便寻找出血部位。出血较剧烈者，可用吸引器管吸出鼻腔内血液，并寻找出血部位。

（3）烧灼法　适用于反复少量出血且能找到固定出血点者。如化学药物烧灼法、双极电凝法、YAG激光、射频或微波止血法等。

（4）填塞法　用于出血较剧烈、弥漫性出血或出血部位不明者。根据不同病因、出血量和出血部位选择前鼻孔填塞法还是后鼻孔填塞法。

（5）血管结扎法　对前面两种止血方法未能奏效的严重出血者，可采用此法。中鼻甲下缘平面以下出血者可选择结扎上颌动脉或颈外动脉；中鼻甲下缘平面以上出血者，则选择结扎筛前后动脉。

（6）血管栓塞法　对严重后鼻孔出血，可采取数字减影血管造影（DSA）介入治疗，DSA具有诊断和治疗双重功效。

（7）鼻内镜下止血法　近年来，鼻内镜技术已越来越多地应用于鼻腔止血治疗，尤其是复杂疑难的鼻出血的治疗。其能迅速发现出血部位，结合双极电凝、射频或低温等离子止血技术，可有效止血且避免过多地损伤鼻腔黏膜。

### 五、药物处方

处方一

地西泮注射液，静脉注射，每日2～3次，每次10mg，或地西泮片，口服，每日3次，每次5mg。

注意事项：①镇静剂适用于出血量较大，止血不完善，有待进一步治疗的患者；②常见的不良反应有嗜睡、头昏、乏力等，大剂量可出现共济失调、震颤；③孕妇、妊娠期妇女、新生儿禁用；④本品含苯甲醇，禁止用于儿童肌内注射；⑤对苯二氮䓬类药物过敏者，可能对本药过敏；⑥肝肾功能损害者能延长本药清除半衰期；⑦严重的精神抑郁可使病情加重，甚至产生自杀倾向，应采取预防措施。

处方二

注射用巴曲酶，出血时即刻静脉注射，1～3kU。

注意事项：①虽无关于血栓的报道，为安全着想，有血栓病史者禁用；②对本品或同类药品过敏者禁用；③弥散性血管内凝血（DIC）及血液病所致的出血不宜使用本品；④血中缺乏血小板或某些凝血因子（如凝血酶原）时，本品没有代偿作用，宜在补充血小板或缺乏的凝血因子或输注新鲜血液的基础上应用本品；⑤在原发性纤溶亢进（如：内分泌腺、癌症手术等）的情况下，宜与血浆α2-抗纤溶酶的药物联合应用；⑥应注意防止用药过量，否则其止血作用会降低；⑦使用期间还应注意观察患者的出、凝血时间。

**处方三**

5%葡萄糖注射液500mL＋酚磺乙胺注射液0.5g＋氨甲苯酸注射液0.2g，静脉滴注，每日1次。

酚磺乙胺注射液的注意事项：①本品低毒性，可有恶心、头痛、皮疹、暂时性低血压等不良反应，偶有静脉注射后发生过敏性休克的报道；②本品可与维生素K注射液混合使用，但不可与氨基己酸注射液混合使用。

氨甲苯酸注射液的注意事项：①应用本品患者要监护血栓形成并发症的可能性。对于有血栓形成倾向者（如急性心肌梗死）应慎用。②本品一般不单独用于弥散性血管内凝血所致的继发性纤溶性出血，以免进一步血栓形成，影响脏器功能，特别是急性肾功能衰竭，如有必要，应在肝素化的基础上应用本品。③如与其他凝血因子（如凝血因子Ⅸ）等合用，应警惕血栓形成，一般认为在凝血因子使用后8小时再用本品较为妥善。④由于本品可导致继发肾盂和输尿管凝血块阻塞，血友病或肾盂实质病变发生大量血尿时要慎用。⑤慢性肾功能不全时用量酌减，给药后尿液药物浓度常较高。治疗前列腺手术出血时，用量也应减少。

**处方四**

1%呋麻滴鼻液，滴鼻腔，每日3次，每次2～3滴。

注意事项：①小儿宜用浓度为0.5%麻黄碱滴鼻液；②使用鼻腔减充血滴鼻液的时间不宜超过一周，以免形成药物性鼻炎；③冠心病、高血压、甲状腺功能亢进、糖尿病、闭角型青光眼患者及孕妇慎用。

（纪育斌　王伟）

# 鼻　疖

鼻疖是鼻前庭毛囊、皮脂腺或汗腺的局限性化脓性炎症。主要致病菌为金黄色葡萄球菌，多因挖鼻、拔鼻毛使鼻前庭皮肤损伤所致，也可继发于鼻前庭炎。如果处理不当或治疗不及时，可引起上唇及颊部蜂窝织炎；若向深层发展，可导致鼻翼或鼻软骨膜炎；若挤压鼻疖，可导致感染沿面静脉、眼上静脉等逆行至海绵窦，形成海绵窦血栓性静脉炎，严重者可危及生命。

### 一、诊断要点

（1）局部红肿热痛，可伴低热和全身不适。

（2）有时可见鼻前庭内有局限性隆起，周围组织因浸润发硬、发红。

（3）疖肿成熟后顶部出现脓栓，溃破后流出脓液。

### 二、鉴别诊断

应与以下疾病相鉴别。

（1）化脓性汗腺炎 出现硬性结节、潜行性溃疡、交通性瘘管以及发生于腋窝、腹股沟等部位，可做细菌学及血清学检查，必要时可做活检。

（2）蜂窝织炎 患处皮肤局部剧痛，呈弥漫性红肿，边界不清，可有显著的凹陷性水肿，初为硬块，后中央变软、破溃而形成溃疡，约2周结瘢痕而愈。可有恶寒、发热等全身症状，部分患者可发生淋巴结炎、淋巴管炎、坏疽、败血症等。

### 三、治疗原则

严禁挤压鼻疖，疖未成熟时忌行切开，控制感染，预防并发症。

### 四、一般治疗

（1）疖未成熟者 局部热敷或理疗，患处涂抹以10％鱼石脂软膏，促其成熟破溃。

（2）疖已成熟者 可待自然穿破或在无菌条件下用小探针蘸少许15％硝酸银或纯石炭酸腐蚀脓头，促其破溃排脓，亦可用碘酊消毒后以尖刀将脓头挑破，以小吸引器吸出脓液。不宜行鼻疖切开，严禁挤压。

（3）疖破溃者 局部消毒清洁，促进引流，使用抗生素软膏保护伤口不结痂。

### 五、药物处方

处方一

10％鱼石脂软膏，适量，涂患处，每日2次。

注意事项：①该药物为局部使用促进疖成熟的软膏；②不得用于皮肤破溃处；③避免接触眼睛和其他黏膜（如口、鼻等）；④连续使用一般不超过7日。

处方二

复方多黏菌素B软膏，每日2～4次；或金霉素软膏，适量涂抹患处，每日2次。

注意事项：①上述药物为局部使用抗生素软膏；②患者肾功能减退或全身应用其他肾毒性药物时，应注意有产生毒性可能；③对本软膏内成分过敏者禁用。

### 处方三

头孢呋辛酯片，口服，每日 2 次，每次 0.25～0.5g；或 0.9％氯化钠注射液 100mL＋注射用头孢曲松钠 2.0g，静脉滴注，每日 1 次。

注意事项：①对于有头孢菌素类、青霉素类抗生素过敏的患者，可以使用大环内酯类抗生素或氟喹诺酮类抗生素替代；②用药期间不可饮酒。

### 处方四

牛黄解毒片，口服，每日 2 次，每次 2 片。

注意事项：①忌烟酒及辛辣、生冷食物。②服药后大便次数每日 2～3 次者，应减量；每日 3 次以上者，应停用并向医师咨询。③糖尿病、高血压、心脏病、肝病、肾病等慢性病患者应在医师指导下使用。

（纪育斌 王伟）

# 上颌窦癌

上颌窦癌（carcinoma of maxillary sinus）指原发于上颌窦黏膜的癌肿。上颌窦癌的病理组织类型以鳞癌为主，占 90％以上。其中，中度分化的鳞状细胞癌较多，高分化和低分化均较中度分化少见。好发于 50～60 岁人群，男性多于女性。上颌窦癌初期症状无特异性，病变局限于窦腔时可无明显阳性体征，鼻塞及异常分泌物常为先驱症状，有流涕、鼻出血、嗅觉减退；继则出现口腔症状，如牙痒、牙齿松动、牙齿脱落、出血及牙龈肿块；当肿瘤侵及翼板、翼腭窝时，张口宽度缩小，直至完全不能张口；眼部症状表现为突眼、流泪，结膜充血、视力障碍及复视；面部肿胀、疼痛、麻木、充血；少数患者可出现耳痛。常有肝、肺、骨等组织的转移。

## 一、诊断要点

（1）病变为单侧，进行性加重。

（2）出现临床的某些表现和体征。

（3）影像学检查可见有骨质破坏，并可确定病变的范围和程度。

（4）病理学检查可确诊。

## 二、治疗原则

应以外科治疗为主的综合治疗，即于术前或术后配合放疗或化疗，如有颈部淋巴结转移者应行颈部淋巴结清扫术。

### 三、一般治疗

（1）术后腭骨缺损未修复或术前已有口鼻瘘者，可请口腔科会诊暂予佩戴腭护板，以避免呛咳、感染等。

（2）术后应注意口腔卫生，并注意合理使用抗生素预防创面感染。

（3）术后、放化疗期间均应保持心情愉快，保证营养。

### 四、药物处方

#### 处方一

顺铂，静脉推注，每次 5～10mg，每周 1～2 次，总量 30～60mg，疗程间隔为 2～4 周，每次量用 0.9% 氯化钠注射液 10mL 溶解，从正在输注 5% 葡萄糖注射液的乳胶管中刺入并慢速推注，注入后应继续输液一定时间，以减轻对静脉的刺激。

注意事项：①注射本药勿漏于血管外，一旦漏出血管外应立即局部皮下注射 0.25% 硫代硫酸钠或 0.9% 氯化钠注射液及冷敷 6～12h；②用药期间应每周查白细胞、血小板 1～2 次；③氮芥溶解后极不稳定，使用时需新鲜配制，溶入 10mL 0.9% 氯化钠注射液后立即静脉冲入；④烷化剂有致突变或致畸胎作用，孕妇慎用；⑤有致癌性，长期应用氮芥，继发性肿瘤发生的危险增加；⑥本品可使血及尿中尿酸增加，血浆胆碱酯酶减少而干扰诊断；⑦本品应新鲜配制，在 10min 内使用，且不能用于皮下注射、肌内注射和口服。

#### 处方二

环磷酰胺注射剂。成人常用量为单药静脉注射按体表面积每次 500～1000mg/m²，加 0.9% 氯化钠注射液 20～30mL，静脉注射，每周 1 次，连用 2 次，休息1～2 周重复。联合用药 500～600mg/m²。儿童常用量为静脉注射每次 10～15mg/kg，加 0.9% 氯化钠注射液 20mL 稀释后缓慢注射，每周 1 次，连用 2 次，休息 1～2 周重复。也可肌内注射。

注意事项：①本品的代谢产物对尿路有刺激性，应用时应鼓励患者多饮水，大剂量应用时应水化、利尿，同时给予尿路保护剂美司钠；②当大剂量用药时，除应密切观察骨髓功能外，尤其要注意非血液学毒性如心肌炎、中毒性肝炎及肺纤维化等；③当肝肾功能损害、骨髓转移或既往曾接受多程化放疗时，环磷酰胺的剂量应减少至治疗量的 1/3～1/2；④由于本品需在肝内活化，因此腔内给药无直接作用；⑤环磷酰胺水溶液仅能稳定 2～3 小时，最好现配现用。

#### 处方三

5-氟尿嘧啶。静脉注射为每次 0.25～0.5g，每日或隔日 1 次，1 个疗程总量 5～10g。静脉滴注为每次 0.25～0.75g，每日 1 次或隔日 1 次，1 个疗程总量 8～10g。治疗绒毛膜上皮癌时可将剂量加大到每日 25～30mg/kg，溶于 5% 葡萄糖注射液 500～1000mL 中滴注 6～8 小时，每 10 天为 1 个疗程。

注意事项：①用药期间应严格检查血常规；②避光置阴暗处保存，温度不应低于 10℃，亦不宜超过 35℃；③治疗期涂药范围有炎症，停药后炎症消退；④本品可引起严重的皮肤刺激，尤其在日光下；⑤该药还可经皮损内注射给药用于角化棘皮瘤、疣和汗孔角化病的治疗；⑥其主要副作用为注射期间有灼烧感，继之有局部红斑、水肿甚至溃疡。

（冯春　曹现宝）

# 腺样体肥大

腺样体（adenoid）也叫咽扁桃体或增殖体，位于鼻咽部顶部与咽后壁处，属于淋巴组织，表面呈橘瓣样。腺样体和扁桃体一样，出生后随着年龄的增长而逐渐长大，2～6 岁时为增殖旺盛的时期，10 岁以后逐渐萎缩。腺样体肥大系腺样体因炎症的反复刺激而发生病理性增生，从而引起鼻塞、张口呼吸的症状，尤以夜间加重，出现睡眠打鼾、睡眠不安，患儿常不时翻身，仰卧时更明显，严重时可出现呼吸暂停等。本病最多见于儿童，常与慢性扁桃体炎、扁桃体肥大合并存在。本病常见原因为炎症，如急慢性鼻炎、扁桃体炎、流行性感冒等反复发作，使腺样体发生病理性增生，导致鼻塞加重，阻碍鼻腔引流。鼻炎、鼻窦炎分泌物又刺激腺样体使之继续增生，形成互为因果的恶性循环。本病也常常有家族遗传史。局部症状表现为儿童鼻咽腔狭小，如腺样体肥大堵塞后鼻孔及咽鼓管咽口，可引起耳、鼻、咽、喉等处症状。①耳部症状：咽鼓管咽口受阻，引起分泌性中耳炎，导致听力减退和耳鸣。②鼻部症状：常并发鼻炎、鼻窦炎，有鼻塞及流鼻涕等症状，说话时带闭塞性鼻音，睡时发出鼾声，严重者出现睡眠呼吸暂停。③咽、喉和下呼吸道症状：因分泌物向下流并刺激呼吸道黏膜，常引起夜间阵咳，易并发气管炎。④腺样体面容：由于长期张口呼吸，致使面骨发育发生障碍，颌骨变长，腭骨高拱，牙列不齐，上切牙突出，唇厚，缺乏表情，出现所谓"腺样体面容"。患儿全身症状表现为厌食、呕吐、消化不良，继而营养不良。因呼吸不畅，肺扩张不足，可导致胸廓畸形。夜间呼吸不畅，会使儿童长期处于缺氧状态，内分泌功能紊乱，引起生长发育障碍，家长可发现孩子有注意力不集中、情绪多变、夜惊、磨牙、盗汗、尿床等症状。腺样体肥大是阻塞性睡眠呼吸暂停低通气综合征（OSAHS）常见的病因之一，鼾声过大和睡眠时憋气为两大主要症状，睡眠时张口呼吸、汗多、晨起头痛、白天嗜睡、学习困难等也是常见的症状。

## 一、诊断要点
（1）患儿张口呼吸，有时可见典型的"腺样体面容"。

（2）口咽检查　见硬腭高而窄，咽后壁见黏性分泌物从鼻咽部流下，多伴有腭扁桃体肥大。

（3）前鼻镜检查　可见鼻腔内有大量的分泌物，黏膜肿胀。

（4）纤维鼻咽镜检查　在鼻咽顶部和后壁可见表面有纵行裂隙的分叶状淋巴组织，像半个剥了皮的小橘子，常常堵塞后鼻孔三分之二以上。纤维鼻咽镜检查是目前腺样体检查的最常用的方法。

（5）鼻咽侧位片测量　可测量鼻咽气道的阻塞程度。

（6）触诊　用手指做鼻咽触诊，在鼻咽顶及后壁可扪及柔软块状物。

（7）CT检查　CT轴位像可见鼻咽气腔变形变窄，后壁软组织增厚，密度均匀。

## 二、鉴别诊断

应与咽后壁脓肿、咽囊囊肿、鼻咽癌等疾病相鉴别。

## 三、治疗原则

保守治疗无效，应尽早手术切除腺样体，手术常同扁桃体切除术一并进行，如果扁桃体不大且很少发炎则可单独行腺样体切除。

## 四、一般治疗

注意营养，预防上呼吸道感染，提高机体免疫力，积极治疗原发病。随着年龄的增长，腺样体将逐渐萎缩，病情可能得到缓解或症状完全消失。

## 五、药物处方

**处方一**

氯雷他定片，常用量每天 10mg，睡前顿服。

注意事项：①严重肝或肾脏功能损害者、2 岁以下儿童、孕妇、哺乳期妇女慎用；②如连续用氯雷他定在 1 个月以上者，应更换药物品种，以防产生耐药性；③饮酒者、经常服用苯二氮䓬类药物者在初用氯雷他定时，应加强观察是否有加重嗜睡作用或其他中枢抑制作用的情况，并注意调节用量，或在用药期间停止饮酒及停用苯二氮䓬类药物；④在做药物皮试前大约 48h，应停用氯雷他定，因抗组胺药能防止或减轻皮肤对所有抗原的阳性反应。

**处方二**

布地奈德鼻喷剂，成人、6 岁及 6 岁以上儿童，起始剂量每日 $256\mu g$，可于早晨一次喷入或早晚分两次喷入。

注意事项：①伴有鼻部真菌感染和疱疹的患者应慎用；②对患有肺结核的患者应特别警惕；③布地奈德鼻喷雾剂不可接触眼睛，若接触眼睛，立即用水冲洗；④应避免与酮康唑或其他强效的细胞色素 P450 3A4 酶（CYP 3A4）抑制剂合用。若无法避免，给药间隔应尽可能长。

### 处方三

糠酸莫米松鼻喷雾剂，成人预防和治疗的常用推荐量为每侧鼻孔 2 揿（每揿为 $50\mu g$），每日 1 次（总量为 $200\mu g$），一旦症状被控制后，剂量可减至每侧鼻孔 1 揿（总量为 $100\mu g$），即能维持疗效。3～11 岁儿童，常用推荐量为每侧鼻孔 1 揿（每揿为 $50\mu g$），每日 1 次（总量为 $100\mu g$）。

注意事项：①禁止刺穿喷嘴；②对于涉及鼻黏膜未经治疗的局部感染，不应使用本品；③对于活动性或静止性呼吸道结核感染，未经治疗的真菌、细菌、全身性病毒感染或眼单纯疱疹的患者慎用本品；④接受糖皮质激素治疗的患者，免疫功能可能受到抑制，故应警惕面临某些感染（如水痘、麻疹）的危险，如果发生这种情况，立即就诊。

### 处方四

麻黄碱滴鼻液，滴鼻，每次 $0.5～1mg/kg$，每日 3 次。

注意事项：①对其他拟交感胺类药，如肾上腺素、异丙肾上腺素等过敏者，对本品也过敏；②如有头痛、焦虑不安、心动过速、眩晕、多汗等症状出现时应注意停药或调整剂量；③短期内反复用药，作用可逐渐减弱（快速耐受现象），停药数小时后可以恢复。每日用药如不超过 3 次，则耐受现象不明显。

（冯春　曹现宝）

# 急性鼻炎

急性鼻炎是指因病毒感染引起的急性鼻黏膜炎症，常波及鼻窦或咽喉部，传染性强。俗称"感冒""伤风"，但与流感不同，故又称普通感冒。本病四季均可发病，秋冬季更为常见。

### 一、诊断要点

（1）潜伏期 1～4 天，早期鼻腔和鼻咽部可出现鼻痒、干燥、异物感和刺激感；继之出现鼻塞，逐渐加重，打喷嚏，鼻涕增多，初为清水样，后变为黏脓性；说话有闭塞性鼻音。

（2）可以出现畏寒、头痛、发热和疲劳等全身症状。

（3）儿童可出现鼻出血。

（4）鼻腔黏膜充血明显、肿胀，总鼻道或鼻底有水样、黏液样或脓性分泌物。

（5）咽部黏膜常充血。

### 二、鉴别诊断

应与以下疾病相鉴别。

（1）流行性感冒　简称流感，是由流行性感冒病毒引起的一种急性呼吸道传染病，传染性强，发病率高，容易引起暴发流行或大流行。典型的临床特点是急起高热、显著乏力、全身肌肉酸痛，而鼻塞、流涕和喷嚏等卡他症状相对较轻。可追踪到与流感相关的流行病学史，流感病毒分离为实验室检测的"金标准"，病毒的抗原和核酸检测可以用于早期诊断。

（2）变应性鼻炎　又称过敏性鼻炎，是特应性个体接触过敏原后由IgE介导的介质释放，并有多种免疫活性细胞和细胞因子等参与的鼻黏膜反应性疾病，非自限性，病程一般较急性鼻炎长。无发热等全身症状。鼻部症状的发作与接触一定的变应原有关。专科检查可见鼻黏膜苍白，水肿，鼻涕如清水样。可有鼻、眼、腭部瘙痒。可合并支气管哮喘等Ⅰ型变应性疾病，鼻腔分泌物细胞学检查、皮肤试验、激发试验及特异性IgE抗体测定等有助于鉴别。

（3）急性鼻窦炎　为急性化脓性鼻窦炎，是鼻窦黏膜的一种急性化脓性感染。常可由急性鼻炎继发而来。急性鼻炎病程延长，恢复期内症状不减轻，反而加重应考虑急性鼻窦炎可能。其头痛明显，可有大量脓涕，中鼻道或嗅裂有脓液，局部出现压痛；血中白细胞计数增多，中性粒细胞比率增加。行鼻窦影像学检查示窦腔密度高，黏膜增厚，甚至可见液平面。

### 三、治疗原则

以支持治疗和对症治疗为主，并注意预防并发症。

### 四、一般治疗

应多饮水、清淡饮食、注意休息。

### 五、药物处方

**处方一**

1%呋麻滴鼻液，滴鼻腔，每日3次，每次2～3滴。

注意事项：①呋麻滴鼻液为局部使用鼻腔减充血剂，可以减轻黏膜充血、肿胀，减轻鼻塞；②小儿宜用浓度为0.5%麻黄碱滴鼻液；③使用鼻腔减充血滴鼻液的时间不宜超过一周，以免形成药物性鼻炎；④冠心病、高血压、甲状腺功能亢进、糖尿病、闭角型青光眼患者及孕妇慎用。

**处方二**

板蓝根颗粒，口服，每次3次，每次1袋；或感冒清热颗粒，口服，每日2次，每次1袋；或双黄连口服液，口服，每日3次，每次1支。

注意事项：①上述药物为抗病毒中成药；②忌烟酒及辛辣、生冷食物；③不宜在服药期间同时服用滋补性中药；④糖尿病患者及有高血压、心脏病、肝病、肾病等慢性病严重者应在医师指导下使用。

### 处方三

氨酚伪麻美芬片Ⅱ/氨麻苯美片，口服，每日3次，每次1～2片；或复方阿司匹林片，口服，每日3次，饭后服用，每次1～2片；或对乙酰氨基酚咀嚼片（小儿用），口服，每日3次，每次2～3片。

注意事项：①上述药物为解热镇痛药。②对非甾体抗炎药过敏患者禁用。③属于对症治疗药物，不宜长期或大量服用，一般用药不超过5天，勿与其他含有解热镇痛类药物同时服用。④活动性消化性溃疡及其他原因所致消化道出血者禁用。⑤有下列情况患者慎用：60岁以上、支气管哮喘、肝肾功能不全、凝血机制或血小板功能障碍（如血友病）。

### 处方四

头孢呋辛酯片，口服，每日2次，每次0.25～0.5g。

注意事项：①合并细菌感染时或有可疑并发症时，全身应用抗菌药物治疗；②对于有头孢菌素类、青霉素类抗生素过敏的患者，可以使用大环内酯类抗生素或氟喹诺酮类抗生素替代；③用药期间不可饮酒。

（纪育斌　王伟）

# 急性鼻窦炎

急性鼻窦炎即鼻窦黏膜的一种急性化脓性感染。常继发于急性鼻炎。其主要致病菌为肺炎球菌和流感嗜血杆菌。严重者感染扩散至周围组织，可引起眶内及颅内并发症。临床表现为持续性的鼻塞，流脓涕，嗅觉障碍；鼻涕中可混有血液或自感鼻涕中有血腥味；弥漫性头痛或局限性头痛。

## 一、诊断要点

（1）持续性的鼻塞，流脓涕，臭味，有擤之不尽感。

（2）多痰，多为黄色或黄绿色浓痰。

（3）嗅觉减退。

（4）弥漫性头痛或局限性头痛。

（5）全身症状有烦躁不安、畏寒、发热、头痛、精神萎靡及嗜睡等症状。

（6）鼻黏膜充血、肿胀，脓性分泌物积聚于鼻道内，色黄，脓性或黏脓性。

（7）鼻窦CT检查可显示炎症侵犯的鼻窦范围，鼻窦黏膜增厚，窦腔可有脓性分泌物蓄积。

## 二、鉴别诊断

应与以下疾病相鉴别。

（1）内翻性乳头状瘤 多为单侧鼻腔鼻窦新生物，新生物与息肉可相似，但其表面略不平，质较韧，部分触之易出血；患者可能有鼻息肉手术史、多次复发史，活检时应注意取材部位，可多次活检送病理；行鼻窦 CT（冠＋轴位）检查，可明确病变范围，了解有无骨质破坏；该肿瘤易复发，少数可癌变或同时伴有癌变。病理学检查可明确诊断。

（2）鼻窦恶性肿瘤 早期大都没有症状。肿瘤逐渐增大，骨质被破坏，根据其扩展的方向，可表现出特有的症状。影像学检查多有骨质破坏，病理学检查可明确诊断。

### 三、治疗原则

以非手术治疗为主，并尽快消除病因，促进鼻窦的通气引流，控制感染以防止发生并发症或转成慢性鼻窦炎。保守治疗无效或并发眶内及颅内并发症时，可考虑手术治疗。

### 四、一般治疗

应多饮水，清淡饮食，忌食刺激性食物，注意休息，避免感冒。局部可用盐水冲洗、热敷和物理治疗。

### 五、药物处方

处方一

阿莫西林克拉维酸钾片，口服，每日 3 次，每次 1～2 片；或头孢呋辛酯片，口服，每日 2 次，每次 0.5g。有发热、全身情况不佳时可用静脉制剂，0.9％氯化钠注射液 100mL＋注射用头孢曲松钠 2.0g，静脉滴注，每日 1 次。

注意事项：①应根据细菌培养和药物敏感试验结果，选取对病原微生物敏感的抗生素，未能明确者可选用广谱的青霉素类、头孢菌素类抗生素；②对于有头孢菌素类、青霉素类抗生素过敏的患者，可以使用大环内酯类抗生素或氟喹诺酮类抗生素替代；③用药期间不可饮酒；④最常见的不良反应是过敏和胃肠道反应，如腹泻、恶心和呕吐；⑤肾功能减退和肝功能损害者应慎用；⑥每次服用青霉素类药物前，必须先进行皮试。

处方二

布地奈德鼻喷剂、丙酸氟替卡松鼻喷剂或糠酸莫米松鼻喷剂，喷鼻腔，每日 1 次，每次一个鼻孔喷 2 喷。

注意事项：①上述 3 种药物均为局部鼻用糖皮质激素，该药对鼻黏膜局部作用强，具有抗炎、抗水肿作用，但全身不良反应最低；②对长期使用皮质类固醇治疗的儿童和青少年，无论所用药品为何种剂型，都建议定期监测他们的生长状况；③本品不可接触眼睛，若接触眼睛，应立即用水冲洗；④应避免与酮康唑或其他强效的 CYP 3A4 抑制剂合用，若无法避免，给药间隔应尽量延长。

**处方三**

氯雷他定片、盐酸西替利嗪片、依巴斯汀片或咪唑斯汀片，口服，每日 1 次，每次 10mg。

注意事项：①上述 4 种药物均为口服抗组胺药，伴变应性鼻炎患者选用；②对已知具有 QT 延长综合征、低钾血症患者禁用；③不能与酮康唑、伊曲康唑等抗真菌药和红霉素、螺旋霉素等大环内酯类抗生素合用；④禁止与已知可延长 QT 间期的药物合用，如 I 类和 III 类抗心律失常药；⑤对药品成分过敏者禁用；⑥在皮肤点刺过敏试验前一周需停用抗组胺药；⑦由于依巴斯汀在服用后 1～3 小时内起作用，所以不适用于急性过敏的单药紧急治疗。

**处方四**

1% 呋麻滴鼻液，滴鼻腔，每日 3 次，每次 2～3 滴。

注意事项：①呋麻滴鼻液为局部使用鼻腔减充血剂，可以减轻黏膜充血、肿胀，减轻鼻塞；②小儿宜用浓度为 0.5% 麻黄碱滴鼻液；③使用鼻腔减充血滴鼻液的时间不宜超过一周，以免形成药物性鼻炎；④冠心病、高血压、甲状腺功能亢进、糖尿病、闭角型青光眼患者及孕妇慎用。

**处方五**

桉柠蒎肠溶软胶囊或标准桃金娘油肠溶胶囊，口服，每日 2 次，每次 300mg。

注意事项：①上述两种药物为促纤毛运动剂；②该类药较宜在餐前 30 分钟用凉开水送服；③勿将胶囊掰开或咀嚼服用；④极个别有胃肠道不适及原有肾结石和胆结石的患者服药后发生结石移动。

**处方六**

生理盐水，冲洗鼻腔，每日 2～3 次，每次 250～500mL。

注意事项：①每天进行鼻腔冲洗，清洁鼻腔，可以促进通气引流；②盐水需温热；③使用时间尽量不要超过 12 周。

**处方七**

鼻渊通窍颗粒，水冲服，每日 3 次，每次 10g；或鼻渊舒口服液，口服，每日 2～3 次，每次 10mL。

注意事项：①中成药，可改善通气，减少渗出；②脾虚腹胀者慎用；③服药期间勿食辛辣等食物，运动员慎用；④鼻渊舒口服液久存若有少量沉淀，请摇匀后服用。

（纪育斌　王伟）

# 慢性鼻窦炎

慢性鼻窦炎系鼻窦黏膜的慢性炎症性疾病，病程超过 12 周，较急性鼻窦炎多见，常为多个鼻窦同时受累。目前临床分两型：慢性鼻窦炎不伴鼻息肉（chronic rhinosinusitis without nasal polyps，CRSsNP）和慢性鼻窦炎伴鼻息肉（chronic rhinosinusitis with nasal polyps，CRSwNP）。临床症状主要为鼻塞、黏性或黏脓性鼻涕、头面部胀痛、嗅觉减退或丧失。

## 一、诊断要点

（1）鼻塞、黏性或黏脓性鼻涕，嗅觉减退或丧失。

（2）头面部胀痛。

（3）鼻腔中鼻道或嗅裂区可见黏性或黏脓性分泌物，鼻黏膜充血、水肿或有息肉。

（4）鼻窦 CT 扫描显示窦口鼻道复合体和（或）鼻窦黏膜炎性病变。

## 二、鉴别诊断

应与偏头痛、颅内肿瘤、鼻腔鼻窦肿瘤（如鼻腔内翻新乳头状瘤、鼻腔鳞癌等）等疾病相鉴别，病理诊断可明确。

## 三、治疗原则

（1）控制感染和变态反应因素导致的鼻窦炎症，促进鼻窦的通气引流。

（2）伴有鼻息肉的患者首先考虑手术治疗。

（3）不伴有鼻息肉的患者经 3 个月药物治疗无效时，再考虑手术治疗。

## 四、一般治疗

应多饮水、清淡饮食、注意休息，避免感冒，忌食刺激性食物。

## 五、药物处方

处方一

布地奈德鼻喷剂、丙酸氟替卡松鼻喷剂或糠酸莫米松鼻喷剂，喷鼻腔，每日 1 次，每次一个鼻孔喷 2 喷。

注意事项：①上述 3 种药物均为局部使用鼻用糖皮质激素，该药对鼻黏膜局部作用强，具有抗炎、抗水肿作用，但全身副作用最低，在慢性鼻窦炎的治疗中，鼻用糖皮质激素制剂疗程不少于 12 周；②对长期使用皮质类固醇治疗的儿童和青少年，无论所用药品为何种剂型，都建议定期监测他们的生长状况；③本品不可接触眼睛，若接触眼睛，应立即用水冲洗；④应避免与酮康唑或其他强效的 CYP 3A4 抑制剂合用，若无法避免，给药间隔应尽量延长。

**处方二**

醋酸泼尼松片，口服，前 3 天，每日 1 次，每次 30mg；中间 3 天，每日 1 次，每次 20mg；最后 3 天，每日 1 次，每次 10mg。

注意事项：①口服糖皮质激素主要用于伴有鼻息肉的慢性鼻窦炎患者，尤其是严重复发性鼻息肉患者，可以短期减量口服，但需注意全身使用激素的禁忌证，密切观察用药过程中的不良反应，不伴有鼻息肉的慢性鼻窦炎患者不推荐使用，不推荐全身或鼻内注射糖皮质激素；②对本品及肾上腺皮质激素类药物有过敏史患者禁用，高血压、血栓症、胃与十二指肠溃疡、精神病、电解质代谢异常、心肌梗死、青光眼等患者一般不宜使用，特殊情况下权衡利弊，注意病情恶化的可能；③本品较大剂量易引起糖尿病、消化性溃疡和类库欣综合征症状，对下丘脑-垂体-肾上腺轴抑制作用较强，并发感染为主要的不良反应；④长期服药后，停药时应逐渐减量；⑤糖尿病、骨质疏松症、肝硬化、肾功能不良、甲状腺功能低下患者慎用；⑥孕妇、儿童、老人应慎用，具体使用方法参考药物说明书。

**处方三**

克拉霉素片，口服，每日 1～2 次，每次 1 片。

注意事项：①14 元环大环内酯类药物具有抗炎和免疫调节作用，主要用于不伴有鼻息肉的慢性鼻窦炎患者，常规药物治疗效果不佳、无嗜酸性粒细胞增多、IgE 值正常、变应原检测阴性的非变应性慢性鼻窦炎患者，推荐小剂量（常规剂量的 1/2）长期口服，疗程不少于 12 周，鼻窦炎术后不常规使用大环内酯类抗生素，如果术后 4 周以上鼻黏膜仍然充血、肿胀并伴有脓性分泌物，也可考虑使用；②对大环内酯类抗生素过敏者禁用；③克拉霉素禁止与下列药物合用，即阿司咪唑、西沙必利、哌迷清和特非那定；④最常见的不良反应是恶心、呕吐、腹痛、腹泻。

**处方四**

阿莫西林克拉维酸钾片，口服，每日 3 次，每次 1～2 片；或头孢呋辛酯片，口服，每日 2 次，每次 0.5g。有发热、全身情况不佳时可用静脉制剂，0.9% 氯化钠注射液 100mL＋注射用头孢曲松钠 2.0g，静脉滴注，每日 1 次。

注意事项：①适用于慢性鼻窦炎急性发作时，根据细菌培养和药物敏感试验结果，选取对病原微生物敏感的抗生素，未能明确者可选用广谱的青霉素类、头孢菌素类抗生素，疗程不超过 2 周；②对于有头孢菌素类、青霉素类抗生素过敏的患者，可以使用大环内酯类抗生素或氟喹诺酮类抗生素替代；③用药期间不可饮酒；④最常见的不良反应是过敏和胃肠道反应，如腹泻、恶心和呕吐；⑤肾功能减退和肝功能损害者应慎用；⑥每次服用青霉素类药物前，必须先进行皮试。

**处方五**

氯雷他定片、盐酸西替利嗪片、依巴斯汀片或咪唑斯汀片，口服，每日 1 次，每次 10mg。

注意事项：①抗组胺药适用于伴有变应性鼻炎和（或）哮喘患者选用，疗程不少于 4 周；②对已知具有 QT 延长综合征、低钾血症患者禁用；③不能与酮康唑、伊曲康唑等抗真菌药和红霉素、螺旋霉素等大环内酯类抗生素合用；④禁止与已知可延长 QT 间期的药物合用，如Ⅰ类和Ⅲ类抗心律失常药；⑤对药品成分过敏者禁用；⑥在皮肤点刺过敏试验前一周需停用抗组胺药；⑦由于依巴斯汀在服用后 1～3 小时内起作用，所以不适用于急性过敏的单药紧急治疗。

**处方六**

孟鲁司特钠片，每日 1 次，每次 10mg。

注意事项：①白三烯受体拮抗剂是慢性鼻窦炎伴哮喘患者首选药，但也可与抗组胺药联合使用；②一般每日给药 1 次，晚上睡前口服。

**处方七**

1‰呋麻滴鼻液，滴鼻腔，每日 3 次，每次 2～3 滴。

注意事项：①呋麻滴鼻液为局部使用鼻腔减充血剂，可以减轻黏膜充血、肿胀，减轻鼻塞；②小儿宜用浓度为 0.5％麻黄碱滴鼻液；③使用鼻腔减充血滴鼻液的时间不宜超过一周，以免形成药物性鼻炎；④冠心病、高血压、甲状腺功能亢进、糖尿病、闭角型青光眼患者及孕妇慎用。

**处方八**

桉柠蒎肠溶软胶囊或标准桃金娘油肠溶胶囊，口服，每日 2 次，每次 300mg。

注意事项：①上述两种药物为促纤毛运动剂；②该类药宜在餐前 30 分钟用较多的凉开水送服；③勿将胶囊掰开或咀嚼服用；④极个别有胃肠道不适及原有肾结石和胆结石的患者服药后发生结石移动。

**处方九**

0.9％氯化钠注射液，冲洗鼻腔，每日 2～3 次，每次 250～500mL。

注意事项：①每天进行鼻腔冲洗，清洁鼻腔，可以促进通气引流；②0.9％氯化钠注射液需温热；③使用时间尽量不要超过 12 周。

**处方十**

鼻渊通窍颗粒，水冲服，每日 3 次，每次 10g；或鼻渊舒口服液，口服，每日 2～3 次，每次 10mL。

注意事项：①中成药，应根据辨证施治原则加以使用，可改善通气，减少渗出；②脾虚腹胀者慎用；③服药期间勿食辛辣等食物，运动员慎用；④鼻渊舒口服液久存若有少量沉淀，请摇匀后服用。

（纪育斌　王伟）

# 慢性肥厚性鼻炎

慢性肥厚性鼻炎是以黏膜、黏膜下，甚至骨质局限性或弥漫性增生肥厚为特点的鼻腔慢性炎症。患者可有持续性鼻塞，且较重，出现闭塞性鼻音，嗅觉减退。部分患者可出现耳鸣、听力减退、溢泪等症状。长期张口呼吸以及鼻腔分泌物的刺激，易引起慢性咽喉炎。也可出现头昏、失眠、精神萎靡等症状。

**一、诊断要点**

（1）持续性鼻塞，出现闭塞性鼻音，可有嗅觉减退。

（2）鼻涕较少，为黏液性或黏脓性。

（3）下鼻甲后端肥大压迫咽鼓管咽口，可有耳鸣、听力减退。

（4）下鼻甲前端肥大，可阻塞鼻泪管开口，引起溢泪。

（5）鼻黏膜增生，肥厚，呈暗红和淡紫红色。

（6）下鼻甲肿大，堵塞鼻腔，表面不平，呈结节状和桑椹状。触诊有硬实感，不易出现凹陷。

（7）对 1‰麻黄素的收缩反应差。

**二、鉴别诊断**

应与药物性鼻炎相鉴别。

药物性鼻炎自觉症状主要为双侧持续性鼻塞，可有鼻内干燥不适。患者鼻腔黏膜充血到苍白不等。典型者黏膜呈紫红色，鼻腔狭窄，有大量黏液性分泌物，鼻毛脱落，严重者黏膜呈橡皮样状态。晚期可出现萎缩性鼻炎、鼻息肉、鼻窦炎及中耳炎等并发症。询问病史，有长期应用鼻血管收缩剂或血管收缩物的病史，连续应用 10 天以上。

**三、治疗原则**

通过药物或手术治疗改善鼻腔通气，手术治疗时切忌切除过多下鼻甲组织，防止医源性萎缩性鼻炎的发生。并发鼻窦炎患者首先治疗鼻窦炎。

**四、一般治疗**

（1）避免反复感冒。

（2）忌食辛辣刺激食物。

（3）鼻阻塞严重患者可用血管收缩剂，但避免长期使用（一般不超过 7 天）。

### 五、药物处方

**处方一**

1％呋麻滴鼻液，滴鼻腔，每日 3 次，每次 2～3 滴。

注意事项：①呋麻滴鼻液为局部使用鼻腔减充血剂，可以减轻黏膜充血、肿胀，减轻鼻塞；②小儿宜用浓度为 0.5％麻黄碱滴鼻液；③使用鼻腔减充血滴鼻液的时间不宜超过一周，以免形成药物性鼻炎；④冠心病、高血压、甲状腺功能亢进、糖尿病、闭角型青光眼患者及孕妇慎用。

**处方二**

布地奈德鼻喷剂、丙酸氟替卡松鼻喷剂或糠酸莫米松鼻喷剂，喷鼻腔，每日 1 次，每次一个鼻孔喷 2 喷。

注意事项：①上述 3 种药物均为局部使用鼻用糖皮质激素，可控制炎症；②对长期使用皮质类固醇治疗的儿童和青少年，无论所用药品为何种剂型，都建议定期监测他们的生长状况；③本品不可接触眼睛，若接触眼睛，应立即用水冲洗；④应避免与酮康唑或其他强效的 CYP 3A4 抑制剂合用，若无法避免，给药间隔应尽量延长。

**处方三**

鼻渊通窍颗粒，水冲服，每日 3 次，每次 10g；或鼻渊舒口服液，口服，每日 2～3 次，每次 10mL。

注意事项：①中成药，可改善通气；②脾虚腹胀者慎用；③服药期间勿食辛辣等食物，运动员慎用；④鼻渊舒口服液久存若有少量沉淀，请摇匀后服用。

（纪育斌 王伟）

# 慢性单纯性鼻炎

慢性单纯性鼻炎（chronic simple rhinitis）是一种以鼻黏膜肿胀、分泌物增多为主要症状的慢性炎症。鼻腔、鼻窦的组织病理学检查有不同于其他部位的特殊之处。①年龄因素的影响：新生儿没有淋巴细胞；随着年龄的增长，肥大细胞逐渐减少。②鼻腔、鼻窦不同的部位有着不同的组织结构，神经、血管、腺体的密度各不相同。由于神经血管功能紊乱，鼻黏膜深层动、静脉慢性扩张，鼻甲出现肿胀。但浅层血管没有明显扩张，因此鼻黏膜充血可以不明显。血管和腺体周围有淋巴细胞与浆细胞浸润，黏液腺功能活跃，分泌物增多，但黏膜组织无明显增生。其鼻塞特点是：①间歇性白天、夏季、劳动或运动时减轻，夜间、休息、寒冷时加重。②交替性变换侧卧方位时，两侧鼻腔阻塞随之交替。一般无鼻塞性鼻音、嗅觉减退，少数患者可能有头痛、头昏。一般为黏液白色鼻涕，继发感染时有脓涕。

### 一、诊断要点

（1）间歇性或交替性鼻塞。

（2）鼻涕多呈黏液性。

（3）轻度嗅觉减退。

（4）鼻腔检查见下鼻甲黏膜肿胀，慢性充血，表面光滑。

（5）病变局限于黏膜层，用减充血剂后鼻腔黏膜收缩明显。

### 二、鉴别诊断

（1）过敏性鼻炎　是特应性个体接触过敏原后由 IgE 介导的介质释放，并有多种免疫活性细胞和细胞因子等参与的鼻黏膜反应性疾病，非自限性，病程一般较急性鼻炎长。无发热等全身症状。鼻部症状的发作与接触一定的过敏原有关。专科检查可见鼻黏膜苍白，水肿，鼻涕如清水样。可有鼻、眼、腭部瘙痒。可合并支气管哮喘等 I 型变应性疾病，鼻腔分泌物细胞学检查、皮肤试验、激发试验及特异性 IgE 抗体测定等有助于鉴别。

（2）结构性鼻炎　是鼻腔存在一种或几种鼻腔结构的形态或解剖异常，如鼻中隔偏曲，中鼻甲反向弯曲及下鼻甲内展等结构异常，引起鼻腔通气及功能异常。临床常见鼻中隔一侧明显偏曲，另一侧下鼻甲出现代偿性肥大；有时中鼻甲也会出现代偿性肥大等情况。

### 三、治疗原则

（1）病因治疗　找出全身和局部病因，及时治疗全身性慢性疾病、鼻窦炎、邻近感染病灶和鼻中隔偏曲等。改善生活和工作环境，锻炼身体，提高机体免疫力。

（2）必要时行低温等离子消融术治疗　原理是将等离子低温热效应直接作用于病变组织，在小范围内实现高热，产生组织蛋白质凝固变性，继而瘢痕化和纤维化，使其体积缩小，黏膜水肿消退，使鼻气道扩大，鼻阻力降低，鼻腔通气功能得到改善。

### 四、一般治疗

（1）鼻内用血管收缩剂通常用 $0.5\%\sim1\%$ 麻黄碱滴鼻液或盐酸羟甲唑啉喷雾剂，本疗法不易长期使用。

（2）局部糖皮质激素具有显著抗炎作用。

（3）短波或红外线理疗可改善局部血液循环以减轻症状。

### 五、药物处方

**处方一**

麻黄碱滴鼻液，滴鼻，每次 0.5～1mg/kg，每日 3 次。

注意事项：①对其他拟交感胺类药，如肾上腺素、异丙肾上腺素等过敏者，对本品也过敏；②如有头痛、焦虑不安、心动过速、眩晕、多汗等症状出现时应注意停药或调整剂量。

**处方二**

布地奈德鼻喷剂，早晨每个鼻孔内喷入 128μg（2×64μg）；或早晚两次，每次每个鼻孔内喷入 64μg。

注意事项：①对患有肺结核的患者应特别警惕。②不可接触眼睛，若接触眼睛，立即用水冲洗。③应避免与酮康唑或其他强效的 CYP 3A4 抑制剂合用。若无法避免，给药间隔应尽可能长。

**处方三**

利多卡因，鼻腔黏膜下注射。

注意事项：①一般不要超过 200mg（4.0mg/kg），药液中加用肾上腺素用量可增至 200～250mg（6.0mg/kg）。②对本品过敏、充血性心力衰竭、严重心肌受损、心动过缓、预激综合征、肝肾功能障碍患者、二度及三度房室传导阻滞、有癫痫大发作史、肝功能严重不全及休克患者禁用。③孕妇、哺乳期妇女慎用。心、肝功能不全者，应适当减量。④新生儿用药易引起中毒。早产儿半衰期约 3.6 小时，较正常婴儿长 1.8 小时。老年人应根据耐受程度和需要而调整用量，大于 70 岁患者剂量应减半。⑤静脉注射限用于抗心律失常。对动脉硬化、血管痉挛、糖尿病患者与手指（趾）的麻醉，不宜加用血管收缩剂（如盐酸肾上腺素）。⑥用药期间应随时检查血压、心电图及血清电解质。长期用药时应监测血药浓度。

（冯春 曹现宝）

# 慢性干燥性鼻炎

慢性干燥性鼻炎（chronic dry rhinitis）是以鼻黏膜干燥，分泌物减少，但无鼻黏膜和鼻甲萎缩为特征的慢性鼻病。一般认为慢性干燥性鼻炎是长期受外界的物理或化学物质的刺激所致，如长期粉尘的机械性刺激，空气过热、过干的影响等。鼻黏膜杯状细胞减少或消失致鼻黏膜干燥，但鼻黏膜和鼻甲骨均无萎缩，鼻分泌物也无臭味。本病是一种常见的职业性慢性鼻炎。鼻内发干，鼻腔分泌物减少，发痒、灼热感，常诱使患者挖鼻，引起少量鼻出血，嗅觉一般不减退。

### 一、诊断要点

（1）鼻内发干，鼻腔分泌物减少，发痒、灼热感。

（2）患者经常挖鼻，引起少量鼻出血，嗅觉一般不减退。

（3）前鼻镜检查可见鼻黏膜深红色，表面干燥无光，鼻道有丝状分泌物。鼻中隔前下区黏膜常糜烂，可有小片薄痂附着，去之常出血。

### 二、鉴别诊断

（1）萎缩性鼻炎　鼻黏膜及鼻甲的萎缩为病变特征，鼻腔宽大，下鼻甲萎缩。晚期鼻内痂块极多，可成筒状，味臭。常伴嗅觉障碍。而慢性干燥性鼻炎无鼻黏膜和鼻甲的萎缩，无嗅觉减退。

（2）干燥综合征　除鼻干以外，其他部位黏膜也有干燥感，如眼干、咽干等。同时伴有腮腺肿大、关节肿痛等症状。免疫性检查可以确诊。

### 三、治疗原则

降尘、降温、通风等改善环境条件，加强个人保护，如采取戴口罩、冲洗鼻腔等措施。局部外用药物改善症状。

### 四、一般治疗

（1）患者应改善生活环境和工作环境，避免长期吸入干燥、多灰尘及刺激性气体。

（2）平衡饮食，纠正营养不良，戒除嗜烟酒等不良习惯。

（3）定期滴、涂有营养及润泽鼻腔的制剂，避免使用强烈收缩血管的制剂。

（4）少吃辛辣、煎炸等刺激性食物。

### 五、药物处方

**处方一**

桉柠蒎肠溶软胶囊，口服，成人急性患者每次 0.3g（1 粒），每日 3～4 次；慢性患者每次 0.3g（1 粒），每日 2 次。

注意事项：①本品宜于餐前半小时，凉开水送服，禁用热开水；②不可打开或嚼破后服用。

**处方二**

复方薄荷滴鼻剂，滴鼻，每次 1～2 滴，每日 3～4 次。

注意事项：①头向后仰，亦可取仰卧位、侧卧位，肩下垫枕，使头下垂，将药滴入鼻内。这样药液能充分作用于鼻甲及鼻窦口，不易流入口腔。②每侧鼻孔 1～2 滴，滴药后轻压鼻翼，头向滴药侧倾斜，维持 2～3 分钟。

**处方三**

维生素 $B_2$，口服，成人每次 1～2 片，每日 3 次。

注意事项：①本品宜饭后服用；②必须按推荐剂量服用，不可超量服用；③对本品过敏者禁用，过敏体质者慎用。

（冯春　曹现宝）

# 鼻前庭炎

鼻前庭炎是鼻前庭皮肤的弥漫性炎症，可分为急性和慢性两种，常因急性和慢性鼻炎、鼻窦炎和变应性鼻炎的鼻腔分泌物刺激鼻前庭皮肤所致，也可因有害粉尘的长期刺激，或者挖鼻导致鼻前庭皮肤损伤继发感染所致。

**一、诊断要点**

（1）急性者鼻前庭疼痛较剧；局部皮肤明显红肿，或有皲裂及浅表糜烂，表面盖有痂皮，鼻毛上附有黏脓块。

（2）慢性者鼻前庭灼热、干燥、发痒、异物感，检查见鼻前庭鼻毛因脱落而稀少，局部皮肤增厚，有痂皮形成，清除痂皮后可有小出血创面。

**二、鉴别诊断**

应与儿童鼻部湿疹相鉴别，后者与变态反应有关，具有剧烈痒感。

**三、治疗原则**

消除病因，治疗原发病，如鼻炎、鼻窦炎，避免有害粉尘的刺激，改正不良挖鼻习惯。

**四、一般治疗**

（1）急性者可在局部用温的 0.9% 氯化钠注射液或硼酸洗液湿敷，再涂以抗生素软膏治疗，并用红外线理疗，促使炎症消退。

（2）慢性者可先用 3% 双氧水清洗，除去结痂，局部涂 1%～2% 黄降汞软膏或抗生素软膏。皮肤糜烂和皲裂处先用 10%～20% 硝酸银烧灼，再涂以抗生素软膏。

（3）渗出较多者，可用 5% 氧化锌软膏涂擦。

**五、药物处方**

**处方一**

复方多黏菌素 B 软膏，每日 2～4 次；或金霉素软膏，适量涂抹患处，每日 2 次。

注意事项：①上述药物为局部使用抗生素软膏，可控制局部感染；②患者肾功能减退或全身应用其他肾毒性药物时，应注意有产生毒性可能；③对本软膏内成分过敏者禁用。

### 处方二

头孢呋辛酯片，口服，每日 2 次，每次 0.25~0.5g。

注意事项：①对于有头孢菌素类、青霉素类抗生素过敏的患者，可以使用大环内酯类抗生素或氟喹诺酮类抗生素替代；②用药期间不可饮酒。

（纪育斌　王伟）

# 萎缩性鼻炎

萎缩性鼻炎是一种缓慢发生的弥漫性、进行性鼻腔萎缩性病变。不仅仅鼻腔黏膜，而且包括黏膜下的血管、腺体，甚至鼻甲骨都会出现萎缩。黏膜萎缩性病变可发展至咽部、喉部，引起萎缩性咽炎、萎缩性喉炎。多发于青壮年，女性多见。临床表现以鼻及鼻咽部干燥、阻塞感为主，嗅觉减退甚至消失。

### 一、诊断要点

（1）鼻及鼻咽部干燥感、鼻塞感，嗅觉减退甚至消失。

（2）前额、颞侧或后枕部头痛、头昏。

（3）呼气有特殊的臭味。

（4）若病变波及咽鼓管，出现咽鼓管功能障碍，引起分泌性中耳炎的症状，出现耳鸣、听力下降。

（5）病变累及咽喉，可致咽干、声嘶以及刺激性干咳。

（6）鼻腔宽大。

（7）鼻黏膜明显干燥，鼻腔内有结痂，除去痂皮可有出血。痂皮为黄绿色或灰绿色，有恶臭味。

（8）鼻甲萎缩，明显缩小。

### 二、鉴别诊断

应与以下疾病相鉴别。

（1）鼻硬结病（rhinoscleroma）　此病无臭味，鼻分泌物或组织可培养出鼻硬结杆菌，组织病理学检查有泡沫细胞和品红小体（Russel 小体）的特征性改变。

（2）鼻梅毒（nasal syphilis）　是由梅毒螺旋体引起的慢性传染病，是性传播疾病之一。鼻前庭皮肤及鼻中隔软骨部黏膜丘疹样变，鼻中隔及下鼻甲前部黏膜红肿、糜烂，有灰白色黏膜斑形成；随着病程加重出现周围组织坏死，骨质破坏等。鼻骨及邻近部位发炎可伴肿胀、疼痛、流臭脓等。血清学检查梅毒螺旋体阳性。

（3）鼻腔结核（tuberculosis of the nasal cavities） 该病由结核分枝杆菌感染引起，大部分继发肺结核。临床分为结核瘤型和溃疡型。临床表现为轻度鼻塞，有黏脓涕，轻度疼痛；鼻腔黏膜呈结节状浸润或溃疡。常见于鼻中隔软骨前端、下鼻甲及中鼻甲。行鼻腔分泌物涂片、细菌培养、结核菌素皮肤试验、局部活检可明确诊断。

### 三、治疗原则

目前尚无特效治疗，宜采用全身和局部综合治疗，对保守治疗无效时，可采用手术疗法，如鼻腔黏-骨膜下埋藏术、鼻孔闭合术和鼻腔外侧壁内移加固定术。

### 四、一般治疗

改善营养，补充维生素和微量元素。

### 五、药物处方

处方一

维生素 A 软胶囊，口服，每日 3 次，每次 2.5 万 U；维生素 $B_2$ 片，口服，每日 3 次，每次 0.1g；维生素 C 片，口服，每日 3 次，每次 0.2g；维生素 E 片，口服，每日 1 次，每次 100mg。

注意事项：①对相应药物成分过敏者禁用；②不宜长期服用维生素 C 片，否则突然停药可能出现坏血病症状。

处方二

桉柠蒎肠溶软胶囊或标准桃金娘油肠溶胶囊，口服，每日 2 次，每次 300mg。

注意事项：①上述两种药物为促纤毛运动剂；②该类药宜在餐前 30 分钟用较多的凉开水送服；③勿将胶囊掰开或咀嚼服用；④极个别有胃肠道不适及原有肾结石和胆结石的患者服药后发生结石移动。

处方三

3% 高渗盐水，冲洗鼻腔，每日 2~3 次，每次 100~250mL。

注意事项：①鼻腔冲洗可以去除痂皮及臭味，清洁鼻腔，可以促进黏膜生长；②盐水需温热；③有患者反映高渗盐水冲洗鼻腔后，有烧灼感。

处方四

复方鱼肝油滴鼻剂或复方薄荷油滴鼻剂，滴鼻，每日 2~3 次，每次 4~6 滴。

注意事项：①上述药物为局部保湿剂，可润滑黏膜，软化干痂，便于清除痂皮，改善鼻腔干燥症状；②使用时应先将鼻涕擤干净，擤鼻时应用手指按住一侧鼻翼，轻轻将鼻涕擤出，或回吸至口中吐出，勿按住双侧鼻翼用力擤；③使用时需取鼻部低于口咽部体位，如仰卧于床，头向后伸，鼻孔朝上，或取坐位，头尽量后仰，这样能尽量避免药液进入咽部。

**处方五**

复方链霉素滴鼻液，滴鼻，每日 4～6 次，每次 2～3 滴。

注意事项：①对链霉素过敏者禁用；②因链霉素可导致前庭神经和听神经损害，故应慎用；③肾功能损害、重症肌无力或帕金森病患者应慎用。

**处方六**

50％葡萄糖注射液，滴鼻，每日 2～3 次，每次 4～5 滴。

注意事项：①高渗糖可促进黏膜腺体分泌；②患糖尿病者禁用。

（纪育斌　王伟）

# 变应性鼻炎

变应性鼻炎（allergic rhinitis，AR）又称过敏性鼻炎，是机体接触变应原后由 IgE 介导的鼻黏膜炎症反应性疾病。本病以鼻痒、多次阵发性喷嚏、大量清水样鼻涕和鼻塞为临床特征。分为 4 种临床类型：轻度间歇性、中重度间歇性、轻度持续性和中重度持续性。

## 一、诊断要点

（1）常年或季节性出现鼻痒、多次阵发性喷嚏、大量清水样鼻涕和鼻塞。

（2）鼻腔黏膜苍白、淡白、灰白或淡紫色，双下鼻甲水肿，总鼻道及鼻腔底可见清涕或黏涕。

（3）发作期间可有眼结膜充血。

（4）皮肤点刺试验可鉴定过敏原。

（5）IgE 测定可确诊。

## 二、鉴别诊断

（1）血管运动性鼻炎　与自主神经系统功能失调有关。环境温度变化、情绪波动、精神紧张、疲劳、内分泌失调可诱发本病。临床表现与变应性鼻炎极为相似，但皮肤试验和特异性 IgE 测定为阴性，鼻分泌涂片无典型改变。

（2）非变应性鼻炎伴嗜酸性粒细胞增多综合征（NARES）　症状与变应性鼻炎相似，鼻分泌物中有大量嗜酸性粒细胞，但皮肤试验和 IgE 测定均为阴性，也无明显的诱因使症状发作。NARES 的病因及发病机制不清楚，有认为可能是阿司匹林耐受不良三联征早期的鼻部表现。

（3）反射亢进性鼻炎　本病以突发性喷嚏发作为主。发作突然，消失亦快。鼻黏膜高度敏感，稍有不适或感受某种气味，甚至前鼻镜检查时皆可诱发喷嚏发作，继之清涕流出。临床检查均无典型发现。该病可能与鼻黏膜感觉神经 C 类纤维释放过多神经肽类 p 物质（SP）有关。

（4）顽固性发作性喷嚏　多由焦虑、压抑等精神障碍引起，此类喷嚏多无明显或无吸气相，因此与"正常"喷嚏相比，多表现为"无力"。可见于年轻患者，且以女性居多。

（5）急性鼻炎　发病早期有喷嚏、清涕，但病程短，一般为 7～10 天。常伴有四肢酸痛、周身不适、发热等症状，早期鼻分泌物可见淋巴细胞，后期变为黏脓性，有大量嗜中性粒细胞。

### 三、治疗原则

尽量避免过敏原，正确使用抗组胺药和糖皮质激素，如有条件可行特异性免疫疗法。对变应性鼻炎积极有效的治疗可预防和减轻哮喘的发作。

### 四、一般治疗

（1）环境控制　避免接触变应原和各种刺激物。

（2）免疫治疗是目前唯一有可能通过免疫调节作用而改变过敏性疾病自然进程的对因治疗方法，包括皮下、舌下和鼻内特异性免疫治疗。

（3）手术治疗不应作为首选。

（4）目前治疗仍以药物治疗为主，根据临床分型，ARIA 推荐以下治疗流程。

轻度间歇性 AR：H1 受体拮抗剂（口服或鼻内），和（或）减充血剂，或白三烯受体拮抗剂。

中重度间歇性 AR 和轻度持续性 AR：H1 受体拮抗剂（口服或鼻内），和（或）减充血剂，或鼻内给予糖皮质激素，或白三烯受体拮抗剂，或色酮类药物。对于持续性鼻炎患者，治疗 2～4 周后复查，若改善，继续治疗 1 个月；若失败，则提高治疗等级。

中重度持续性 AR：鼻内糖皮质激素，口服 H1 受体拮抗剂或白三烯受体拮抗剂。治疗 2～4 周后复查，若症状改善则降低治疗等级。如症状无明显改善，应考虑以下因素的影响：①患者未遵从医嘱；②患者或医师应用药物剂量或次数不正确；③鼻堵妨碍药物向鼻内传输；④合并鼻息肉、鼻窦炎或鼻中隔偏曲；⑤患者持续暴露在含有大量抗原的环境中；⑥诊断有误。在确定诊断无误后，可做如下调整：①增加鼻内糖皮质激素使用剂量；②如果有流涕，可给予异丙托溴铵气雾剂；③若鼻塞，则给予减充血剂或短期内口服糖皮质激素。

**五、药物处方**

处方一

氯雷他定片、盐酸西替利嗪片、依巴斯汀片或咪唑斯汀片，口服，每日 1 次，每次 10mg。

注意事项：①上述 4 种药物均为口服抗组胺药，适用于治疗各种类型的过敏性鼻炎；②对已知具有 QT 延长综合征、低钾血症患者禁用；③不能与酮康唑、伊曲康唑等抗真菌药和红霉素、螺旋霉素等大环内酯类抗生素合用；④禁止与已知可延长 QT 间期的药物合用，如Ⅰ类和Ⅲ类抗心律失常药；⑤对药品成分过敏者禁用；⑥在皮肤点刺过敏试验前一周需停用抗组胺药；⑦由于依巴斯汀在服用后 1～3 小时内起作用，所以不适用于急性过敏的单药紧急治疗。

处方二

盐酸氮卓斯汀鼻喷剂，喷鼻，每日 2 次，每次一个鼻孔 1 喷。

注意事项：①局部用抗组胺药，对于成人和儿童季节性过敏性鼻炎可建议使用鼻内抗组胺药治疗，但对于持续性过敏性鼻炎尚不建议使用；②对药品成分过敏者禁用；③孕妇及哺乳期妇女慎用；④少数患者喷药时会产生鼻黏膜刺激感，个别出现鼻衄。若给药方法不对（如头后仰）用药时会有苦味。

处方三

布地奈德鼻喷剂、丙酸氟替卡松鼻喷剂或糠酸莫米松鼻喷剂，喷鼻腔，每日 1 次，每次一个鼻孔喷 2 喷。

注意事项：①上述 3 种药物均为局部使用鼻用糖皮质激素，该药对鼻黏膜局部作用强，但全身副作用最低；②对长期使用皮质类固醇治疗的儿童和青少年，无论所用药品为何种剂型，都建议定期监测他们的生长状况；③本品不可接触眼睛，若接触眼睛，应立即用水冲洗；④应避免与酮康唑或其他强效的 CYP 3A4 抑制剂合用，若无法避免，给药间隔应尽量延长。

处方四

孟鲁司特钠片，每日 1 次，每次 10mg。

注意事项：①白三烯受体拮抗剂，对改善鼻阻症状较抗组胺类药物更有优势；②一般每日给药 1 次，晚上睡前口服；③临床可以单独使用该药，或与抗组胺药、鼻用糖皮质激素联合使用治疗 AR（伴或不伴哮喘）。

处方五

色甘酸钠滴眼液，滴眼，每日 4 次，每次 1～2 滴。

注意事项：①可治疗变应性结膜炎；②对本品过敏者禁用；③安全性好，但起效慢，需多次给药。

### 处方六

1%呋麻滴鼻液，滴鼻腔，每日 3 次，每次 2～3 滴。

注意事项：①呋麻滴鼻液为局部使用鼻腔减充血剂，可以减轻黏膜充血、肿胀，减轻鼻塞；②小儿宜用浓度为 0.5%麻黄碱滴鼻液；③使用鼻腔减充血滴鼻液的时间不宜超过一周，以免形成药物性鼻炎；④冠心病、高血压、甲状腺功能亢进、糖尿病、闭角型青光眼患者及孕妇慎用。

### 处方七

溴化异丙托溴铵气雾剂，喷鼻，每日 3 次，每次 $40\mu g$。

注意事项：①对本品过敏者禁用；②青光眼、前列腺增生、幽门梗阻患者和对阿托品过敏者禁用。

### 处方八

生理盐水，冲洗鼻腔，每日 2～3 次，每次 250～500mL。

注意事项：①盐水冲洗鼻腔，可以减少变应原对鼻黏膜的刺激，一般作为辅助疗法；②盐水需温热。

### 处方九

辛芩颗粒，口服，每日 3 次，每次 1 袋。

注意事项：①中成药，可改善通气，减少鼻腔分泌物；②服药期间戒烟酒，忌食辛辣性食物。

（纪育斌　王伟）

# 喉　痉　挛

喉痉挛（laryngospasm），是指喉部肌肉反射性痉挛收缩，使声带内收，声门部分或完全关闭而导致患者出现不同程度的呼吸困难，甚至完全性的呼吸道梗阻。常发生于浅麻醉状态下和拔出气管导管后，常见于小儿上气道手术后。浅麻醉下手术操作亦可引起反射性喉痉挛。对于麻醉未完全清醒的患者，拔出气管导管后最容易发生喉痉挛。轻者出现轻度吸气性喘鸣，重者出现完全性上呼吸道阻塞，轻者处理不当易转为重者，完全性上呼吸道阻塞者吸气性喘鸣消失，易误认为临床症状改善。

### 一、诊断要点

（1）临床症状

① 成人喉痉挛发病急，吸气粗长伴喘鸣，呼气呈断续犬吠声，多短暂，常于一深吸气后终止发作，恢复正常呼吸。

② 痉挛性咳嗽。常见类型，多发生于白天，表现为短促、哮吼性或炸裂性

咳嗽，无痰，无声嘶。喉部检查无阳性体征。

③ 痉挛性失声。常发生于用嗓过度并情绪紧张的患者。欲开口发声或说话时，突然失语，不能发声。停止发声痉挛缓解。喉镜检查见声带紧张并呈内收位，发声时声门紧闭或不规则运动。

④ 喉晕厥。系指因喉部原因导致的短暂的意识丧失的一种综合征，男性多发，病因不明。发作早期可有喉部灼热感，继而出现痉挛性咳嗽、晕厥倒地，数秒钟的意识丧失后即清醒。

（2）明确病因　气道内操作，浅麻醉下吸痰、放置口咽或鼻咽通气道、气管插管或拔管对咽喉部产生的刺激，或者气道内血液、分泌物或呕吐、反流的胃内容物等刺激，均可引起喉痉挛。

**二、鉴别诊断**

（1）急性喉炎　多因病毒感染引起的炎症，表现为声音嘶哑伴犬吠样咳嗽，吸气性呼吸困难，常夜间发作，伴发热，无其他低钙血症和体征，血钙正常，钙剂治疗无效。

（2）白喉　多发生于幼儿，喉部涂片检菌可确诊。

**三、治疗原则**

（1）面罩加压纯氧吸入。

（2）轻提下颌可缓解轻度喉痉挛。

（3）立即停止一切刺激和手术操作。

（4）立即请求他人协助处理。

（5）加深麻醉可缓解轻、中度喉痉挛，常用的方法为静脉注射诱导剂量的20％或增加吸入麻醉药浓度。

（6）暴露并清除咽喉部分泌物，保持呼吸道通畅。

（7）对重度喉痉挛，紧急情况下可采用 16 号以上粗针行环甲膜穿刺给氧或行高频通气。

（8）对重度喉痉挛也可应用琥珀胆碱 1.0～1.5mg/kg 静脉注射，或 4.0mg/kg 肌内注射后行气管插管。

**四、一般治疗**

给予纯氧吸入，必要时纯氧正压通气，直至患者清醒、喉痉挛消失。必要时，可给予短效肌松药，需要的话应行气管内插管。

**五、药物处方**

处方一

琥珀胆碱，1.0～1.5mg/kg，静脉注射。

注意事项：①本品必须在具备辅助或控制呼吸的条件下使用；②脑出血、青光眼、视网膜剥离、白内障摘除术、低胆碱酯酶、严重创伤大面积烧伤、上运动神经元损伤的患者及高钾血症患者禁用。

处方二

阿托品注射剂，肌内注射，0.5mg。

注意事项：①对其他颠茄生物碱不耐受者，对本品也不耐受。②孕妇静脉注射阿托品可使胎儿心动过速。③本品可分泌入乳汁，并有抑制泌乳作用。④婴幼儿对本品的毒性反应极为敏感，特别是痉挛性麻痹与脑损伤的小儿，反应更强，环境温度较高时，因闭汗有体温急骤升高的危险，应用时要严密观察。⑤老年人容易发生抗 M 胆碱样副作用，如排尿困难、便秘、口干（特别是男性），也易诱发未经诊断的青光眼，一经发现，应即停药。本品对老年人尤易致汗液分泌减少，影响散热，故夏天慎用。⑥下列情况应慎用：a. 脑损害，尤其是儿童；b. 心脏病，特别是心律失常、充血性心力衰竭、冠心病、二尖瓣狭窄等；c. 反流性食管炎、食管与胃的运动减弱、下食管括约肌松弛，可使胃排空延迟，从而促成胃潴留，并增加胃-食管的反流；d. 青光眼患者禁用，20 岁以上患者存在潜隐性青光眼时，有诱发的危险；e. 溃疡性结肠炎，用量大时肠能动度降低，可导致麻痹性肠梗阻，并可诱发加重中毒性巨结肠；f. 前列腺增生引起的尿路感染（膀胱张力降低）及尿阻塞性疾病，可导致完全性尿潴留；g. 对诊断的干扰。酚磺酞试验时可减少酚磺酞的排出量。

（陈颖坤 曹现宝）

# 喉 癌

喉癌（laryngeal cancer）为喉部恶性肿瘤，以鳞状细胞癌最多见，多发生于 40 岁以上男性，与吸烟、嗜酒、空气污染、职业暴露、病毒感染、内分泌、微量元素缺乏、癌前病变、接触放射线、致癌基因作用有关。根据肿瘤发生部位，分为声门上型、声门型、声门下型、跨声门型。该病患者早期症状因发病部位不一而有所不同，后期以声音嘶哑为主要症状。喉镜、CT、磁共振等检查确定病灶侵犯位组织器官的情况及是否转移，明确诊断需行活体组织病理学检查。

## 一、诊断要点

（1）患者病史、中年以上男性患者、不良烟酒嗜好。

① 声门上型。早期多无症状，后期可有喉部痒感、异物感、吞咽不适感、咽喉痛、声音嘶哑、痰中带血、呼吸困难。

② 声门型。早期即可出现声音的变化，声嘶逐渐加重，甚至呼吸困难。

③ 声门下型。早期可无症状，后期出现声嘶、刺激性咳嗽、咯血、呼吸困难。

④ 跨声门型。早期症状不明显，后期出现声嘶、呼吸困难。

（2）喉镜检查　特别需注意声门下区、气管部位的隐蔽病变。

（3）体征　颈部淋巴结的详细情况。

（4）影像学检查　喉部 CT、MRI 了解病变范围，B 超大致了解颈部、腹部、泌尿系淋巴结情况，胸部 X 线或 CT 了解有无肺部转移。

（5）病理学检查明确诊断。

（6）根据检查结果进行喉癌的分区、分型、分级，按国际抗癌协会（UICC）TNM 分类标准执行。

**二、鉴别诊断**

注意与喉结核、喉乳头状瘤、喉淀粉样变、喉梅毒等鉴别。

（1）喉结核　多有肺部结核病变，痰中可查出结核分枝杆菌。

（2）喉乳头状瘤　发展缓慢，常见症状为声嘶或失声，长期持续性呼吸困难者可发生漏斗胸及代偿性红细胞增多。喉镜检查见肿瘤呈苍白、淡红或暗红色，活体组织检查可确诊。

（3）喉淀粉样变　喉镜检查可见声带、喉室或声门下区有暗红色肿块，也可呈弥漫性上皮下浸润，声门显著狭窄。

（4）喉梅毒　喉镜检查见主要发病部位位于会厌，累及周围组织结构，可见梅毒瘤性肿物、溃疡、弥漫性增生、软骨坏死、瘢痕形成等病变，或多种病变同时发生。

**三、治疗原则**

手术、放疗、化疗是目前治疗头颈部肿瘤的三大基本手段。目前多主张计划性综合疗法治疗喉癌。

（1）放射治疗　根治性放疗仅适用于早期（T1、T2）病例。

（2）手术治疗　目前治疗喉癌的主要手段。

（3）化学治疗　包括诱导化疗、辅助化疗、姑息化疗。

① 诱导化疗。推荐以铂类药物为基础，可选铂类单药（如顺铂）或顺铂＋多西他赛＋5-Fu 方案，也可联合靶向药物（如 EGFR 单克隆抗体西妥昔单抗）。

② 同步放化疗。化疗药物有多种选择，但以铂类药物为基础，包括顺铂单药（Ⅰ类推荐）、西妥昔单抗（Ⅰ类推荐）、卡铂/5-Fu（Ⅰ类推荐）、顺铂/紫杉醇、顺铂/5-Fu。

③ 姑息化疗。对无法治愈的复发、转移病变可采用联合或单药方式的姑息化疗。联合化疗推荐顺铂或卡铂＋5-Fu＋西妥昔单抗，顺铂或卡铂＋多西他赛或

紫杉醇，顺铂＋西妥昔单抗。单药化疗可根据需要选用顺铂、卡铂、5-Fu、西妥昔单抗、多西他赛、紫杉醇、博来霉素、氨甲蝶呤、环磷酰胺等。

（4）生物治疗　重组细胞因子、过继转移的免疫细胞、单克隆抗体及其偶联物、肿瘤分子疫苗、基因治疗。

**四、一般治疗**

忌烟酒，避免吸入有害气体，雾化吸入，加强营养。

**五、药物处方**

处方一

顺铂。一般剂量：按体表面积每次 $20mg/m^2$，每日 1 次，连用 5 天，或每次 $30mg/m^2$，连用 3 天，并需适当水化利尿。大剂量：每次 $80\sim120mg/m^2$，静脉滴注，每 $3\sim4$ 周一次，最大剂量不应超过 $120mg/m^2$，以 $100mg/m^2$ 为宜。

注意事项：①肾损害患者、孕妇和对本品过敏者禁用。②监测末梢血常规、肝肾功能、末梢神经毒及听力表现等变化，必要时减少剂量或停药，并进行相应的治疗，避免采用与本品肾毒性或耳毒性叠加的药物，如氨基糖苷类抗生素、两性霉素 B、头孢噻吩、戊炔嘧苯胺酸、利尿酸钠等。静脉滴注时需避光。③对既往有肾病史或中耳炎史者慎用。④在治疗中，出现下列症状之一者应停用：a. 周围白细胞低于 $3.5\times10^9/L$ 或血小板低于 $80\times10^9/L$；b. 用药后持续性严重呕吐；c. 早期肾脏毒性的表现，如血清肌酐大于 $2mg/100mL$ 或尿素氮大于 $20mg/100mL$，或尿镜检在高倍视野中有白细胞 10 个、红细胞 5 个或管型 5 个。⑤在治疗过程中应注意进行下列检查：a. 听力测验与神经功能检查；b. 血液尿素氮（BUN）、肌酐清除率与血清肌酐；c. 血细胞比容、血小板计数、白细胞总数与分类、血清氨基转移酶、转肽酶、胆红素与尿酸。⑥治疗前后、治疗期间和每一疗程之前应做肝肾功能、血常规、血钙、听神经功能、神经系统功能检查。在治疗期间，每周应检查血常规。通常须待器官功能恢复正常后才可重复下一疗程。

处方二

西妥昔单抗，每周给药一次。初始剂量为 $400mg/m^2$ 体表面积，其后每周 $250mg/m^2$ 体表面积。初次给药时，建议滴注时间为 120 分钟，随后每周给药的滴注时间为 60 分钟，最大滴注速率不得超过 $5mL/min$。

注意事项：①已知对西妥昔单抗有严重超敏反应（2 级或 4 级）的患者禁用本品。②伊立替康的有关禁忌，请参阅其使用说明书。③本品常可引起不同程度的皮肤毒性反应，此类患者用药期间应注意避光，轻至中度皮肤毒性反应无须调整剂量，发生重度皮肤毒性反应者，应酌情减量。④因本品能透过胎盘屏障，可能会损害胎儿或影响妇女的生育能力，孕妇及未采取避孕措施的育龄妇女慎用。因本品可通过乳汁分泌，故哺乳期妇女慎用。⑤在本品对儿童患者的安全性尚未得到确认前，儿童禁用。⑥应在医师监护下用药。⑦发生轻至中度输液反应时，可减慢输液速度或服用抗组胺药物，若发生严重的输液反应需立即停止输液，静脉注射肾上腺素、糖皮质激素、抗组胺药物并给予支气管扩张剂及输氧等治疗。⑧部分患者应禁止再次使用本品。⑨此外，在使用本品期间如发生急性发作的肺部症状，应立即停用，查明原因，若确系肺间质疾病，则禁用并进行相应的治疗。

### 处方三

多西他赛。按体表面积推荐剂量为 $70\sim75mg/m^2$，静脉滴注一小时，每 3 周一次。根据计算患者所用要量，用注射器吸取所需剂量，稀释到 5% 葡萄糖注射液或 0.9% 氯化钠注射液中，轻轻摇动，混合均匀，最终浓度不超过 0.74mg/mL。

注意事项：①以下患者禁用。a. 对多西他赛或吐温-80 有严重过敏史的患者；b. 白细胞数目小于 $1.5\times10^9/L$ 的患者；c. 肝功能有严重损害的患者。②多西他赛必须在有癌症化疗药物应用经验的医师指导下使用。由于可能发生较严重的过敏反应，应具备相应的急救设施，注射期间建议密切监测主要功能指标。③在肝功能异常患者、使用本品高剂量治疗患者和既往接受铂类药物治疗的非小细胞肺癌患者，使用多西他赛剂量达 $100mg/m^2$ 时，与治疗相关的死亡的发生率会增加。④所有患者在接受多西他赛治疗前需预服药物，以减轻体液潴留的发生，预服药物只包括糖皮质激素类，如地塞米松，在多西他赛注射头一天开始服用，每日 16mg，服用 4～5 天。⑤中性粒细胞减少是最常见的副作用。多西他赛治疗期间应经常对白细胞数目进行监测。当患者中性粒细胞数目恢复至 $>1.5\times10^9/L$ 以上时才能接受多西他赛的治疗，多西他赛治疗期间如果发生严重的中性粒细胞减少（$<0.5\times10^9/L$ 并持续 7 天或 7 天以上），在下一个疗程中建议减低剂量，如仍有相同问题发生，则建议再减低剂量或停止治疗。⑥在多西他赛开始滴注的最初几分钟内有可能发生过敏反应。如果发生过敏反应的症状轻微，如脸红或局部皮肤反应则不需中止治疗。如果发生严重过敏反应，如血压下降超过 20mmHg，支气管痉挛或全身皮疹/红斑，则需立即停止滴注并进行对症治疗。对已发生严重不良反应的患者不能再次应用多西他赛。⑦多西他赛治疗期间可能发生外周神经毒性。如果反应严重，则建议在下一个疗程中减低剂量。⑧如已观察到的皮肤反应有肢端（手心或足底）局限性红斑伴水肿、脱皮等。此类毒性可能导致中断或停止治疗。⑨肝功能有损害的患者，如血清氨基转移酶［GOT 和（或）GST］超过正常值上限 1.5 倍，同时伴有碱性磷酸酶超过正常值上限 2.5 倍，存在发生严重不良反应的高度危险，如毒性死亡，包括致死的脓毒症、胃肠道出血、发热性中性粒细胞减少症、感染、血小板减少症及口炎和乏力。这些患者不应使用多西他赛，并且在基线和每个化疗周期前要检测肝功能。

**处方四**

5-Fu（5-氟尿嘧啶），单药静脉注射剂量一般为按体重每日 10～20mg/kg，连用 5～10 日，每疗程 5～7g（甚至 10g）。若为静脉滴注，通常按体表面积每日 300～500mg/m$^2$，连用 3～5 天，每次静脉滴注时间不得少于 6～8 小时；静脉滴注时可用输液泵连续给药维持 24 小时。

注意事项：①对本品严重过敏者禁用。②孕妇及哺乳期妇女禁用。③伴发水痘或带状疱疹时禁用。本品不可用作鞘内注射。本品在动物实验中有致畸和致癌性，但在人类，其致突、致畸和致癌性均明显低于氮芥类或其他细胞毒性药物，长期应用本品而致发第 2 个原发恶性肿瘤的危险也比氮芥等烷化剂小。④除有意识地单用本品较小剂量作放射增敏剂外，一般不宜和放射治疗同用。⑤有下列情况慎用本品：肝功能明显异常；周围血白细胞计数低于 3.5×10$^9$/L、血小板低于 50×10$^9$/L 者；感染、出血（包括皮下和胃肠道）或发热超过 38℃者；明显胃肠道梗阻；失水或（和）酸碱、电解质平衡失调者。⑥开始治疗前及疗程中应每周定期检查外周血常规。使用本品时，不宜饮酒或同用阿司匹林类药物，以减少消化道出血的可能。

**处方五**

紫杉醇，将紫杉醇用 0.9%氯化钠注射液、5%葡萄糖注射液或 5%葡萄糖氯化钠注射液稀释成 0.3～1.2mg/mL 溶液，静脉滴注 3 小时。联合用药剂量为 135～175mg/m$^2$，3～4 周重复。

注意事项：①对聚氧乙基代蓖麻油过敏者、中性粒细胞低于 3.5×10$^9$/L 者禁用；②治疗前应用地塞米松、苯海拉明和 H2 受体拮抗剂进行预处理；③未稀释的浓缩药液不要接触聚氯乙烯塑料器械或设备，且不能进行静脉滴注；④稀释的药液应储藏在瓶内或塑料袋内，采用聚氯乙烯给药设备滴注，给药期间应注意有无过敏反应及生命特征的变化。

（陈颖坤　曹现宝）

# 咽部异物

咽部异物（forein body in pharynx）是耳鼻喉科常见急症之一，易被发现和取出。如处理不当，常延误病情，发生严重并发症，较大异物或外伤较严重者可致咽部损伤。

鼻咽部异物少见，偶见因呕吐或呛咳而将食物、药片等挤入鼻咽部。口咽部异物多属经口进入的尖锐细长物品，如鱼刺等。可刺入扁桃体、咽侧壁、舌根或会厌谷等处。较大异物常停留于会厌谷等处。尖锐异物可能刺破并穿过咽黏膜，埋藏于咽后壁，引起继发感染，甚至脓肿形成。

常表现为咽部有异物刺痛感，吞咽时明显，部位大多比较固定。儿童有流涎、分泌物潴留现象。若刺破黏膜，可见少量血液（血性唾液）。较大异物存留喉咽，可引起吞咽及呼吸困难。鼻咽部异物可有鼻咽部疼痛、鼻塞、鼻臭、分泌物增多或血性分泌物。异物长期存留可形成咽或颈深间隙脓肿。

### 一、诊断要点

（1）有异物咽下史。

（2）口咽视诊、鼻咽镜检查、间接喉镜检查时可发现异物。

（3）行 X 线检查发现不透 X 线的异物及其形态、大小和位置。

### 二、鉴别诊断

根据异物吞入史、临床表现及查体、影像学检查发现异物即可诊断，无须鉴别。

### 三、治疗原则

（1）取出异物。

（2）局部已感染者，取出异物后，给予抗生素类药物治疗，若已形成脓肿，则应切开引流同时取出异物。

### 四、一般治疗

（1）口咽部异物如鱼刺等，可用镊子夹出，舌根、会厌谷、梨状窝等处异物，可在间接喉镜或纤维喉镜下用异物钳取出。

（2）已发生咽部感染者应先用抗生素控制感染，再取出异物。已有咽旁或咽后脓肿形成者，经口或颈侧切开排脓，脓液做常规药敏试验，根据药敏试验结果使用抗生素。

### 五、药物处方

**处方一**

头孢呋辛钠注射剂，1.5g，静脉滴注，每日 2 次。

注意事项：①对青霉素、头孢菌素过敏者禁用；②使用时应监测肝肾功能，特别是对接受高剂量的重症患者；③该药能引起假膜性小肠结肠炎，对有胃肠道疾病史者，特别是溃疡性结肠炎、局限性肠炎或抗生素相关性肠炎患者，应警惕；④有报道少数患儿使用本品时出现轻、中度听力受损。

**处方二**

合并脓肿形成时可加用甲硝唑注射剂，1.0g，每日 2 次，连用 3~5 日。

注意事项：①有活动性中枢神经系统疾患和血液病者禁用。②本品的代谢产物可使尿液呈深红色。③原有肝脏疾病患者，剂量应减少。出现运动失调或其他中枢神经系统症状时应停药。重复一个疗程之前，应做白细胞计数。厌氧菌感染合并肾功能衰竭者，给药间隔时间应由 8 小时延长至 12 小时。④本品可抑制酒精代谢，用药期间应戒酒，饮酒后可能出现腹痛、呕吐、头痛等症状。⑤若遇药液混浊、异物、瓶身破裂、轧口松动等，请勿使用。一次使用不完，禁止再用。

（董静　曹现宝）

# 呼吸道异物

　　呼吸道异物（foreign body in respiratory tract），指喉、气管和支气管内异物，常见于儿童，1～5 岁多见，男多于女，男女比例约 5∶3，成人极少见。因儿童常将异物留置口中、易突然啼哭或欢笑、不能细嚼食物、咳嗽反射不健全、游戏中等原因导致异物进入呼吸道，喂食不当、异物表面光滑及体小质轻亦为病因。昏迷、酒醉、麻醉及睡眠时亦可误吸异物，手术时的意外、精神病患者或企图自杀者均可见呼吸道异物病例。根据病史、查体、喉镜检查、影像学检查可确诊，行喉镜检查同时可准备适当的异物钳，有时可同时取出异物。

## 一、诊断要点

　　（1）详细了解病史，特别注意异物史。

　　① 喉异物。异物导致反射性喉痉挛致吸气性呼吸困难和刺激性剧烈咳嗽。因异物停留位置不一，可出现咽下疼痛、吞咽困难、呛咳、呼吸困难、喘鸣、声音嘶哑或失声、喉痛。若为尖锐异物，可有咯血、皮下气肿。异物存留可引起喉腔炎症、喉阻塞加重、下行性感染。

　　② 气管异物。异物刺激呼吸道致呛咳、气喘、呼吸困难和异常呼吸声，甚至窒息。

　　③ 支气管异物。多位于右侧支气管，可致痉挛性呛咳，根据阻塞程度不同可致轻度呼吸困难、阻塞性肺气肿、间质性肺气肿、气胸、皮下气肿、纵隔气肿、腹膜后气肿、肺不张。

　　（2）听诊及触诊　气管内活动的异物听诊可闻及撞击声，嘱患者张口咳嗽时明显。触诊气管时可有撞击震动感；张口呼吸时可闻及哮喘样喘鸣。支气管异物可引起肺炎、肺气肿或肺不张体征。

　　（3）喉镜、支气管镜检查　喉异物行喉镜检查多可确诊，气管、支气管异物需行支气管镜检查。

　　（4）影像学检查　金属异物 X 线检查多可见，必要时行 CT 检查。

## 二、鉴别诊断

　　呼吸道异物患者多数是儿童，异物吸入时家属未目睹，儿童不能自诉病史。

患儿多以喘鸣音就诊，易被误诊为哮喘性支气管炎，部分患者因长期呼吸道感染，被误诊为肺炎、支气管扩张症等。诊治这些患者应考虑呼吸道异物的可能，体格检查及 X 线检查是诊断呼吸道异物的重要方法。

### 三、治疗原则

（1）呼吸道异物均应尽早取出。

（2）合并严重炎症并发症，宜行抗感染治疗。

（3）呼吸困难严重，不宜先取异物者，可先行气管切开术，防止窒息。

（4）合并气胸、纵隔气肿等并发症，宜先治疗并发症，好转后再取异物。

（5）取出异物前需明确异物位置、大小、性状，挑选备齐适宜器械。

（6）根据异物位置、现有设备和技术，可选择间接喉镜下、直接喉镜下、纤维喉镜下、经颈外入路、环甲膜切开、气管切开异物取出术。

（7）重在预防。

### 四、一般治疗

（1）背中部拍打法　婴幼儿：用一只手抓住双下肢，将患儿倒提起来，另一只手拍打背部中央，直至异物吐出来。

（2）手指挖取法　先开口，左手拇指贴紧患者上方牙齿，食指与拇指交叉，压迫下方牙齿，一用力就可开口，右手食指插到咽喉深部，手指末节屈曲，从异物旁边伸到后方，钩出异物，但不要勉强，不要将异物推得更深，无法钩出。

（3）中上腹部加压法　急救者双手从背部插入患者腋下，双手握拳，拇指对着患者上腹下中部，一只手抓着另一只手腕用力冲击，压迫腹部，反复多次，以使患者肺内的气体将异物冲出。若患者尚有力气，也可将上腹压在椅背上、桌子角、栏杆等处，反复用力压迫，尽可能冲出异物。昏迷患者，使其仰卧，抢救者骑在患者下半身，双手用力猛压胸下部两侧，尽可能冲出异物。呼吸心跳停止者应立即行心肺复苏。

### 五、药物处方

**处方一**

头孢呋辛钠注射剂，1.5g，静脉滴注，每日 2 次。

注意事项：①对一种头孢菌素或头霉素过敏者对其他头孢菌素或头霉素也可能过敏；②对青霉素过敏患者应用头孢菌素类药物时应根据患者情况充分权衡利弊后决定。有青霉素过敏性休克或即刻反应者，不宜再选用头孢菌素类。

**处方二**

布地奈德混悬剂，雾化吸入，成人每次 1~2mg，每日 3 次。儿童每次 0.5~1mg，每日 2 次。

注意事项：①运动员慎用。②口服类固醇停药期间，一些患者可能出现与停药相关的症状，如关节和（或）肌肉痛、倦怠及情绪低落，即使他们的呼吸功能能够得到维持甚至出现了改善。③较高剂量使用或在治疗中未滴定至最低有效剂量的情况下，部分患者可能出现 HPA 抑制的情况。由于个体对皮质醇生成的影响的敏感性不同，医师在处方布地奈德混悬液时应考虑此信息。④对接受吸入用布地奈德混悬液治疗的患者出现的任何全身类固醇作用进行观察。术后或肾上腺功能不全的患者需要严密的观察。⑤在治疗期间，少数患者可能出现一些全身类固醇治疗的作用，如肾上腺功能亢进，骨密度降低，肾上腺抑制，特别是用较高剂量治疗时。如果出现此类变化，应逐渐减少吸入用布地奈德混悬液的用量，此撤药方案符合公认的哮喘症状管理程序以及全身类固醇的减药策略。⑥持续治疗对儿童生长速度的潜在影响，需要结合替代治疗方案的临床获益和风险加以权衡。⑦长期应用对局部和全身影响尚不完全清楚。⑧一些患者出现口腔和咽部的局部白念珠菌感染，需进行相应的抗真菌治疗和（或）中断吸入用布地奈德混悬液的治疗。⑨呼吸道存在活动性或非活动性结核感染，未加治疗的全身性真菌、细菌、病毒或寄生虫感染，或者眼单纯疱疹的患者需慎用。⑩在吸入类固醇治疗治疗后，罕有青光眼、眼内压升高以及白内障的病例报道。⑪对于从全身类固醇治疗转为吸入类固醇治疗的患者，需要特别小心，因为曾出现过由全身类固醇治疗变为吸入类固醇治疗期间或其后，因肾上腺皮质功能不全而导致的死亡病例。⑫在应激反应或严重哮喘发作时，患者需要额外口服类固醇。建议这些患者随身带警示卡。⑬对于由口服类固醇转为吸入用布地奈德混悬液治疗的患者要缓慢撤药。⑭以前曾接受高剂量类固醇全身治疗的患者，从口服治疗改用吸入用布地奈德治疗时，可能再发生早期的过敏症状或其他免疫系统疾病，如鼻炎、结膜炎、嗜伊红细胞异常、湿疹及关节炎。⑮使用免疫抑制药物的患者比健康个体更容易发生感染。⑯未进行水痘和麻疹感染患者接受吸入性类固醇治疗的研究。⑰如果接受免疫抑制剂量类固醇治疗的患者接触了水痘病毒感染源，可能需要予以水痘-带状疱疹免疫球蛋白或者混合静脉滴注免疫球蛋白治疗。如果患者接触到了麻疹病毒感染源，可能需要予以混合肌内注射免疫球蛋白进行预防性治疗。⑱不应用于快速缓解急性支气管痉挛或者其他哮喘急性发作。⑲与其他吸入性哮喘药同时使用时，服药后可能出现支气管痉挛，并伴有哮鸣的即时性加重，此时必须立即使用一种速效吸入性支气管扩张剂进行治疗，中断吸入用布地奈德混悬液治疗，并采取其他替代治疗方案。⑳在吸入用布地奈德混悬液治疗期间，如果哮喘对患者常用量的支气管扩张剂无响应时，应立即与医师联系。

（陈颖坤　曹现宝）

# 声带麻痹

声带麻痹（paralysis of vocal cord），或称喉麻痹，是一种临床表现，非一个独立的疾病，系指支配喉的运动神经受损引起的声带运动障碍。根据病变的部位分为中枢性、周围性。因左侧迷走神经、喉返神经行径较右侧长，故以左侧发病率高。周围性喉麻痹较中枢性喉麻痹常见，常见原因有外伤、机械性压迫或牵拉、肿瘤、周围神经炎，喉肌病变、精神因素亦可致周围性喉麻痹。

**一、诊断要点**

（1）病史、症状、体征。

① 喉返神经不完全麻痹。左侧麻痹多见。单侧麻痹者症状不明显，剧烈运动时可出现气促，多无呼吸困难。双侧麻痹者可引起喉阻塞，甚至窒息。

② 喉返神经完全麻痹。单侧麻痹者声音嘶哑、发声易疲劳，说话、咳嗽漏气。双侧麻痹者发音嘶哑无力，不持久。气促而无呼吸困难。易误呛，咳痰困难。

③ 喉上神经麻痹。发高声困难，音色粗弱。双侧麻痹者易误呛、误吸。

④ 混合性喉神经麻痹。单侧麻痹者因对侧声带代偿功能无明显症状，双侧麻痹者喉不能发声，咳嗽功能减弱。

（2）喉镜检查。

（3）查找病因。

**二、鉴别诊断**

声带麻痹应与功能性失音鉴别：功能性失音能找到一定的诱因，如生气、悲痛过度等；喉镜检查时让患者咳嗽时可见声带活动正常；暗示疗法有效。

**三、治疗原则**

（1）喉上神经麻痹　根据病因制订治疗方案，若为颈部肿瘤压迫，可行肿瘤切除。若为末梢神经炎造成，可予以维生素 $B_1$ 口服或注射治疗，保守治疗无效或外伤导致者可行甲状舌骨肌-环甲肌缝合术。

（2）喉返神经麻痹　单侧麻痹者加强发声训练、保守治疗。无效者可行患侧声带内收术。双侧麻痹而无呼吸困难、发声尚可者可暂不处理，无呼吸困难而发声差者可行单侧声带内收术。双侧麻痹者发生呼吸困难者应首先解除呼吸困难，可行气管切开术，手术原则是发声、呼吸功能兼顾，尽量恢复喉的正常功能。

## 四、一般治疗

注意声带休息，避免过度用嗓、剧烈运动，发声训练。

## 五、药物处方

### 处方一

甲钴胺胶囊，0.5mg，口服，每日3次。

注意事项：①如果服用一个月以上无效，则无须继续服用；②从事汞及其化合物的工作人员，不宜长期大量服本品。

### 处方二

维生素 $B_1$ 片，口服，成人，一次1片，每日3次。

注意事项：①必须按推荐剂量服用，不可超量服用；②儿童用量请咨询医师或药师；③孕妇及哺乳期妇女应在医师指导下使用；④如服用过量或出现严重不良反应，应立即就医；⑤对本品过敏者禁用，过敏体质者慎用；⑥本品性状发生改变时禁止使用；⑦儿童必须在成人监护下使用。

（陈颖坤　曹现宝）

# 扁桃体恶性肿瘤

扁桃体恶性肿瘤（malignant tumor of tonsil）为口咽部常见的恶性肿瘤，以鳞状细胞癌多见，其次为淋巴上皮癌、未分化癌及肉瘤。多发于男性，男女比（2～3）:1。发生于腭舌弓、扁桃体窝及腭咽弓。早期症状为咽部不适、异物感，一侧咽痛，吞咽时明显，晚期咽痛加剧，引起同侧放射性耳痛、吞咽困难、讲话含糊不清、呼吸困难等。

## 一、诊断要点

（1）咽痛、进食饮水时加重，伴有放射性耳痛，累及翼内肌及颊肌，可产生牙关紧闭或颞部头痛；肿瘤增大可影响咀嚼、吞咽、呼吸；影响咽鼓管，可出现耳鸣、听力减退、放射性耳痛。

（2）一侧扁桃体肿大，质硬，有溃疡面及分泌物，颈侧及颌下淋巴结肿大。

（3）病理学检查　扁桃体活检确诊。

（4）MRI 或 CT 检查，确定肿瘤的范围及部位以及骨质有无破坏。

（5）B超检查了解肿瘤及颈部淋巴结的情况。

## 二、鉴别诊断

（1）隐性扁桃体结核　病理学检查可确诊，可为颈淋巴结结核的原发病灶。

（2）扁桃体角化症　扁桃体表面角化物坚硬，附着牢固，拭之易出血。

### 三、治疗原则

（1）部分肉瘤、恶性淋巴瘤及未分化癌宜用放射治疗，同时配合化疗及免疫治疗。

（2）伴有颈部淋巴结肿大者可同时行颈清扫术。

### 四、一般治疗

化疗药物中绝大多数在抑制或杀伤癌细胞的同时，对机体内正常细胞也有毒害作用。

（1）饮食应以卫生、清淡、富有营养的食物为主，多饮水。

（2）对症支持治疗　每周至少复查一次血常规。了解白细胞、血红蛋白、血小板情况，积极对症处理；患者出现腹泻、呕吐等症状时给予止吐、止泻治疗。

### 五、药物处方

**处方一**

紫杉醇，通常在用紫杉醇前12小时及6小时给予地塞米松20mg，口服。苯海拉明，50mg，在紫杉醇之前30～60分钟静脉滴注，以及在注射紫杉醇之前30～60分钟给予静脉注射西咪替丁30mg或雷尼替丁50mg。每3周1次，静脉给予紫杉醇175mg/m³，静脉滴注时间大于3小时。同时联合使用顺铂化疗。

注意事项：①必须在有化疗经验的内科医师监督下使用，只有在配备足够的诊断和治疗设备时，才有可能有效地控制并发症。②治疗前应先采用肾上腺皮质类激素、苯海拉明和H2受体拮抗剂治疗。以需要救治的呼吸困难和低血压、血管神经性水肿和全身性荨麻疹为特征的严重过敏性反应的发生率占2%，这些反应可能是通过组胺的作用引起的。凡有过严重过敏反应者禁用此药。③与铂化合物联合使用时，应当先用紫杉醇。④骨髓抑制是剂量限制性毒性反应。紫杉醇不应用于中性白细胞计数少于$1.5×10^9$/L的患者。直到中性白细胞升到$1.5×10^9$/L，血小板计数升到$>100×10^9$/L才可应用紫杉醇。⑤低血压、心动过速、高血压等均可出现于紫杉醇的治疗过程中，但是通常不需要治疗。⑥治疗期间发生严重传导异常者的概率<1%，有些患者需安装心脏起搏器。⑦紫杉醇含无水乙醇，因此对所有患者都要考虑到可能会产生中枢神经系统影响和其他影响。

**处方二**

顺铂，50～100mg/m³，每3～4周静脉滴注1次。与紫杉醇间隔1小时后给予。

注意事项：①肾毒性，积累及剂量依赖性是顺铂主要的剂量依赖性毒性。最常见的改变是肾小球滤过率下降，在给下一剂量之前，肾功能必须回到可接受的限度。②耳毒性：耳鸣或偶见对正常会话的听力减低是耳毒性的指征，反复用药可使发生频率及严重性增加，而且是不可逆的。③骨髓抑制：应用顺铂治疗后，可发生骨髓抑制。④过敏反应：面部水肿、喷嚏、心动过速、低血压及荨麻疹样非特异性斑丘疹型皮疹可在注药后几分钟内发生，严重反应可用肾上腺素、肾上腺皮质激素及抗组胺药静脉注射控制。⑤低镁血症及低钙血症：镁的损失常伴随肾小管损害，这种损害阻止了镁离子的再吸收。有必要监测电解质。⑥神经毒性：外周神经病、体位性低血压及惊厥在延长用药后较为常见。

### 处方三

多西他赛，每3周75mg/m² 静脉滴注1小时。在静脉滴注一天前服用地塞米松，每天16mg，持续3天。可与顺铂联合使用，但要先用多西他赛，再用顺铂，这样可以降低多西他赛的清除率。

注意事项：①应于2～25℃避光保存。②配置时建议使用手套，如果碰到了皮肤，立即彻底地用肥皂及水冲洗，若碰到了黏膜，则要立即彻底地用水冲洗。③由于可能发生较严重的过敏反应，应具备相应的急救措施，注射期间密切监测主要功能指标。④中性粒细胞减少是最常见的不良反应，应经常进行全血细胞计数监测。当中性白细胞升到 $1.5×10^9$/L 以上时才能接受多西他赛的治疗。⑤过敏反应。应密切注意患者的过敏反应，发生重度过敏反应，需立即停止输注并进行对症治疗。⑥皮肤反应。观察到肢体末端发生局部皮肤红斑伴水肿继而出现脱皮现象。⑦体液潴留。密切注意如胸膜积液、心包积液及腹腔积液的发生。⑧肝功能损害。如果血清转氨酶超过 1.5 倍正常值上限，同时伴有碱性磷酸酶超过 2.5 倍正常值上限，则发生重度不良反应的危险性升高。其多西他赛推荐剂量为75mg/m²，并且在基线和每个周期前要检测肝功能。⑨神经系统。当观察到重度外周神经毒性症状时，应减少多西他赛的剂量。⑩心脏毒性。有心力衰竭发生，可能是中度至重度的，并可能导致死亡。

（董静　曹现宝）

# 喉咽恶性肿瘤

喉咽（laryngopharynx），又称下咽（hypopharynx），位于喉的后面及两侧，起于舌骨延线以下，下端在环状软骨下缘平面连接食管，相当于第3～6颈椎的前方。在临床上可分为3个解剖区。①梨状窝（piriform sinus），梨状窝位于喉的两侧，上缘起自舌会厌襞，向下移行至环后食管，其内侧为杓会厌襞和环状软骨，外侧上部为舌甲膜，下部为甲状软骨翼板。②环状软骨后区，即环后区

（postcricoid region），位于环状软骨后面和环咽肌区，起自杓状软骨及杓间区，下至环状软骨下缘与颈段食管相接。③下咽后壁区（posterior hypopharynx）为覆盖于椎前的喉咽壁，起自会厌平面，下至环杓关节水平的下咽后壁。该病患者常以咽部异物感为首发症状，单侧进行性咽痛，伴吞咽不畅、呛咳或咳嗽，部分患者以颈部肿块为初发症状就诊，应完善喉镜，必要时行下咽、食管 X 线造影，以免漏诊。

**一、诊断要点**

（1）咽部异物感　最常见的初发症状，患者常在进食后有食物残留感。

（2）吞咽疼痛　疼痛呈逐渐加重，多为单侧咽痛，患者多能指出疼痛部位。癌灶侵犯软骨或软组织或肿瘤合并感染时疼痛加重，常向耳部放射。

（3）吞咽不畅　肿瘤达到一定体积时阻塞咽腔，或侵犯食管入口时发生吞咽不畅，甚至吞咽困难。

（4）声音嘶哑　肿瘤累及声带或侵犯声门旁间隙，或侵犯喉返神经时出现声音嘶哑，常伴有程度不一的呼吸困难。

（5）呛咳或咳嗽　声带受累、下咽组织水肿或瘤体阻塞咽腔，在吞咽时误入气管引起呛咳，严重者引起吸入性肺炎。

（6）颈部肿块　约三分之一患者以颈部肿块为首发症状就诊，肿块多位于颈中部、下部，单侧多见，部分为双侧。肿块质硬，无痛，逐渐增大。

（7）晚期下咽癌患者常有贫血、消瘦、衰竭等恶病质表现，累及颈部大血管可发生大出血。

**二、鉴别诊断**

（1）咽炎、鼻神经官能症　可行喉镜检查，必要时行下咽、食管造影，排除下咽恶性肿瘤。

（2）下咽部良性肿瘤　血管瘤、脂肪瘤、神经纤维瘤、食管平滑肌瘤等，包膜或边界清晰，膨胀性生长。

（3）颈淋巴结核　仔细检查鼻咽、口咽、喉咽、喉及食管等处，常规行胸部 X 线。发现颈部肿块应及时行穿刺细胞学检查。

**三、治疗原则**

早期喉咽恶性肿瘤可单纯放疗或单纯手术，单纯手术较单纯放疗效果好。对于Ⅲ及Ⅳ期患者，应综合治疗，而综合治疗以手术加放疗最为有效。

（1）放射治疗　仅适用于肿瘤局限的 T1 病变。对于有手术禁忌证不能手术患者，放疗作为一种姑息性治疗。

（2）综合治疗　术前放疗或术后放疗。术前放疗量在 40～50Gy，放疗后2～4周行手术。术后放疗可消灭术中脱落的癌细胞、消除区域淋巴结中的亚临床灶，同时可作为对术后病理证实切缘有癌细胞浸润患者治疗的一种补救措施，术后放疗量在 60～70Gy。

（3）化疗　目前喉咽恶性肿瘤的辅助性化疗对于提高 5 年生存率无确定的结论。常用药物有氨甲蝶呤、博来霉素、长春新碱、5-Fu，多主张联合用药。

### 四、一般治疗
清淡食物为主，注意规律、合理饮食。

### 五、药物处方
处方一

博来霉素，用 5～20mL 适合静脉注射用的溶液，溶解 15～30mg（效价）的药物后，缓慢静脉滴入。如果明显发热时，应减少药物单次使用量为 5mg（效价）或更少，同时可增加使用次数。一般为每周 2 次，可根据病情调节，每日 1 次至每周 1 次不同。总量一般为 300～400mg（效价）。

注意事项：①首次用药，应先肌内注射 1/3 剂量，若无反应，再注射其余剂量。注射本药前，先服吲哚美辛 50mg 可减轻发热反应。②用药期间应注意随访检查，如肺部有无啰音、胸部 X 线检查、血常规、血胆红素、谷丙转氨酶、血尿素氮、血尿酸、肌酐清除率等。③静脉注射应缓慢，每次时间不少于 10 分钟。水痘患者、白细胞计数低于 $2.5\times10^9/L$ 者禁用。

处方二

氨甲蝶呤，剂量必须根据适应证、患者的身体状况和血常规确定。一般而言，低剂量单次用药 $<100mg/m^2$；中剂量单次用药 $100～1000mg/m^2$；高剂量单次用药 $1000mg/m^2$ 以上。常规治疗 $15～20mg/m^2$（静脉注射）每周 2 次；$30～50mg/m^2$（静脉注射）每周 1 次；$15mg/(m^2\cdot d)$（静脉注射或肌内注射）连用 5 天，2～3 周后重复用药。

注意事项：①治疗期间适量补充叶酸，禁止饮酒，定期复查血常规、肝肾功能；②严重肝、肾功能损害（血清肌酸酐 2mg％时为禁忌证，1.5～2mg％时，剂量减至常用量的 25％）、酗酒者、造血系统疾病（再生障碍性贫血、白细胞减少、血小板减少、贫血）、感染、口腔及胃肠道溃疡、有新近的手术伤口者禁用。

处方三

5-Fu（5-氟尿嘧啶），单药静脉注射剂量一般为按体重每日 10～20mg/kg，连用 5～10 日，每疗程 5～7g（甚至 10g）。若为静脉滴注，通常按体表面积每日 $300～500mg/m^2$，连用 3～5 天，每次静脉滴注时间不得少于 6～8 小时；静脉滴注时可用输液泵连续给药维持 24 小时。

注意事项：①用药期间应严格检查血常规；②注射局部有疼痛、静脉炎或动脉内膜炎，常有脱发、红斑性皮炎、皮肤色素沉着、手足综合征及暂时性小脑运动失调，偶有影响心脏功能。

处方四

长春新碱，每次按体表面积 $1\sim1.4mg/m^2$，或按体重每次 $0.02\sim0.04mg/kg$，每次量不超过 2mg，每周 1 次，1 个疗程总量 20mg。

注意事项：①对诊断的干扰。本品可使血钾及血和尿的尿酸升高。②下列情况应慎用：有痛风病史、肝功能损害、感染、白细胞减少、神经肌肉疾病、尿酸盐性肾结石病史、近期用过放射治疗或抗癌药治疗的患者。③用药期间应定期检查外周血常规、肝肾功能。注意观察心率、肠鸣音及肌腱反射等。④用药过程中，出现严重四肢麻木、膝反射消失、麻痹性肠梗阻、腹绞痛、心动过速、脑神经麻痹、白细胞过低、肝功能损害，应停药减量。⑤注射时药液漏至血管外，应立即停止注射，以 0.9%氯化钠注射液稀释局部，或以 1%普鲁卡因注射液局封，温湿敷或冷敷，发生皮肤破溃后按溃疡处理。⑥防止药液溅入眼内，一旦发生应立即用大量 0.9%氯化钠注射液冲洗，然后再用地塞米松眼膏保护。⑦注入静脉时避免日光直接照射。⑧肝功能异常时减量使用。

（陈颖坤　曹现宝）

# 扁桃体周脓肿

扁桃体周围间隙是指咽腱膜与扁桃体被膜间有疏松结缔组织，形成一潜在间隙。扁桃体周脓肿（peritonsillar abscess）为发生于扁桃体周围间隙内的化脓性炎症，初期为蜂窝织炎，继之形成脓肿。常继发于急性化脓性扁桃体炎。好发于青壮年。多为单侧。分为前上型和后上型。初起如急性扁桃体炎症状，3～4 天后，一侧咽痛加剧，吞咽时明显，疼痛常向同侧耳部或牙齿放射。患者头偏向患侧，颈项呈假性僵直，言语含糊不清，若病变累及翼内肌会出现张口困难。同侧下颌下淋巴结肿大。全身乏力、食欲减退、肌肉酸痛、便秘等。

## 一、诊断要点

(1) 急性化脓性扁桃体炎，一侧咽痛加重，吞咽时加重，疼痛向耳部或牙齿放射。

(2) 痛苦面容，颈项呈假性僵直，流涎，张口、进食困难，言语含糊。

(3) 前上型者，可见一侧软腭及腭垂红肿，并偏向对侧，舌腭弓上方隆起，扁桃体向内下方移动；后上型脓肿在扁桃体和腭咽弓之间，较少见。

(4) 穿刺抽脓可确诊。

## 二、鉴别诊断

（1）咽旁脓肿 咽旁隙的化脓性炎症，脓肿位于咽侧至一侧颈外下颌角部，伴有颈侧上部压痛，病侧扁桃体和咽侧壁被推向中心，但扁桃体本身无病变。

（2）智齿冠周炎 常发生于阻生的下颌智齿周围，检查见牙冠上覆盖肿胀组织，牙龈红肿、触痛，炎症可扩展到腭舌弓，扁桃体及腭垂不受影响。

（3）扁桃体脓肿 扁桃体本身的脓肿，在扁桃体内抽出脓液，扁桃体肿大，扁桃体上隐窝中可见脓液流出，无张口困难。

（4）脓性下颌下炎 口底的急性炎症，形成弥漫性蜂窝织炎。在口底和颏下有痛性硬块，舌被抬高，压舌或伸舌时疼痛和困难，张口受限但非牙关紧闭。感染可扩散至喉部，引起呼吸困难。软腭和腭舌弓无充血。

（5）扁桃体恶性肿瘤 无发热，一侧扁桃体迅速增大或扁桃体肿大有溃疡，活检可确诊。

## 三、治疗原则

（1）脓肿形成前，用抗生素控制感染。

（2）脓肿形成后，穿刺抽脓或切开排脓。

（3）脓肿消退 2 周后，行扁桃体切除术。

## 四、一般治疗

（1）脓肿形成前，用抗生素控制感染。

（2）脓肿形成后，穿刺抽脓或切开排脓，明确脓肿是否形成及脓腔位置。穿刺抽脓：表面麻醉后，粗针头于脓肿最隆起处刺入，有脓液流出。切开排脓：穿刺有脓时，选择最隆起处或最软化处切开黏膜和浅层组织后，用长弯血管钳向后外方顺肌纤维走向撑开软组织，直达脓腔，充分排脓。

（3）对多次形成脓肿者，应在炎症消退 2 周后，行扁桃体切除术。

## 五、药物处方

处方一

头孢硫脒注射液，静脉注射，每次 1g，每日 2～4 次。小儿按体重每日 50～100mg/kg，分 2～4 次给药。

注意事项：①应用该品前须详细询问头孢菌素类及头霉素类的药物过敏史，对一种头孢菌素或头霉素过敏者对其他头孢菌素或头霉素也可能过敏。对青霉素类、青霉素衍生物或青霉胺过敏者也可能对头孢菌素或头霉素过敏。对青霉素过敏患者应用头孢菌素时发生过敏反应者达 5%～7%；如做免疫反应测定时，则对青霉素过敏患者对头孢菌素过敏者达 20%。②对青霉素过敏患者应用该品时应根据患者情况充分权衡利弊后决定。有青霉素过敏性休克或即刻反应者，不宜再选用头孢菌素类。③有胃肠道疾病史者，特别是溃疡性结肠炎、局限性肠炎或抗生素相关性肠炎（头孢菌素类很少产生假膜性小肠结肠炎）者应慎用。④肾功能减退患者应用该品须适当减量。⑤应用该品的病人抗人球蛋白试验（Coombs试验）可出现阳性；孕妇产前应用该品，此阳性反应也可出现于新生儿。

处方二

头孢唑林钠，成人1次0.5～1.0g，加入0.9%氯化钠注射液100mL中，每日2～4次，严重感染者可增加至每日6g，分2～4次静脉滴注。儿童每天50～100mg/kg，分2～3次静脉滴注，疗程5～7天。

注意事项：①对头孢菌素类过敏者及有青霉素过敏性休克者或即刻反应者禁用；②肾功能不全者慎用，且必需减量；③肌内注射偶可引起局部疼痛，静脉注射少数患者可引起静脉炎；④少数患者可致氨基转移酶升高、尿素氮升高和蛋白尿、白细胞或血小板减少、抗人球蛋白试验阳性、药疹、药物热、嗜酸性细胞增高，也可致念珠菌的二重感染；⑤有的供肌内注射的注射剂内含利多卡因，不可注入静脉。

处方三

奥硝唑注射剂，1.0g，静脉滴注，每日2次，连用3～5日。

注意事项：①禁用于对本品及其他硝基咪唑类药物过敏的患者；②禁用于脑和脊髓发生病变、癫痫及各种器官硬化症患者；③禁用于造血功能低下、慢性酒精中毒患者；④肝损伤患者每次用药剂量与正常用量相同，但用药间隔时间要加倍，以免药物蓄积；⑤使用过程中，如有异常神经症状反应立即停药，并进一步观察治疗；⑥本品溶液显酸性，与其他药物合用时注意本品低pH值对其他药物的影响；⑦本品与半合成抗生素类及头孢菌素类药合用时应单独给药，两者不能使用同一稀释液稀释，应分别溶解稀释，分别滴注；⑧如发现药液混浊或变色切勿使用。

（董静　曹现宝）

# 急性咽炎

急性咽炎是咽黏膜、黏膜下组织及其淋巴组织的急性炎症，常为上呼吸道感染的一部分。可单独发生，亦可继发于急性鼻炎。以咽部干燥、灼热、咽痛和吞咽痛为主要临床症状，一般病程在1周左右。应与急性传染病和血液病相鉴别，在儿童期尤为重要。必要时为明确致病因素，可进行咽部细菌培养。

## 一、诊断要点

（1）起病时表现为咽部干燥，灼热，后继有咽痛和吞咽痛。

（2）全身情况一般较轻，但严重者表现为发热、头痛、食欲缺乏和四肢酸痛等。

（3）口咽黏膜呈急性弥漫性充血，咽后壁淋巴滤泡增生，咽侧索肿胀。

（4）咽后壁淋巴滤泡中央可出现黄白色点状渗出物。部分患者颌下淋巴结肿大，且有压痛。

### 二、鉴别诊断

应与以下疾病相鉴别。

（1）麻疹　儿童最常见的急性呼吸道传染病之一，其传染性很强，临床上以发热、上呼吸道炎症、眼结膜炎及皮肤出现红色斑丘疹和颊黏膜上有麻疹黏膜斑，疹退后遗留色素沉着伴糠麸样脱屑为特征。

（2）猩红热　A组溶血性链球菌感染引起的急性呼吸道传染病，临床特征为发热、咽峡炎、全身弥漫性鲜红色皮疹和疹退后明显的脱屑。多见于小儿，5～15岁居多。

（3）流感　急性高热、全身疼痛、乏力和轻度呼吸道症状。

（4）急性坏死性咽炎　咽组织的急性坏死性炎症，起病急、全身情况恶化迅速及咽部坏死性表现。

### 三、治疗原则

及时给予抗感染并对症治疗是治疗急性咽炎的治疗原则。

### 四、一般治疗

（1）注意休息，多饮水及进流质食物。

（2）还可用1%～3%碘甘油涂抹咽后壁肿胀的淋巴滤泡，有消炎作用。严重者可用雾化吸入治疗。

### 五、药物处方

处方一

头孢呋辛酯片，口服，每日2次，每次0.25～0.5g；或0.9%氯化钠注射液100mL+注射用头孢呋辛钠1.5g，静脉滴注，每日2次。

注意事项：①用于伴发细菌感染时；②对于有头孢菌素类、青霉素类抗生素过敏的患者，可以使用大环内酯类抗生素或氟喹诺酮类抗生素替代；③用药期间不可饮酒。

处方二

板蓝根颗粒，口服，每日3次，每次1袋；或抗病毒口服液，口服，每日3次，每次1支。

注意事项：①抗病毒药物用于早期病毒性感染；②忌烟、酒及辛辣、生冷、油腻食物；③不宜在服药期间同时服用滋补性中药；④高血压、心脏病、肝病、糖尿病、肾病等慢性病严重者应在医师指导下服用；⑤对本品过敏者禁用，过敏体质者慎用。

### 处方三

西瓜霜润喉片，含服，每日 4～5 次，每次 2 片；或银黄含片，含服，每日 5～10 次，每次 2 片；或清咽滴丸，含服，每日 3 次，每次 4～6 粒。

注意事项：①忌辛辣、鱼腥食物；②不宜在服药期间同时服用温补性中成药；③对本品过敏者禁用，过敏体质者慎用。

### 处方四

金果饮，口服，每日 3 次，每次 1 支；蓝芩口服液，口服，每日 3 次，每次 1 支；清喉利咽颗粒，口服，每日 3 次，每次 1 袋。

注意事项：①忌烟酒、辛辣、鱼腥食物；②不宜在服药期间同时服用温补性中药；③孕妇慎用，糖尿病患者、儿童应在医师指导下服用；④脾虚大便溏者慎用；⑤属风寒感冒咽痛者，症见恶寒发热、无汗、鼻流清涕者慎用。

### 处方五

灭菌注射液 2～10mL＋注射用糜蛋白酶 4kU＋吸入用布地奈德混悬液 2mL，雾化吸入，每日 2 次。

注意事项：①请勿把雾化器放在高温、低温、高压或阳光直射的地方；②在每次雾化前水槽中必需加足蒸馏水；③每次使用完毕，清洗并擦干雾化器；④对相关药物过敏者禁用；⑤由于吸入类固醇存在全身吸收的可能性，应当对接受吸入用布地奈德混悬液治疗的患者出现的任何全身类固醇作用进行观察。术后或者肾上腺功能不全的患者需要严密的观察。

（纪育斌　王伟）

# 急性扁桃体炎

急性扁桃体炎为腭扁桃体的急性非特异性炎症，常继发于上呼吸道感染，并伴有程度不等的咽部黏膜和淋巴组织的急性炎症，是一种很常见的咽部疾病。多发生于儿童及青年。在季节更替、气温变化时容易发病。临床常将急性扁桃体炎分为 2 类，即急性卡他性扁桃体炎和急性化脓性扁桃体炎。需与白喉、猩红热、樊尚咽峡炎及某些血液病所引起的咽峡炎等疾病相鉴别。

### 一、诊断要点

（1）全身症状表现为起病急，可有畏寒、高热、头痛、食欲下降、疲乏无力、周身不适、便秘等。

（2）小儿患者可因高热而引起抽搐、呕吐及昏睡。

（3）局部症状表现为剧烈咽痛，常放射至耳部，多伴有吞咽困难。

（4）部分出现下颌角淋巴结肿大，可出现转头受限。

（5）炎症波及咽鼓管时则出现耳闷、耳鸣、耳痛甚至听力下降。

（6）口咽部检查见咽部黏膜呈弥漫性充血，以扁桃体及两腭弓最为严重，腭扁桃体肿大。

（7）急性化脓性扁桃体炎时在其表面可见黄白色脓点或在隐窝口处有黄白色或灰白色点状豆渣样渗出物，可连成一片形似假膜，不超出扁桃体范围，易拭去但不遗留出血创面。

（8）血常规检查白细胞总数升高，中性粒细胞比例增大。

（9）咽拭子培养，可确定病原微生物。

## 二、鉴别诊断

应与以下疾病相鉴别。

（1）白喉 咽痛较轻，中度发热，虚脱症状与热度不成正比。查体见灰白色假膜，常扩展到扁桃体区以外，不易拭去，拭之易出血。咽部可检出白喉棒状杆菌。

（2）樊尚咽峡炎 咽痛轻，一侧明显，全身症状不明显，常有龋齿。一侧扁桃体上覆以灰色或黄色假膜，呈腐肉状，有臭味，易拭去，其下有溃疡，患侧淋巴结肿大。咽部可检出梭形杆菌及樊尚螺旋体。

（3）单核细胞增多症 小儿多见，咽痛，全身症状明显，发热，头痛。一侧扁桃体发红、肿胀，有溃烂，上有灰白色渗出物附着，易拭去，病变不超出扁桃体，全身淋巴结肿大，肝脾可能肿大。白细胞早期减少，以后增高至（10～40）×$10^9$，单核粒细胞增多至 40%～80%，血清嗜异性凝集试验（＋）。

## 三、治疗原则

积极的抗感染治疗，辅助以对症治疗及局部治疗。

## 四、一般治疗

（1）卧床休息，进流质食物及多饮水，加强营养及疏通大便，咽痛剧烈或高热时，可口服退热药及镇痛药；因本病具有传染性，故患者要隔离。

（2）如多次反复发作急性扁桃体炎，特别是已有并发症者，应在急性炎症消退 2 周后施行扁桃体切除术。

## 五、药物处方

处方一

阿莫西林克拉维酸钾片，口服，每日 3 次，每次 1～2 片；或头孢呋辛酯片，口服，每日 2 次，每次 0.5g。有发热、全身情况不佳时可用静脉制剂，0.9% 氯化钠注射液 100mL ＋注射用头孢曲松钠 2.0g，静脉滴注，每天 1 次；或 0.9% 氯化钠注射液 100mL ＋青霉素 400 万单位，静脉滴注，每天 2 次。

注意事项：①应根据细菌培养和药物敏感试验结果，选取对病原微生物敏感的抗生素，未能明确者可选用广谱的青霉素类、头孢菌素类抗生素；②对于有头孢菌素类、青霉素类抗生素过敏的患者，可以使用大环内酯类抗生素或氟喹诺酮类抗生素替代；③用药期间不可饮酒；④最常见的不良反应是过敏和胃肠道反应，如腹泻、恶心和呕吐；⑤肾功能减退和肝功能损害者应慎用；⑥每次服用青霉素类药物前，必须先进行皮试。

### 处方二

氨酚伪麻美芬片Ⅱ/氨麻苯美片，口服，每日 3 次，每次 1～2 片；或复方阿司匹林片，口服，每日 3 次，饭后服用，每次 1～2 片；或对乙酰氨基酚咀嚼片（小儿用），口服，每日 3 次，每次 2～3 片。

注意事项：①上述药物为解热镇痛药；②对于非甾体抗炎药过敏患者禁用；③属于对症治疗药物，不宜长期或大量服用，一般用药不超过 5 天，勿与其他含有解热镇痛类药物同时服用；④活动性消化性溃疡及其他原因所致消化道出血者禁用；⑤有下列情况患者慎用，如 60 岁以上、支气管哮喘、肝肾功能不全、凝血机制或血小板功能障碍（如血友病）。

### 处方三

金果饮，口服，每日 3 次，每次 1 支；蓝芩口服液，口服，每日 3 次，每次 1 支。

注意事项：①忌烟酒、辛辣、鱼腥食物；②不宜在服药期间同时服用温补性中药；③孕妇慎用，糖尿病患者、儿童应在医师指导下服用；④脾虚大便溏者慎用；⑤属风寒感冒咽痛者，症见恶寒发热、无汗、鼻流清涕者慎用。

### 处方四

复方氯己定含漱液，适量漱口，每日 3 次。

注意事项：①偶见过敏反应或口腔黏膜浅表脱屑；②长期使用能使口腔黏膜表面与牙齿着色，舌苔发黄，味觉改变；③含漱时至少在口腔内停留 2～5 分钟；④本品仅供含漱用，含漱后吐出不得咽下；⑤应避免接触眼睛。

（纪育斌　王伟）

# 急性会厌炎

急性会厌炎是一种以会厌充血、水肿为主要表现的声门上急性喉炎，可分为急性感染性会厌炎和急性变态反应性会厌炎二类。急性感染性会厌炎是以会厌为主的声门上区喉黏膜急性非特异性炎症。急性变态反应性会厌炎属Ⅰ型变态反应，当抗原进入机体后，产生相应的IgE抗体，再次接触相同的抗原时，发生肥大细胞和嗜碱性粒细胞脱颗粒，释放大量血管活性物质，引起血管扩张，通透性增加。本病危险性很大，有时在咳嗽或深吸气后，甚至患者更换体位时，水肿组织嵌入声门，突然发生窒息，抢救不及时可致死亡。

### 一、诊断要点

（1）急性感染性会厌炎 起病急骤，发病前可出现畏寒发热；咽喉疼痛为其主要症状，吞咽时疼痛加剧；疼痛可放射至下颌、颈、耳或背部。可发生吞咽和吸气性呼吸困难；发音多正常。表现为会厌舌面弥漫性充血肿胀，重者如球形，如有脓肿形成，常于会厌舌面的一侧肿胀，急性充血，表面出现黄色脓点。急性感染性会厌炎白细胞总数增加，中性粒细胞增多，有核左移现象。

（2）急性变态反应性会厌炎 发病急，常在用药0.5小时或进食2～3小时内发病，进展快。主要症状是喉咽部堵塞感和说话含糊不清，声音无改变。无畏寒发热、呼吸困难，亦无疼痛或压痛。表现为会厌水肿明显，有的呈圆球状，颜色苍白，组织疏松。杓会厌襞以及杓状软骨处亦多呈明显水肿、肿胀。声带及声门下组织可无改变。而急性变态反应性会厌炎末梢血或会厌分泌物涂片检查嗜酸性粒细胞增多至3%～7%，其他血细胞均正常。变应原皮内试验多呈阳性。

### 二、鉴别诊断

应与以下疾病相鉴别。

（1）单纯喉水肿 一般无呼吸困难。

（2）白喉 多发生于幼儿，喉部涂片见到白喉棒状杆菌可确诊。

（3）急性气管支气管炎 无吞咽困难，有阵发性咳嗽，X线检查有助于鉴别。

（4）喉异物 有明确的异物史。

### 三、治疗原则

保持呼道畅通，抗感染；使用足量强有力抗生素和糖皮质激素，抗过敏。

### 四、一般治疗

（1）急诊留观或住院治疗。

（2）卧床休息，注意口腔卫生，防止继发感染，鼓励进流质食物，补充营养。

（3）急性感染性会厌炎若会厌舌面脓肿形成，或脓肿虽已破裂仍引流不畅时，可在吸氧、保持气道通畅情况下将会厌切开排脓，需注意的是感染病灶尚未局限时，不可过早切开，以免炎症扩散，必要时气管切开建立人工气道，同时保持水、电解质和酸碱平衡。

（4）急性变态反应性会厌炎首先进行抗过敏治疗，会厌及杓会厌襞水肿非常严重者，应立即在水肿明显处切开1～3刀，减轻水肿程度。若堵塞症状不减轻或水肿仍很明显，可考虑做预防性气管切开术。因声门被四周水肿组织堵塞而较难找到，可用喉插管或硬管支气管镜使气道通畅，也可选择紧急气管切开术或环甲膜切开术，如窒息应同时进行人工呼吸。

### 五、药物处方

**处方一**

0.9％氯化钠注射液100mL＋注射用头孢呋辛钠1.5g，静脉滴注，每日2次；或0.9％氯化钠注射液100mL＋注射用头孢曲松钠2.0g，静脉滴注，每日1次。

注意事项：①对于有头孢菌素类、青霉素类抗生素过敏的患者，可以使用大环内酯类抗生素或氟喹诺酮类抗生素替代；②用药期间不可饮酒；③最常见的不良反应是过敏和胃肠道反应，如腹泻、恶心和呕吐；④肾功能减退和肝功能损害者应慎用。

**处方二**

地塞米松磷酸钠注射液，静脉注射或静脉滴注，每日1次，每次10～20mg；或氢化可的松，静脉滴注，每日1次，每次100mg。

注意事项：①糖皮质激素应连续使用3～5天，等炎症消退后逐步减量。②对本品及肾上腺皮质激素类药物有过敏史患者禁用。高血压、血栓症、胃与十二指肠溃疡、精神病、电解质代谢异常、心肌梗死、内脏手术、青光眼等患者一般不宜使用，特殊情况下权衡利弊，注意病情恶化的可能。③本品较大剂量易引起糖尿病、消化道溃疡和类库欣综合征症状，对下丘脑-垂体-肾上腺轴抑制作用较强。并发感染为主要的不良反应。④长期服药后，停药时应逐渐减量。⑤糖尿病、骨质疏松症、肝硬化、肾功能不良、甲状腺功能低下患者慎用。⑥对于孕妇、儿童、老人应慎用，具体使用方法参考药物说明书。

**处方三**

抗休克治疗使用0.1％肾上腺素0.1～0.2mL，即刻皮下注射。

注意事项：①器质性心脏病、高血压病、冠状动脉病、心源性哮喘、阻塞性心肌病、心律失常（尤其是室性心律失常）、甲状腺功能亢进及糖尿病患者，以及脑组织挫伤患者、分娩妇女禁用。②小儿、老年人、器质性脑损害患者及孕妇应慎用。③注射时必须轮换部位，以免引起组织坏死。长期大量应用该品可致耐药性，停药数天后，耐药性消失。④用于过敏性休克时，应补充血容量，以抵消血管渗透性增加所致的有效血容量不足。⑤使用该品时必须注意血压、心率与心律变化，多次使用应监测血糖。

### 处方四

灭菌注射液 2～10mL＋注射用糜蛋白酶 4kU＋吸入用布地奈德混悬液 2mL，雾化吸入，每日 2 次。

注意事项：①请勿把雾化器放在高温、低温、高压或阳光直射的地方；②在每次雾化前水槽中必需加足蒸馏水；③每次使用完毕，清洗并擦干雾化器；④对相关药物过敏者禁用；⑤由于吸入类固醇存在全身吸收的可能性，应当对接受吸入用布地奈德混悬液治疗的患者出现的任何全身类固醇作用进行观察。术后或者肾上腺功能不全的患者需要严密的观察。

（纪育斌　王伟）

# 急性单纯性喉炎

急性单纯性喉炎指以声门区为主的喉黏膜的急性弥漫性卡他性炎症，是成人呼吸道常见的急性感染性疾病之一。急性单纯性喉炎可单独发生，也可继发于急性鼻炎和急性咽炎，是上呼吸道感染的一部分需与喉结核和麻疹喉炎相鉴别。积极治疗急性单纯性喉炎是防止其转为慢性的关键。

### 一、诊断要点

（1）局部症状主要为声音嘶哑、喉痛、咳嗽、咳痰。

（2）一般成人全身症状较轻，小儿较重。重者可有畏寒、发热、疲倦、食欲缺乏等症状。

（3）喉镜检查可见喉黏膜的弥漫性红肿，早期声带表面充血，发声时声门闭合不全，偶见喉黏膜有散在浅表性小溃疡，黏膜下瘀斑。

### 二、鉴别诊断

应与以下疾病相鉴别。

（1）喉结核　多有肺部结核病变，痰中可查出结核分枝杆菌。

（2）白喉　多发生于幼儿，喉部涂片细菌学检查可确诊。

### 三、治疗原则

早期给予足量抗生素，积极对症治疗，禁声。

#### 四、一般治疗

（1）注意休息，进流质食物及多饮水。

（2）禁声，禁烟酒。

（3）给氧、解痉、化痰，保持呼吸道通畅，可用雾化吸入或经鼻给氧。

（4）随时调节室内温度和湿度，保持室内空气流通等。

（5）急性喉梗阻Ⅱ度时应严密观察呼吸，作好气管切开术的准备，Ⅲ度时可考虑行气管切开术。

#### 五、药物处方

**处方一**

黄氏响声丸，饭后口服，每日 3 次，每次 6 粒；或银黄颗粒，口服，每日 2 次，每次 1～2 袋。

注意事项：①忌辛辣、鱼腥食物；②孕妇慎用；③凡声嘶、咽痛，兼见恶寒、发热、鼻流清涕等外感风寒者慎用；④不宜在服药期间同时服用温补性中成药；⑤胃寒便溏者慎用。

**处方二**

阿莫西林克拉维酸钾片，口服，每日 3 次，每次 1～2 片；或头孢呋辛酯片，口服，每日 2 次，每次 0.5g。症状严重者可用静脉制剂，0.9%氯化钠注射液 100mL＋注射用头孢曲松钠 2.0g，静脉滴注，每日 1 次，疗程 5～7 天。

注意事项：①急性单纯性喉炎属于自限性疾病，病程约 7 天，症状较轻的患者可不用抗生素，中成药也可收到良好效果。若症状较重或伴有上呼吸道感染时，可用抗生素治疗。②对于有头孢菌素类、青霉素类抗生素过敏的患者，可以使用大环内酯类抗生素或氟喹诺酮类抗生素替代。③用药期间不可饮酒。④最常见的不良反应是过敏和胃肠道反应，如腹泻、恶心和呕吐。⑤肾功能减退和肝功能损害者应慎用。⑥每次服用青霉素类药物前，必须先进行皮试。

**处方三**

灭菌注射液 2～10mL＋注射用糜蛋白酶 4kU＋吸入用布地奈德混悬液 2mL，雾化吸入，每日 2 次。

注意事项：①请勿把雾化器放在高温、低温、高压或阳光直射的地方；②在每次雾化前水槽中必须加足蒸馏水；③每次使用完毕，清洗并擦干雾化器；④对相关药物过敏者禁用；⑤由于吸入类固醇存在全身吸收的可能性，应当对接受吸入用布地奈德混悬液治疗的患者出现的任何全身类固醇作用进行观察。术后或者肾上腺功能不全的患者需要严密的观察。

**处方四**

地塞米松磷酸钠注射液，静脉注射或静脉滴注，每日 1 次，每次 10～20mg。

注意事项：①糖皮质激素应连续使用3～5天，等炎症消退后逐步减量。②对本品及肾上腺皮质激素类药物有过敏史的患者禁用。高血压、血栓症、胃与十二指肠溃疡、精神病、电解质代谢异常、心肌梗死、内脏手术、青光眼等患者一般不宜使用，特殊情况下权衡利弊，注意病情恶化的可能。③本品较大剂量易引起糖尿病、消化道溃疡和类库欣综合征症状，对下丘脑-垂体-肾上腺轴抑制作用较强。并发感染为主要的不良反应。④长期服药后，停药时应逐渐减量。⑤糖尿病、骨质疏松症、肝硬化、肾功能不良、甲状腺功能低下患者慎用。⑥对于孕妇、儿童、老人应慎用，具体使用方法参考药物说明书。

（纪育斌　王伟）

# 慢性咽炎

慢性咽炎为咽部黏膜、黏膜下及淋巴组织的慢性炎症，常为上呼吸道慢性炎症的一部分。本病多见于成年人，病程长，症状顽固，不易治愈。病理上可分为慢性单纯性咽炎和慢性肥厚性咽炎。

## 一、诊断要点

（1）咽部可有异物感、灼热感、干燥感、痒感、刺激感和轻微的疼痛等。

（2）晨起时常出现较频繁的刺激性咳嗽，严重时可引起作呕，咳嗽时常无分泌物咳出。

（3）慢性单纯性咽炎表现为黏膜弥漫性充血，血管扩张，呈暗红色，咽后壁常有少许黏稠分泌物附着。

（4）慢性肥厚性咽炎除了黏膜肥厚，弥漫充血以外，咽后壁还有较多颗粒状隆起的淋巴滤泡，可散在分布或融合成块。两侧咽侧索也有充血肥厚。

## 二、鉴别诊断

应与以下疾病相鉴别。

（1）慢性扁桃体炎　查体可见扁桃体有增生肥大，扁桃体表面瘢痕、凹凸不平、与周围组织粘连或扁桃体隐窝内可见栓塞物。

（2）咽部或邻近部位的良恶性肿物　口咽及下咽、鼻咽及喉部可通过专科查体、鼻内镜及纤维喉镜予以发现；早期的食管癌患者在出现吞咽功能障碍以前，常仅有咽部不适或胸骨后压迫感，较易与慢性咽炎混淆，应行食管造影、食管镜检查予以确诊。

（3）茎突综合征、舌骨综合征及咽异感症　可有相同咽部症状，通过触诊、茎突及舌骨X线片、颈椎X线片及CT扫描与慢性咽炎鉴别。

### 三、治疗原则

症状明显时，以药物治疗为主；平时注意避免引起上呼吸道感染的诱因，戒除不良嗜好，改善工作生活环境。

### 四、一般治疗

（1）戒除烟酒、改善工作和生活环境（避免粉尘及有害气体）。

（2）积极治疗鼻和鼻咽部慢性炎症、纠正便秘和消化不良、治疗全身性疾病以增强抵抗力，对本病的防治甚为重要。

（3）咽后壁肥大的淋巴滤泡可用化学药物如 10％硝酸银溶液烧灼，也可用冷冻或激光治疗。但处理范围不宜过大过深，以防日后咽部干燥，咽黏膜萎缩。

### 五、药物处方

#### 处方一

西瓜霜润喉片，含服，每日 4～5 次，每次 2 片；或银黄含片，含服，每日 5～10 次，每次 2 片；或清咽滴丸，含服，每日 3 次，每次 4～6 粒。

注意事项：①忌辛辣、鱼腥食物；②不宜在服药期间同时服用温补性中成药；③对本品过敏者禁用，过敏体质者慎用。

#### 处方二

金果饮，口服，每日 3 次，每次 1 支；蓝芩口服液，口服，每日 3 次，每次 1 支；清喉利咽颗粒，口服，每日 3 次，每次 1 袋。

注意事项：①忌烟酒及辛辣、鱼腥食物；②不宜在服药期间同时服用温补性中药；③孕妇慎用，糖尿病患者、儿童应在医师指导下服用；④脾虚大便溏者慎用；⑤属风寒感冒咽痛者，症见恶寒发热、无汗、鼻流清涕者慎用。

#### 处方三

金喉健喷雾剂，适量喷患处，每日数次。

注意事项：①忌辛辣、鱼腥食物；②使用时应避免接触眼睛；③不宜在服药期间同时服用温补性中药；④孕妇慎用，儿童应在医师指导下使用；⑤属风寒感冒咽痛者，症见恶寒发热、无汗、鼻流清涕者慎用；⑥切勿置本品于近火及高温处并严禁剧烈碰撞，使用时勿近明火。

（纪育斌　王伟）

# 慢性单纯性喉炎

慢性单纯性喉炎是一种主要发生在喉黏膜的慢性非特异性炎性病变，可累及黏膜下组织，临床常见，多发于成人。查体时间接喉镜检查可见。根据上述病史、临床表现和查体不难诊断，但应与喉结核、早期喉癌相鉴别。

## 一、诊断要点

（1）不同程度的声音嘶哑为其主要症状，初为间歇性，逐渐加重成为持续性，如累及环杓关节，则在晨起或声带休息较久后声嘶反而显著，但失声者甚少。

（2）喉部微痛及紧缩感、异物感等，常做干咳以缓解喉部不适。

（3）喉黏膜弥漫性充血。

（4）声带呈浅红色，表面常见舒张的小血管，与声带游离缘平行。

（5）声带黏膜表面可见有稠厚黏液，常在声门间形成黏液丝。

（6）杓间区黏膜充血增厚，在发音时声带软弱，振动不协调，两侧声带闭合不好。

## 二、鉴别诊断

应与以下疾病相鉴别。

（1）传染性湿疹 有化脓性中耳炎并有脓液流出，或有头颈和面部皮炎。

（2）非传染性湿疹 有某种物质接触史，发病的部位一般在该物质接触的部位；病变的轻重和机体变态反应的强度以及刺激物质的性质、浓度、接触的时间有关。

## 三、治疗原则

积极病因治疗。

## 四、一般治疗

（1）积极治疗鼻炎、鼻窦炎等原发病。

（2）改变不良的生活习惯，去除刺激因素，包括戒除烟酒、禁声。

（3）对发音不当者，可进行发音训练。

（4）直流电药物离子（碘离子）导入或音频电疗、超短波、直流电或特定电磁波（TDP）等理疗。

## 五、药物处方

处方一

黄氏响声丸，饭后口服，每日3次，每次6粒；或银黄颗粒，口服，每日2次，每次1～2袋；或金嗓散结丸，口服，每日2次，每次60～120丸；或万应胶囊，口服，每日2次，每次1～2粒；或银黄含片，含服，每日5～10次，每次2片；或清咽滴丸，含服，每日3次，每次4～6粒。

注意事项：①忌辛辣、鱼腥食物；②孕妇慎用；③凡声嘶、咽痛，兼见恶寒发热、鼻流清涕等外感风寒者慎用；④不宜在服药期间同时服用温补性中成药；⑤胃寒便溏者慎用。

### 处方二

灭菌注射液2～10mL＋注射用糜蛋白酶4kU＋吸入用布地奈德混悬液2mL，雾化吸入，每日2次。

注意事项：①请勿把雾化器放在高温、低温、高压或阳光直射的地方；②在每次雾化前水槽中必需加足蒸馏水；③每次使用完毕，清洗并擦干雾化器；④对相关药物过敏者禁用；⑤由于吸入类固醇存在全身吸收的可能性，应当对接受吸入用布地奈德混悬液治疗的患者出现的任何全身类固醇作用进行观察。术后或者肾上腺功能不全的患者需要严密的观察。

### 处方三

埃索美拉唑镁肠溶片，口服，每日2次，每次20mg。

注意事项：①质子泵抑制剂，对于咽喉反流患者可采用抑酸治疗，疗程大于3个月；②应重视长期使用质子泵抑制剂的不良反应，如影响微量元素和维生素吸收，急性冠状动脉综合征和感染概率增加等；③对于高风险患者，在接受质子泵抑制剂治疗前，推荐使用双能X线骨密度测量，维生素$B_1$和维生素$B_2$以及铁离子检测；④对于胃癌高风险患者推荐幽门螺杆菌和血清胃泌素检测等；⑤药片应和液体一起整片吞服，而不应当咀嚼或压碎。

（纪育斌　王伟）

# 慢性萎缩性喉炎

慢性萎缩性喉炎是因喉黏膜及黏液腺萎缩，分泌减少所致。中老年女性多见，经常暴露于多粉尘空气中者更为严重。根据病史、临床表现和查体，不难诊断。

## 一、诊断要点

（1）喉部干燥不适、异物感、胀痛、声嘶和阵发性咳嗽。

（2）常咳出痂皮或稠痰方停止咳嗽，咳出的痂皮可带血丝，有臭气。

（3）喉黏膜慢性充血、发干，喉腔增宽，黄绿色脓痂常覆于声带后端、杓间区及喉室带等处，去除后可见喉黏膜呈深红色，干燥发亮如涂蜡状。

（4）间接喉镜检查可见继发于萎缩性鼻炎、咽炎者可见鼻腔、咽腔增宽，黏膜干燥。

## 二、鉴别诊断

应与以下疾病相鉴别。

（1）喉结核　多有肺部结核病变，痰中可查出结核分枝杆菌。

（2）喉硬结病　病变部位感觉迟钝，有纤维增生，硬如软骨，缺乏正常组织的弹性，组织病理切片可查见泡沫细胞、品红小体及硬结杆菌。

## 三、治疗原则

积极寻找病因，进行病因治疗。刺激喉黏液分泌，减轻喉部干燥。有痂皮贴附时可在喉镜下湿化后取出。

## 四、一般治疗

（1）病因治疗。主要针对萎缩性鼻炎的治疗，包括鼻腔冲洗及润滑治疗。

（2）戒烟酒，避免进食刺激性食物。

（3）保持生活环境和工作环境空气清洁湿润。

## 五、药物处方

### 处方一

碘甘油，适量涂布咽部，每日2次。

注意事项：①碘甘油有轻微刺激黏膜腺体分泌的功效；②对于碘剂过敏者禁用，孕妇、哺乳期妇女忌用。

### 处方二

维生素A胶囊，口服，每日1次，每次1粒。

注意事项：①维生素A具有维持上皮组织如皮肤、结膜、角膜等正常功能的作用；②应避免过量服用，以免发生维生素A中毒。

### 处方三

维生素E胶囊，口服，每日1次，每次1粒。

注意事项：①该药能对抗自由基的过氧化作用，可延缓衰老，保护皮肤；②对本品过敏者禁用，过敏体质者慎用。

（纪育斌　王伟）

# 阻塞型睡眠呼吸暂停低通气综合征

阻塞型睡眠呼吸暂停低通气综合征（OSAHS）是指睡眠时上气道塌陷阻塞引起的呼吸暂停和低通气，通常伴有打鼾、睡眠结构紊乱，频繁发生血氧饱和度下降、白天嗜睡、注意力不集中等病症，并可能导致高血压、冠心病、2型糖尿病等多器官多系统损害。

呼吸暂停：睡眠过程中口鼻气流停止（较基线水平下降≥90％），持续时间≥10s。

低通气：睡眠过程中口鼻气流较基线水平降低≥30％，并伴动脉血氧饱和度下降≥0.04，持续时间≥10s，或者是口鼻气流较基线水平降低≥50％，并伴血氧饱和度（$SaO_2$）≥0.03或微觉醒，持续时间≥10s。

呼吸努力相关微觉醒（RERA）：是指未达到呼吸暂停或低通气标准，但有≥10s的异常呼吸努力并伴相关微觉醒。

睡眠呼吸暂停低通气指数（AHI）：是指平均每小时睡眠中呼吸暂停和低通气的次数。

睡眠呼吸紊乱知识（RDI）：是指平均每小时睡眠中呼吸暂停、低通气和呼吸努力微觉醒的次数。

OSAHS病因与上气道解剖异常、上气道开大肌对抗上气道吸气时负压作用的减弱以及呼吸调控、体胖、内分泌等多因素有关。

患者主要症状是睡眠时打鼾、呼吸暂停，白天嗜睡，记忆力减退，注意力不集中，晨起后头痛，性功能障碍，性格改变。

### 一、诊断要点

（1）夜间症状　打鼾、睡眠时憋气或突然憋醒、阳痿、遗尿、四肢乱动、翻身等。

（2）日间症状　晨起头痛和口干，困倦嗜睡，记忆力下降，精力不易集中，乏力，血压高，胃灼热，胸骨后痛。

（3）体检　肥胖程度、颈围和腹围；上气道软组织肥厚或松弛，包括扁桃体、软腭、咽壁、舌、鼻甲；上气道骨结构异常；下颌后缩或小下颌、上颌后缩、腭弓高拱、颅底狭窄。

（4）多导睡眠监测法（PSG）检查　呼吸暂停低通气程度：AHI＞30为重度，30≥AHI＞15为中度，AHI≤15为轻度。低氧血症程度：重度＜65％，中度65％～85％，轻度85％～90％。判断疾病程度还要结合全身多系统损害情况，如高血压、心脑血管疾病、糖尿病。

（5）辅助检查　CT、MRI以及X线头影测量，了解颌骨、舌骨软组织和上气道狭窄形态学特点；纤维喉镜检查，Muller试验或模拟打鼾了解上气道静态和动态狭窄情况。

（6）阻塞部位分型　Ⅰ型：狭窄部位在鼻咽以上（鼻咽、鼻腔）。Ⅱ型：狭窄部位在口咽部（腭和扁桃体水平）。Ⅲ型：狭窄部位在喉咽部（舌根、会厌水平）。Ⅳ型：以上部位均有狭窄或有两个以上部位狭窄。

## 二、鉴别诊断

发作性睡病 间断发作的突然嗜睡或无法控制睡意的状态，可伴有猝倒，发病年龄多在 14～16 岁，30 岁以后发病者很少，男多于女，男女比约 1：0.62，发作时突然哈欠不断，侧身便睡，入睡 10～20 分钟，醒后一切如常人，但过数小时又可能再次发作，本病发病年龄较轻，无呼吸梗阻等病症，易与 OSAHS 鉴别。

## 三、治疗原则

OSAHS 是一种个性化极强的疾病，须通过手术、无创呼吸机治疗和心理疏导等联合进行综合性治疗。

## 四、一般治疗

（1）病因治疗 白天嗜睡、注意力不集中者不宜从事驾驶、高空作业等工作，避免饮酒，忌服镇静剂或催眠药，勿吸烟。

（2）生活行为矫治 减少体重，控制热量摄入和调整饮食结构，增强运动量，侧卧位睡眠。

（3）正压通气治疗 持续气道负压通气系统（CPAP）无创效果好。

（4）上气道手术 适合拒绝或不耐受 CPAP 患者，或者有明显上气道解剖异常患者。

（5）口腔矫治器 单独应用，适合打鼾和轻度患者。

（6）减肥手术 适合重度肥胖、保守减肥治疗失败患者。

（7）手术治疗基本原则 强调综合治疗，解除上气道存在的结构性狭窄因素，根据阻塞部位制订手术方案，对多平面狭窄的患者行分期手术。

（8）OSAHS 疗效评定标准 随访时间 6 个月至 1 年以上，必须有 PSG 测定结果。疗效评定标准如下：治愈，AHI<5 次/h，$SaO_2$>90%，症状基本消失；显效，AHI<20 次/h 和降低≥50%，症状明显减轻；有效，AHI 降低≥25%，症状减轻；无效，AHI 降低<25%，症状无明显变化。

（9）术前准备

① 术前 30 分钟可预防性使用抗生素一次，一般选用第一代或第二代头孢菌素抗生素。

② 对症支持治疗。术后给予止血、补液对症治疗，若患者疼痛明显可给予镇痛。嘱患者进食温凉流质食物，避免剧烈咳嗽。

## 五、药物处方

处方

头孢呋辛注射剂，1.5g，静脉滴注，术前 0.5～1.5 小时使用一次，若手术时间过长，术中可加用一次。

注意事项：①对青霉素类、头孢菌素类抗生素过敏者禁用；②使用时应监测肝肾功能，特别是对接受高剂量的重症患者；③该药能引起假膜性小肠结肠炎，对有胃肠道疾病史者，特别是溃疡性结肠炎、局限性肠炎或抗生素相关性肠炎患者，应警惕；④有报道少数患儿使用本品时出现轻、中度听力受损。

（董静　曹现宝）

# 声带小结

声带小结是指声带前中 1/3 交界处出现的对称的结节状隆起。长期用声不当或用声过度是声带小结形成的重要原因。声音嘶哑为主要症状。

## 一、诊断要点

（1）声音嘶哑为主要症状，早期是间歇性声嘶，后期逐渐转变成持续性。

（2）喉镜检查可见声带游离缘前中 1/3 交界处，发声时有分泌物附着，此后该处声带逐渐隆起，成为明显小结。

（3）小结一般对称，也有一侧较大，对侧较小或仅单侧者。声带小结可呈局限性小突起，也可呈广基梭形增厚。

## 二、鉴别诊断

应与以下疾病相鉴别。

（1）声带息肉　主要靠临床肉眼形态进行鉴别。声带息肉多为声带边缘前中 1/3 交界处柔软、半透明的新生物，白色或粉红色，表面光滑，可有蒂，也可广基。

（2）声带囊肿　通过频闪喉镜检查可以区别。主要有潴留囊肿、表皮样囊肿等类型。囊肿呈半球形，表面光滑，灰白色、微黄或淡红，囊壁一般很薄，触之可有波动感。

（3）喉乳头状瘤　通过病理学检查进行鉴别。喉乳头状瘤是喉部最常见的良性肿瘤，一般认为是病毒感染所致，可单发亦可多发。肿物呈苍白、淡红或暗红色，表面常呈桑椹状或仅粗糙不平如绒毛，带蒂者常随呼吸气流上下活动。

（4）喉结核　胸部 X 线片、结核菌素试验、痰培养等有助于鉴别。多位于喉的后部，表现为喉黏膜苍白、水肿，伴多个浅表溃疡，如虫蚀状。也可出现一侧声带充血和增厚。可伴低热、咳嗽等全身症状。

（5）声门型喉癌　多发生于老年男性，通常有长期吸烟史，声嘶症状为进行性加重。喉镜检查可见位于声带的菜花样或结节状肿物，表面不光滑或粗糙不平，可附着伪膜或有溃疡形成，触之质脆，较易出现，可向周围组织浸润，继续发展可有声带固定。晚期可发生呼吸困难、转移性颈淋巴结肿大，终末可出现恶病质等全身症状。

### 三、治疗原则

注意声带休息，发声训练，药物治疗无效可行手术治疗。

### 四、一般治疗

(1) 声带休息 早期声带小结，经过适当声带休息，常可变小或消失。较大的小结即使不能消失，声音亦可改善。若声带休息2～3周，小结仍未明显变小，应采取其他治疗措施，因声带肌长期不活动反而对发声不利。

(2) 发声训练 经过一段时间的发声训练，小结常可自行消失。发声训练主要是改变错误的发音习惯。

(3) 应忌吸烟、饮酒和吃辛辣刺激食物等。

(4) 手术切除 对不可逆较大、声嘶明显的小结，或并有喉蹼者，可考虑手术切除。术后仍应注意正确的发声方法，否则可复发。除此，可适当使用糖皮质激素。儿童小结常不需手术切除，至青春期可以自然消失。

### 五、药物处方

处方一

黄氏响声丸，饭后口服，每日3次，每次6粒；或银黄颗粒，口服，每日2次，每次1～2袋；或金嗓散结丸，口服，每日2次，每次60～120丸。

注意事项：①忌辛辣、鱼腥食物；②孕妇慎用；③凡声嘶、咽痛，兼见恶寒、发热、鼻流清涕等外感风寒者慎用；④不宜在服药期间同时服用温补性中成药；⑤胃寒便溏者慎用。

处方二

灭菌注射液2～10mL＋注射用糜蛋白酶4kU＋吸入用布地奈德混悬液2mL，雾化吸入，每日2次。

注意事项：①请勿把雾化器放在高温、低温、高压或阳光直射的地方；②在每次雾化前水槽中必需加足蒸馏水；③每次使用完毕，清洗并擦干雾化器；④对相关药物过敏者禁用；⑤由于吸入类固醇存在全身吸收的可能性，应当对接受吸入用布地奈德混悬液治疗的患者出现的任何全身类固醇作用进行观察。术后或者肾上腺功能不全的患者需要严密的观察。

（纪育斌　王伟）

# 第三章　口腔科

## 唇　裂

　　唇裂是口腔颌面部常见的先天性畸形，发生率约为 1：1000。正常的胎儿，在第五周以后开始由一些胚胎突起逐渐互相融合形成面部，如未能正常发育便可发生畸形，常与腭裂伴发。根据唇裂发生的部位可分为单侧唇裂、双侧唇裂。根据裂隙的程度可分为隐裂，Ⅰ、Ⅱ、Ⅲ度唇裂。Ⅰ度：只限于红唇部裂开。Ⅱ度：上唇裂开，但鼻底完整。Ⅲ度：上唇、鼻底完全裂开。

### 一、诊断要点

　　(1) 健康史　了解患儿的全身情况，发育是否正常，有无先天性疾病；询问有无过敏史及传染病史。

　　(2) 身体状况　患儿因唇部裂隙，语音不清楚，吸吮及进食均有一定困难，随患儿年龄增长，可有营养和发育不良的体征。

### 二、鉴别诊断

　　外伤性唇裂　非先天性唇裂，有明确的外伤史。

### 三、治疗原则

　　唇裂的现代治疗概念是恢复上唇及相关组织结构的生理功能和正常形态，减少或避免对唇裂患者造成终身的生理和心理创伤。手术修复要求为恢复正常的上唇高度、宽度和丰满度，恢复正常上唇唇弓的外形以及唇红、唇珠的形态，使鼻尖、鼻小柱形态正常，双侧鼻孔对称、大小一致，修复后的手术瘢痕不明显，鼻唇形态协调。

### 四、一般治疗

　　(1) 手术治疗　一般认为单侧唇裂在患儿 3～6 个月时手术为宜，双侧唇裂则略推迟。患儿适用手术的基本条件是：一般健康状况良好，无上呼吸道感染，局部及周围组织无感染。

　　(2) 序列治疗　尽管在婴幼儿期进行了唇裂的修复手术，但随着生长发育，鼻唇部仍会出现不同程度的畸形，称为唇裂术后继发畸形，需要在学龄前进行进一步整形。伴有牙槽骨裂的患者需要在 12 岁左右进行植骨修复，继发颌骨畸形者，则需要成年时进行正颌外科治疗，以进一步改善面型和咬合功能。唇裂的综合序列治疗需要口腔颌面外科、口腔正畸科、口腔内科、口腔修复科、耳鼻喉科、儿科、整形美容外科、精神心理科等科室的协同治疗。

### 五、药物处方

**处方一**

硼酸酒精，适量，局部涂擦，每日4次。

**处方二**

红霉素软膏，适量，局部涂擦，每日4次。

注意事项：①唇裂的治疗主要是采用外科手术整复，早期进行手术，可以尽早恢复上唇的正常功能和外形，并可使瘢痕组织减小到最低程度；②序列治疗应尽早开始，尽可能解决患者由于畸形带来的生理和心理创伤；③由于唇裂治疗需要较高的手术要求，需要多学科协同，因此建议在口腔科或口腔医院进行唇裂序列治疗。

（李广　杨永进　王佃灿）

# 唇 癌

唇癌指唇红（唇自然闭合状态下外显的唇红黏膜组织）和口角联合黏膜（从口裂向后1cm范围）发生的癌。发生在唇内侧黏膜的癌属于颊黏膜癌范畴。唇红部发生的癌几乎都为鳞状细胞癌，且大多数分化良好，也见基底细胞癌，系从唇的皮肤发生侵入所致。腺癌很少见。唇癌好发于男性，男女之比约为4：1。绝大多数唇癌患者年龄在40岁以上。唇癌易发生于户外工作者。

上下唇均可发生唇癌，以下唇多见。最常见于唇红中外1/3部分。病程较长，生长较缓慢。表现为外突型或溃疡型，有些病例在白斑等癌前病变基础上恶变而来，癌组织周围可见癌前病变。病变早期表浅，随病程进展可同时伴有增殖和溃疡，可伴发感染。癌瘤表面常有血痂及炎性渗出。晚期病变累及全唇及周围邻近组织。

唇癌的颈淋巴结转移率较低，且发生转移时间较迟，初诊时伴淋巴结转移者不到10%。上唇癌转移率高于下唇。转移淋巴结多为颏下、颌下及颈深上淋巴结；上唇癌还可能出现腮腺淋巴结转移。

### 一、诊断要点

明确诊断依靠活组织病理学检查，其他诊断要点包括以下几点。

（1）病史　特别是有唇黏膜白斑、唇乳头状瘤、血管瘤等病史，加之长期吸烟病史。

（2）临床症状　如有唇部肿块，继而破溃翻花，蔓延扩大到邻近组织等。

（3）辅助检查　晚期颌下淋巴结转移可累及骨膜，进而累及下颌骨，头部X线片或CT有助于判断转移情况。

**二、鉴别诊断**

（1）白斑　系黏膜上皮增生并过度角化所形成略高于黏膜表面的白色斑块，本病呈无明显肿瘤状的、无规则的外生肿块突起，亦无溃破或呈菜花样，取组织做病理学检查仅见上皮高度增生与过度角化，不见鳞状细胞癌或基底细胞癌。

（2）乳头状瘤　瘤体表面有细小乳头，边界清楚，一般仅数毫米大小，无基底部浸润，活组织病理学检查无癌细胞。

（3）慢性唇炎　常表现为下唇之暗红色肿胀，表面干燥，亦可有细小纵裂而出血，在唇红部可发生糜烂，常持续数年不愈。取活体组织做病理学检查可以鉴别。

**三、治疗原则**

早期唇癌可采用外科手术、放射治疗、激光治疗或低温治疗，均可获得良好效果。

**四、一般治疗**

手术切除。切除后，唇缺损在1/3以内时可直接拉拢缝合；缺损1/2或更多时可用邻近组织瓣即刻整复。早期唇癌的颈淋巴结不做选择性治疗，可严密观察。病变范围较大者（T3/T4）考虑行选择性颈淋巴清除术或放射治疗，临床诊断颈淋巴结转移者应行治疗性颈淋巴清除术。

唇癌的预后较好。Ⅰ期和Ⅱ期唇癌5年治愈率在90%以上，唇癌的预后与发生部位有一定关系，下唇癌较上唇癌预后好。总的5年生存率为70%左右。

**五、药物处方**

无。

（巩玺）

# 舌　癌

舌癌是最常见的口腔癌。以轮廓乳头为界，舌前2/3癌属于口腔癌范畴，舌后1/3为口咽癌范畴。舌癌绝大多数为鳞状细胞癌，腺癌、淋巴上皮癌等较少见。临床可表现为溃疡型、外生型和浸润型。溃疡型和外生型较易发现，浸润型早期因表面无明显改变而不易被发现。舌癌早期可无症状或有轻度疼痛，有些患者疼痛明显可放射至耳颞部。舌肌广泛受累时，大多疼痛明显，舌体运动受限，语言、进食及吞咽等功能受影响。晚期舌癌可侵犯口底、下颌骨、舌根及扁桃体等结构。因舌体具有丰富的淋巴及血液循环，舌体活动频繁等，舌癌易发生淋巴结转移。转移淋巴结常发生在一侧，当舌癌侵及对侧或发生在中线附近时可发生双侧转移。位于舌前部的癌多向颌下及颈深上、中区淋巴结转移，舌尖部癌可转移至颏下或颈深中区淋巴结，舌根部癌可出现颌下、颈深淋巴结转移，也可见茎突后及咽后部淋巴结转移。舌癌晚期可发生远处转移，一般多转移至肺部。

**一、诊断要点**

（1）病史　舌癌一般逐渐增大，生长可较迅速，也可由长期慢性刺激引起，若溃疡长期不愈合应警惕癌变可能。

（2）临床检查　表面呈菜花样或红白相间颗粒，边缘可隆起呈火山口样，基底质硬，周围浸润。侵犯神经时可出现伸舌偏斜、舌体运动受限、舌麻木等异常。单侧或双侧颌下和颈部可扪及肿大淋巴结，质硬，突破包膜时触诊固定。

（3）影像学表现　增强CT中表现为强化影像，可显示肿瘤与周围组织结构的关系，以及颌骨受侵情况，也可检查颈部淋巴结转移情况。

（4）病理学检查　对于可疑舌癌患者，术前应行活检，这是最为准确可靠的诊断方法。

**二、鉴别诊断**

（1）重型复发性阿弗他溃疡　又称腺周口疮。溃疡大而深，周边红肿隆起，基底较硬，但边缘整齐清晰。常单个发生，也可在大溃疡周围有数个小溃疡，初始好发于口角，之后有向后部发作趋势。发作具有规律性，有自限性。愈后可留瘢痕。

（2）创伤性溃疡　能发现明显的理化刺激因素，如残根残冠、不良修复体等，溃疡部位形态往往与刺激因子相契合，去除刺激因素后，溃疡很快明显好转或痊愈。长期不愈合有癌变可能。

**三、治疗原则**

强调综合治疗，提高治愈率、生存率及生活质量。结合肿瘤大小、浸润深度、组织病理学表现、切缘情况、颈部及全身检查结果等确定治疗方案。

**四、一般治疗**

对于早期病变（T1），可采用局部扩大切除或放射治疗。中等大小病变（T2～T3）应根据病变部位做半侧或全舌切除及颈淋巴结清扫术，可同期修复重建。波及口底及下颌骨者，应施行舌、下颌骨、颈淋巴结联合根治术。

对于有不良预后因素的患者，如 T3～T4，切缘阳性，高度恶性，颈淋巴结转移等，术后需辅助放疗。

**五、药物处方**

无。

（朱俏）

# 龋　病

龋病也称龋齿，俗称蛀牙或虫牙，是在口腔内外环境的多种因素影响下，牙齿硬组织发生的一种慢性进行性破坏的细菌感染性疾病。其临床特征是随着病程的发展，最终致使牙齿硬组织在色、质、形三方面发生实质性的损害。龋病的常见致病因素包括致龋细菌、附着于牙面的牙菌斑、致龋的食物、牙齿自身的结构以及所处的环境状况等。龋病的好发部位与牙菌斑、食物残渣的滞留和不易清除有密切关系。牙齿受到龋损侵蚀形成龋洞后是无法自愈修复的，常呈进行性发展，临床常用视诊、探诊、叩诊、X线片、温度测试法进行检查诊断。

**一、诊断要点**

牙齿的窝沟、点隙、邻接面和牙颈部出现变色、缺损。X线检查牙体硬组织存在缺损。

**二、鉴别诊断**

龋病应与牙齿发育与矿化不良、楔状缺损、酸蚀症、牙髓炎相鉴别。

**三、治疗原则**

牙齿一旦发生缺损则无自身修复能力，必须借助人工的方法恢复其固有的功能和形态，因此，龋病的治疗也应遵循早诊断早治疗的原则。

**四、一般治疗**

（1）非手术治疗　适用于早期釉质龋、静止龋等情况。使用硝酸银、氟化物或窝沟封闭剂等处理病损表面使龋损停止发展或消失。

（2）手术治疗　适用于中龋以上的情况。在去净龋坏组织的基础上，根据牙体缺损的程度给予充填治疗、安抚治疗等。

**五、药物处方**

处方一

将 75％的氟化钠置入龋损及牙面反复涂擦 2～3 分钟，每周 1 次，4 次为 1 个疗程。

注意事项：氟化物有毒，勿吞食。

### 处方二

吹干隔湿龋损牙面后用 10％硝酸银涂擦龋损面 0.5～1 分钟，吹干，重复一次，再用蘸有丁香油的小棉球涂擦，使之还原呈黑色，吹干。一般每周进行 1 次，4 次为 1 个疗程，3～6 个月后复查。

注意事项：硝酸银腐蚀性大，严格隔湿防止与口腔软组织接触。

### 处方三

对光滑面早期龋坏或是预防龋齿时可使用再矿化液，每日含漱 2～3 次，留置 3 分钟，反复 3 次。

注意事项：患者应注意改善口腔卫生情况，清除牙菌斑，限制糖的摄入，这样才能使再矿化治疗达到目的。

注意事项：①保持口腔卫生，饭后漱口，早晚刷牙，学会正确使用牙线，定期进行口腔检查；②龋病以预防为主，定期进行口腔健康教育，早发现，早治疗；③如龋损严重或治疗不当伤及牙髓，应及时进行根管治疗术等规范治疗，避免出现牙根折断、牙齿脱落等。

（李广　杨永进　王佃灿）

# 牙 外 伤

牙外伤是指牙受到各种机械外力作用所发生的牙周组织、牙髓组织和牙体硬组织的急剧损伤。儿童更易发生牙外伤，尤其是前牙外伤。牙外伤多为急诊，就诊时应首先注意患者的全身情况，查明有无其他部位的骨折和颅脑损伤等重大问题，如有危及生命的情况应立即组织抢救。牙齿外伤也常伴有牙龈撕裂和牙槽突的折断，均应及时诊断处理。牙外伤的病因为突然加到牙齿上的各种机械外力。恒牙列外伤最常见的病因为摔倒，其次是交通事故、暴力行为和运动。外力的性质、大小、速度和作用方向不同，造成了各种不同类型的损伤。较轻的外力仅引起牙周组织的轻损伤，较重的外力可将全部牙周膜撕裂，牙从牙槽窝内脱出；高速度的外力易致牙齿折断，低速度强度大的外力易致牙周组织损伤。

## 一、诊断要点

牙齿的伤情与明确的外伤史有关。

## 二、鉴别诊断

根据临床典型表现，可以明确诊断。

### 三、治疗原则

根据牙主要损伤的部位，可将牙外伤分为牙震荡、牙折、牙脱位等几种类型。

（1）牙震荡　当患牙有早接触时，应少量调整咬合，测定并记录牙髓活力情况，定期观察，如果恢复正常则不做进一步的处理，一旦确定牙髓坏死即可做根管治疗。

（2）牙折　折裂位置较浅无症状者可不处理，严重的釉面裂纹最好涂以无刺激性的保护涂料或复合树脂黏结剂；折裂造成髓腔暴露但未深及龈下过多时，根据患牙发育及患者年龄行活髓保存术或去髓术，择期修复；冠根折裂线较深，愈后较差，无保留价值者应尽早拔除患牙，局部行位点保存术。

（3）牙脱位　尽快复位或行再植术，最好在脱位后 2 小时内再植，可防止日后牙根吸收的发生。15～30 分钟之内再植成功率较高。除特别污染时，一般不处理牙周组织和牙髓组织。再植术后 1 周做根管治疗。根管内封氢氧化钙制剂可预防外吸收的发生，但使用时间应限定在几周之内，否则会使根管壁变得薄弱。之后行根管充填。结扎固定 4 周，定期复查。

### 四、药物处方

处方

头孢拉定，0.5g，口服，每日 3 次。或者阿莫西林，1.0g，口服，每日 3 次。

替硝唑片，1.0g，口服，每日 1 次。或者甲硝唑片，0.2g，口服，每日 3 次。

复方氯己定含漱液，5mL，含漱，每日 4 次。

注意事项：①应注意牙外伤患者有无颌骨和身体其他部位的损伤。如有颅脑外伤、大出血等其他较严重的损伤，可择期处理口内伤情；②完全脱位的牙齿应立即冲洗后放入原位，或保存在口腔内舌下、牛奶内或 0.9% 氯化钠注射液中并尽快就医；③松牙固定的时间不应超过 4 周，固定时间过长更易造成患牙的外吸收；④在牙外伤后的最初 2 周吃软一些的食物，以保护受伤牙，但不一定必须吃流食。

（李广　杨永进　王佃灿）

# 牙　龈　病

牙龈病是指局限于牙龈未侵犯深部牙周组织、以炎症为主的一组疾病，包括单纯性龈炎、增生性龈炎、坏死性龈炎、药物性牙龈增生等，病损局限于游离龈和龈乳头。牙龈颜色变为深红或暗红色，炎性充血可波及附着龈。牙龈轻触即出血，龈沟液渗出增多，患者常因刷牙或咬硬物时出血而就诊。

一、诊断要点

牙龈的色、形、质发生了不同程度的改变。

二、鉴别诊断

应与下列疾病相鉴别。

（1）早期牙周炎　应仔细鉴别有无牙周附着丧失和牙槽骨吸收。

（2）血液病引起的牙龈出血　白血病、血小板减少性紫癜、血友病、再生障碍性贫血等血液系统疾病均可引起牙龈出血，且易自发出血，出血量较多，不易止住。血液学检查有助于排除上述疾病。

（3）坏死溃疡性龈炎　坏死溃疡性龈炎的临床表现以牙龈坏死为特点，除了具有牙龈自发性出血，还有龈乳头和边缘龈坏死等特征性损害，可有口臭和假膜形成，疼痛症状也较明显，而菌斑性牙龈炎无自发性痛和自发性出血。

（4）HIV相关性龈炎　HIV相关性龈炎在HIV感染者中较早出现，临床可见游离龈缘呈明显的线状红色充血带，称作牙龈线形红斑，目前认为是与白念珠菌感染有关，附着龈可有点状红斑，患者可有刷牙后出血或自发性出血。

三、治疗原则

控制牙菌斑，去除一切局部刺激因素，保持良好的口腔卫生，局部药物治疗，必要时可做牙龈切除术和牙龈成形术。

四、一般治疗

（1）单纯性龈炎　应用洁治术彻底去除牙菌斑、牙石及一切不良刺激因素。局部药物治疗，3%过氧化氢溶液或复方氯己定局部含漱后，涂搽2%碘甘油。

（2）增生性龈炎　洁牙治疗去除牙菌斑及牙石。可通过牙龈成形术纠正牙龈形态。

（3）妊娠性龈炎　洁牙治疗去除牙菌斑及牙石，外科治疗尽量在分娩后进行。

（4）坏死性龈炎　去除坏死组织，通过洁牙治疗去除牙菌斑及牙石，1%过氧化氢溶液冲洗或含漱，全身给予维生素C等支持疗法，慢性患者所造成的牙龈外形异常需采用外科的方式进行纠正。

五、药物处方

处方一

用于轻度牙龈病的早期治疗。1%过氧化氢溶液，5mL，含漱，每日3次。或者，复方氯己定含漱液，5mL，含漱，每日4次。

2%碘甘油，局部涂敷，每日3次。

注意事项：去除病因、及早治疗是治疗牙龈病的关键。

**处方二**

用于牙龈炎的全身及局部消炎、镇痛治疗。头孢拉定，0.5g，口服，每日3次。或者阿莫西林，1.0g，口服，每日3次。

替硝唑片，1.0g，口服，每日1次。或者甲硝唑片，0.2g，口服，每日3次。

1%过氧化氢溶液，5mL，含漱，每日3次。或者复方氯己定含漱液，5mL，含漱，每日4次。

布洛芬缓释胶囊，0.3g，口服。

注意事项：①应在炎症减轻或消除后尽快完成洁治术、牙龈成形术等治疗。②如果计划怀孕，最好进行一次口腔清洁。只有少量或没有牙菌斑的妇女怀孕后很少会因激素水平变化而出现牙周病。孕妇在怀孕期间进行自我保健，定期进行牙检查。孕妇牙龈病易引发早产。③在家庭中应养成良好的口腔卫生习惯。正确的保健方法是每天使用牙线，刷牙时间保证3分钟，经常用漱口水漱口，并按摩牙龈。使用牙线清除牙缝间的食物残渣并清除牙菌斑，然后用牙刷轻柔但彻底地刷牙。刷牙方法应是上下刷，水平刷会损伤牙龈。④建议每年看1~2次牙医，去除难以清除的牙菌斑和牙结石，每日按摩牙龈15分钟。⑤牙龈炎在去除病因、进行洁治术后，部分牙龈增生病例术后有复发的可能，可再作相关治疗。

（李广　杨永进　金婵媛）

# 牙 龈 瘤

牙龈瘤为牙龈上生长的局限性反应性增生物，是较常见的瘤样病损（具有肿瘤外形，但不具备肿瘤的生物学特性）。病因一般认为由残根、牙石、不良修复体等局部因素引起，与机械性刺激和慢性炎症有关系。

## 一、诊断要点

牙龈瘤好发于龈乳头。通常呈圆形、椭圆形，有时呈分叶状。大小不一，从数毫米到1~2cm。有的有蒂，如息肉状，有的无蒂，基底宽广。血管性和肉芽肿性者质软、色红；纤维性者质地较硬而韧，色粉红。一般无痛，肿物表面发生溃疡时可感觉疼痛。长期存在的较大的牙龈瘤可压迫牙槽骨使之吸收，X线片示局部牙周膜增宽。

牙龈瘤根据病理变化可分为三型。①肉芽肿性：似炎性肉芽组织，有许多新生的毛细血管及成纤维细胞，伴有许多的炎性细胞浸润，主要是淋巴细胞和浆细胞，纤维成分少，龈黏膜上皮往往呈假上皮瘤样增生。②纤维性：肉芽组织发生纤维化，细胞及血管成分减少，而纤维组织增多，粗大的胶原纤维束间有少量的慢性炎症细胞浸润，纤维束内可有钙化或骨化发生。③血管性：血管多，似血管瘤，血管间的纤维组织可有水肿及黏液样变，并有炎性细胞浸润。

### 二、鉴别诊断

与牙龈鳞状细胞癌相鉴别。两者在临床上不易区别，尤其当牙龈瘤呈结节状生长，或牙龈瘤表面有溃疡时，常易混淆。牙龈鳞状细胞癌大多表现为菜花状、结节状或溃疡。溃疡表面凹凸不平，边缘外翻似肉芽，可有恶臭。牙松动或脱落，或已拔除。X线片表现可见牙槽骨破坏，局部淋巴结肿大。据文献报告，牙龈鳞状细胞癌的发病年龄明显高于牙龈瘤，男性多于女性，而牙龈瘤则女性多于男性；牙龈鳞状细胞癌好发于后牙区，牙龈瘤好发于前牙及前磨牙区。牙龈鳞状细胞癌病期短，一般几个月，肿瘤生长迅速，牙龈瘤病期长，一般数年。

妊娠瘤在妇女怀孕期间（第四个月到第九个月）易发生，分娩后可退缩。

### 三、治疗原则

去除刺激因素如牙菌斑、牙石和不良修复体，手术切除牙龈瘤，切除应达骨面（包括骨膜），凿去瘤体相应处的少量牙槽骨，并刮除该处的牙周膜，以免复发。

### 四、一般治疗

手术切除。

### 五、药物处方

无。

（王智）

# 牙龈退缩

牙龈退缩是指牙龈缘位于釉质牙骨质界的根方，或同时有龈乳头的退缩，致使牙根暴露，该处也发生牙槽骨相应的吸收，说明有附着丧失。在临床上相当多见，尤其在老年人更为普遍。很多人认为，牙龈退缩是人上了年纪出现的自然现象，但是有证据表明一些牙龈健康的高龄者并不发生牙龈退缩。所以，如果牙龈退缩导致牙根暴露，那么多半是病理性牙龈退缩，主要由以下几个因素造成。

（1）刷牙不当　使用过硬的牙刷、牙膏中摩擦剂的颗粒太粗、拉锯式的横刷法。

（2）不良修复体　如低位卡环、基托边缘压迫牙龈缘。

（3）解剖因素　牙齿的唇（颊）向错位使唇侧牙槽骨很薄，在受到咬合创伤或正畸力时，骨板很容易吸收，并随即发生牙龈退缩。

（4）正畸力与咬合力　在牙齿受到过度的咬合力时或正畸治疗中使牙齿向唇向移动时，常易发生牙龈退缩，这也是与唇侧骨板和牙龈组织较薄有关。

（5）牙周治疗后　患牙周炎时有牙周袋壁的炎症和牙槽骨吸收及附着丧失，经过治疗后，炎症消除或牙周手术切除牙周袋，使牙根暴露。

临床表现及后果：牙龈退缩可以发生在单个牙或多个牙位，同时也可发生于全口牙；牙龈可以有炎症、肿胀，也可以健康无炎症；可以有症状也可以无症状。临床出现的常见问题如下。

（1）影响美观　当病损位于个别前牙，使牙根暴露、龈缘高低不齐，则影响美观，患者常为此寻求治疗。

（2）牙根敏感　牙周刮治过程中，常将根面的牙骨质刮除，治疗后牙龈退缩，使牙本质直接暴露于口腔内，会使温度、机械或化学刺激等直接通过牙本质小管传入牙髓，产生牙根敏感症状。

（3）食物嵌塞和根面龋　当伴有牙龈乳头的退缩时，牙间隙增大，常导致水平型食物嵌塞。如果不及时取出食物或患者未进行适当的邻面牙菌斑控制，则暴露的牙根面容易发根面龋，多发生于口腔卫生不良的老年牙周炎患者。

## 一、诊断要点

Miller 对牙龈退缩的程度（主要为前牙）提出了分度法（1995）。

1 度：龈缘退缩未达到膜龈联合处，邻面无牙槽骨或龈乳头的丧失。

2 度：龈缘退缩达到或超过膜龈联合处，但邻面无牙槽骨或龈乳头的丧失。

3 度：龈缘退缩达到或超过膜龈联合处，邻面牙槽骨或龈乳头有丧失，位于釉质牙骨质界的根方，但仍位于唇侧退缩龈缘的冠方。

4 度：龈缘退缩超过膜龈联合，邻面骨丧失已达到唇侧龈退缩的水平。

## 二、鉴别诊断

根据典型临床表现，容易与其他疾病相鉴别。

## 三、治疗原则

少量、均匀的牙龈退缩一般无症状，不需处理。如牙龈退缩持续进展，则应仔细寻找原因，并针对原因进行治疗，如改变刷牙习惯、改正不良修复体、调整咬合力或正畸力等。无论有无明确的原因，一旦发生较广泛的牙龈退缩后，较难使其再生而恢复原有的高度，治疗主要是防止其加重。

## 四、一般治疗

一般情况下，牙周治疗后一次性的牙根敏感不需特殊处理，应向患者解释清楚；少数症状严重，影响进食者，可用氟化钠糊剂或含硝酸钾等成分的制剂局部涂布，或用含氟矿化液含漱等，尽量避免使用烈性脱敏药物。

水平型的食物嵌塞没有特殊疗法，主要是指导患者及时清除食物，保持局部清洁，防止发炎和病情加重。根面龋的预防主要是良好的牙菌斑控制，可建议使用牙间隙刷、牙线、牙签等工具。此外医师在对深牙周袋治疗时应尽量采用保留牙龈高度、促使牙周组织再生的方法，减少牙根面的暴露，尤其是前牙。

对于个别或少数前牙的牙龈退缩而影响美观者，可用侧向转位瓣移植术、结缔组织瓣移植术等手术来覆盖暴露的根面。牙槽骨板太薄或骨裂开者，也可用引导性骨再生手术来治疗。

**五、药物处方**

无。

（朴牧子）

# 牙龈出血

牙龈出血是口腔科常见的症状之一。一般情况下，牙龈出血常见于牙周炎的早期——牙龈炎。牙龈出血不仅仅出现于口腔科的疾病，它还会出现于全身的其他疾病，如白血病、遭遇放射性辐射后、自身免疫性疾病等，表现为牙龈活动或自发性渗血，包括牙龈表面、牙龈沟内出血。常可出现于刷牙或进食过程中，也可以是自发性出血。

**一、诊断要点**

牙龈边缘的自发性或继发性出血。

**二、鉴别诊断**

（1）牙龈的慢性炎症　牙龈的慢性炎症是造成牙龈出血最常见的原因。如慢性牙周炎、龈乳头炎、炎症性牙龈增生等。出血部位的牙龈乳头红肿、松软，局部有牙石、软垢，口腔卫生差。检查可见有不良修复体、悬突的充填体或嵌塞的食物，一般在刷牙、吮吸或有机械刺激时引起出血，量不多，除去这些刺激物，出血即止住。

（2）妊娠期龈炎和妊娠瘤　患者正处在妊娠期，牙龈鲜红而松软，轻触极易出血，有时自动出血。分娩后出血停止或减轻。当肥大的龈乳头继续向两侧生长即形成有蒂或无蒂的妊娠瘤，颜色鲜红或暗紫色，质地松软，极易出血。分娩后，大多数妊娠期龈炎消退，影响咀嚼功能的大妊娠瘤可在妊娠4～6个月时切除。

（3）血液系统疾病　出血范围广泛，自动出血，量多不易止住。常见的引起牙龈和口腔黏膜出血的血液病有急性白血病、血小板减少性紫癜、血友病、再生障碍性贫血、粒细胞减少症等。应及时做血液学检查并请内科医师诊治排除。局部因素造成的牙龈出血，行之有效的方法就是洁牙（洗牙），以去除局部不良刺激因素，达到消炎止血的目的，适当配合局部用药如碘甘油、漱口水等效果更佳。另外，还应治疗食物嵌塞，去除不良修复体。还有一种情况是牙龈急性大量出血，此时，患者必须在第一时间就诊，检查牙龈是否有外伤，有无急性炎症，除去局部因素引起的牙龈出血后，就要考虑全身性疾病了。急性牙龈出血的治疗应在排除全身因素后，首先去除局部不良因素，使牙面光滑，用棉条压迫止血，也可以配合使用明胶海绵、止血粉等药物，出血被止住后，立即敷上牙周塞治剂。如果是出血点，隔湿后可用碘酚烧灼止血。如果是牙龈撕裂伤，则应在局麻下缝合。至于全身性疾病引起的牙龈出血，则应请内科医师会诊治疗。

### 三、治疗原则

大多数情况下，首先要找到出血部位，然后局部止血。

### 四、一般治疗

（1）局部止血　压迫止血是处理牙龈出血的最有效、最基本的方法。在使用压迫法不能起到有效作用的情况下，可视局部情况使用牙周塞治剂止血法或者是缝合止血法，同时配合局部止血药物的应用，通常可以达到止血的目的。

（2）局部洁治　牙周病性的牙龈出血，应把消炎、去除病因作为局部止血的根本解决方法。可在明确出血部位的情况下，对患牙及邻牙进行龈上、龈下洁治并平整根面，可有效止血。用3%过氧化氢溶液和0.9%氯化钠注射液反复冲洗龈袋，去除残留牙石和坏死组织。

（3）全身治疗　牙龈出血在局部止血、控制牙菌斑、局部消炎的基础上，给予口服抗生素，出血严重的可给予全身支持疗法。

### 五、药物处方

处方一

适用于牙周原因造成的牙龈出血。替硝唑片，1.0g，口服，每日1次；或者甲硝唑片，0.2g，口服，每日3次。

1%过氧化氢溶液，5mL，含漱，每日3次；或者复方氯己定含漱液，5mL，含漱，每日4次。

注意事项：上述处方只作为辅助治疗，必须去除病因。

处方二

适用于不明原因的牙龈出血。维生素C，100mg，口服，每日3次。

云南白药，局部涂敷，每日3次。

注意事项：①尽快完成凝血功能等系统性检查，明确出血原因；②应详细询问牙龈出血病史、认真检查，对于持续性牙龈出血患者，应注意有无高血压病史及抗凝药物服用史；③局部止血时，应避免损伤牙齿或牙周组织；④应定期进行全身及口腔健康检查，保持口腔卫生，了解全身健康状况。

（李广 杨永进 金婵媛）

# 干 槽 症

干槽症是发生于下颌阻生智齿拔除后，口腔细菌引起的骨创感染。目前多认为创伤和感染及拔牙窝大是其主要病因。因此，为了预防干槽症的发生，在拔牙过程中应尽量减少创伤，拔牙后应尽量缩小拔牙创口；拔牙前后使用抗生素，以预防感染。干槽症是拔牙后急性感染的另一种类型，以下颌后牙多见，特别是在下颌阻生智齿拔除术后，发生率依次为：下颌第三磨牙、下颌第一磨牙、下颌第二磨牙，其他牙少见，前牙发生率最低。在正常情况下，即使是翻瓣去骨拔牙手术，其创口的疼痛2~3天后会逐渐消失。

## 一、诊断要点

拔牙后2~3天后出现剧烈的疼痛，疼痛向耳颞部、下颌下区或头顶部放射，用一般的镇痛药物不能缓解，则可能发生了干槽症。临床检查牙槽窝内空虚，或有腐败变性的血凝块，呈灰白色。在牙槽窝壁覆盖的破碎物有臭味，用探针可直接触及骨面并有锐痛。颌面部无明显肿胀，张口无明显受限，下颌下可有淋巴结肿大、压痛。

## 二、鉴别诊断

根据典型临床表现一般可以明确诊断。

## 三、治疗原则

彻底清创以及隔离外界对牙齿槽窝的刺激，促进肉芽组织的生长。

## 四、一般治疗

在阻滞麻醉下，用3%过氧化氢溶液和0.9%氯化钠注射液反复冲洗，在牙槽窝内放入碘仿纱条。防止碘仿纱条脱落，还可将牙龈缝合固定一针。1~2周可愈合，8~10天后可取出碘仿纱条，此时牙槽窝骨壁上已有一层肉芽组织覆盖，并可逐渐愈合。

## 五、药物处方

处方一

急性牙周脓肿伴全身症状时应包括全身抗感染、脓肿切开引流、局部冲洗上药等。

头孢呋辛钠，2g＋100mL 0.9％氯化钠注射液，静脉滴注，每日 1 次。

替硝唑注射液，100mL，静脉滴注，每日 1 次。

复方氯己定含漱液，5mL，含漱，每日 4 次。

**处方二**

碘仿纱条，局部分层填塞。

注意事项：预防干槽症的发生，除尽量减少创伤，预防感染，尽力缩小伤口外，在伤口内置各种制剂，均有不同的预防功效。临床采用云南白药粉剂局部填塞方法预防干槽症，也有良好效果。

（李广　杨永进）

# 氟 牙 症

氟牙症（dental fluorosis）是指在牙发育形成期间，由于机体摄氟过多导致牙釉质矿化不全而引起的牙体硬组织改变，临床上肉眼可见牙釉质表面失去正常光泽，出现白垩、着色、缺损样改变。又称作"氟斑牙"或"斑釉牙"（mottled enamel）。

通过大量的流行病学调查和研究显示饮水中含氟量过高是人体氟摄入量过多的主要来源，综合国内外氟牙症发病的调查报告，如果牙齿发育期间饮水中含氟高于 1mg/L 即可发生氟牙症，因此，得出饮水中含氟量的适宜浓度为 1mg/L，既有防龋作用，又不至于产生氟牙症。除了饮水型氟中毒，机体还可以通过呼吸道摄入过多的氟，有些地区吃的鱼、虾及海盐等海产品含氟量高也可导致的氟牙症流行。

氟牙症恒牙多见，乳牙很少见。因为乳牙釉质形成和钙化大多在胚胎时期和哺乳期，这些时期胎儿和婴儿通过胎盘和母乳摄入氟的量少，所以乳牙氟牙症少见。另外，氟牙症表现在同一时期发育的牙齿，成组、对称地出现釉质发育不全。

氟牙症牙釉质形态的表现程度各式各样，范围极广，具体取决于摄入氟的水平。

（1）轻度氟牙症表现　牙釉质上有白垩斑点、斑块或色素沉着斑块。

（2）中度和重度改变　棕黄色着色和釉质凹陷，更严重时牙釉质出现蜂窝状缺损。

（3）氟牙症患牙耐磨性差，但对酸蚀的抵抗力强。

（4）严重的氟中毒时，除牙齿变化以外，患者常有关节炎及关节强直、骨硬化症、关节病变、贫血等。

## 一、诊断要点

有明确的牙发育期间摄氟过量病史，结合临床检查具有以下症状之一，即可诊断为氟牙症。

（1）白垩样变 牙表面部分或全部失去光泽，出现不透明的云雾状或粗糙似粉笔样的条纹、斑点、斑块，或整个牙面呈白色粉笔样改变。

（2）釉质着色 牙表面出现点、片状浅黄褐色、黄褐色、深褐色病变，重者呈黑褐色，着色不能被刮除。

（3）釉质缺损 牙釉质破坏、脱落，牙面出现点状甚至地图样凹坑，缺损呈浅蜂窝状，深度仅限于釉质层，严重者釉质大片缺失。

临床和流行病学调查中常用的氟牙症的分类标准是 Dean 分类法（见表 1）。它是最早用于氟牙症流行病学调查的分类，也是 WTO 推荐使用的氟牙症分类标准。

表 1　Dean 氟牙症分类标准

| 分类(指数) | 标准 |
| --- | --- |
| 正常(0) | 牙釉质表面光滑,有光泽,通常呈浅乳白色 |
| 可疑(0.5) | 牙釉质的半透明度有轻度改变,从少数白斑纹到偶见白色斑点,临床不能诊断为很轻型,而又不完全正常的情况 |
| 很轻(1) | 小的呈纸样白色不透明区,不规则地分布在牙面上,但不超过牙面的 25% |
| 轻度(2) | 牙面上的白色不透明区更广泛,但不超过牙面的 50% |
| 中度(3) | 牙釉质表面有显著的磨损,呈黄褐或棕褐染色,外表很难看 |
| 重度(4) | 牙釉质表面严重受累,发育不全明显,棕褐染色广泛,影响到整个牙的外形 |

## 二、鉴别诊断

本症主要应与牙釉质发育不全相鉴别。

牙釉质发育不全白垩色斑的周界比较明确，而且其纹线与牙釉质生长发育线相平行吻合；氟牙症为长期性的损伤，故其斑块呈散在的云雾状，周界不明确，并与牙釉质生长发育线不相吻合。牙釉质发育不全可发生在单个牙或一组牙；而氟牙症发生在多数牙，尤以上颌前牙多见。氟牙症患者有在高氟区的生活史。

## 三、治疗原则

（1）牙齿釉质有轻度或较深着色而无明显缺损时，可以进行漂白治疗。

（2）牙齿釉质着色深或者有釉质缺损的情况，可采用树脂充填、贴面修复或全冠修复。

## 四、一般治疗

（1）漂白治疗 1884 年，Harlan 发表了第一份使用过氧化氢（hydrgen

peroxide，HP）漂白牙齿的实例报告，从此 HP 成为了最主要的牙齿漂白剂。1989 年，Haywood 报道用 10％过氧化脲（carbamide peroxide，CP）放入托盘内进行家庭漂白的新方法，牙齿漂白进入一个崭新时代。尽管牙齿漂白药物名称和剂型多样，但均为含有 HP 或 CP 的产品，通过其对变色物质的氧化作用达到脱色目的。目前主要有诊室内漂白、家庭漂白、非处方药物漂白三种方式。

（2）磨除着色区，树脂充填。

（3）贴面修复。

（4）全冠修复。

## 五、药物处方

无。

（韩怡）

# 地 图 舌

地图舌是一种舌部浅表性非感染性疾病，多见于儿童，随年龄增长，部分患者症状自行消失。常伴有沟纹舌，其病因可能与营养不良、精神因素等有关。临床表现为舌背乳头片状萎缩呈现不规则的发红区域，周围舌乳头增生呈白色微隆起的边缘环绕红色病损区，病损位置和形态可变化，多数无自觉症状，少数有灼痛感。

## 一、诊断要点

（1）好发于儿童，舌背前 1/3 多见。

（2）典型病损为白色微隆起边缘环绕红色舌乳头萎缩区。

（3）病损形状、位置可变化。

## 二、鉴别诊断

（1）扁平苔藓　扁平苔藓的舌乳头萎缩区可呈现珠光白色斑块，可伴有细小角化白纹，病损位置不会变化，组织病理学检查可加以鉴别。

（2）口腔念珠菌病　舌乳头萎缩病损多伴有烧灼感，真菌培养可加以鉴别。

## 三、治疗原则

（1）局部对症治疗。

（2）增强免疫、补充营养。

（3）心理治疗。

（4）无症状者不需用药。

### 四、一般治疗

（1）患者无不适，可不用治疗。

（2）若进食刺激性食物有不适，嘱尽量避免食用，局部可用漱口水缓解症状。

（3）伴有念珠菌感染者，应辅以局部抗真菌治疗。

### 五、药物处方

**处方一**

局部用药，伴有真菌感染者，2%～4%碳酸氢钠溶液，含漱，每日3次，同时制霉菌素糊剂，涂敷，每日3次。

注意事项：①制霉菌素气味难闻，可出现胃肠反应，个别出现过敏现象；②制霉菌素胃肠道不易吸收，片剂需含化或制成糊剂涂敷患处；③针对急性感染疗程不用太长，应用7～10日即可。

**处方二**

局部用药，伴有疼痛症状者，5%金霉素甘油糊剂，涂搽患处，每日3次。

注意事项：①偶见皮肤红肿、皮疹等过敏反应；②对其他四环素类抗生素过敏者禁用；③孕妇、哺乳期妇女和小儿避免使用；④避免接触眼睛和其他黏膜（如口、鼻等）；⑤用药部位如有烧灼感、瘙痒、红肿等情况应停药，并将局部药物洗净，必要时向医师咨询；⑥久用易产生耐药性，使用不宜超过7日，如未见好转，应咨询医师。

**处方三**

全身用药，体质差或免疫功能低下者，胸腺肽肠溶片，口服，每次20mg，每日1～2次。

注意事项：①个别可见恶心、发热、头晕、胸闷、无力等不良反应，少数患者偶有嗜睡感；②慢性乙型肝炎患者使用时可能GST水平短暂上升，如无肝衰竭预兆出现，仍可继续使用本品；③极个别患者有轻微过敏反应，停药后可消失。

**处方四**

全身用药，营养不良者，多维元素片，每次1片，每日1次。

注意事项：慢性肾衰竭、高钙血症、高磷血症伴肾性佝偻病患者禁用。

**处方五**

全身用药，复合维生素B片，口服，每次2片，每日3次。

注意事项：①大剂量服用可出现烦躁、疲倦、食欲减退等不良反应；②偶见皮肤潮红、瘙痒；③尿液可能呈黄色；④对本品过敏者禁用，过敏体质者慎用。

## 处方六

全身用药，维生素 C 片，口服，每次 0.2g，每日 3 次。

注意事项：①不宜长期过量服用本品，长期大剂量可引起停药后坏血病，也可引起尿酸盐、半胱氨酸盐或草酸盐结石。②过量服用（每日用量 1g 以上）可引起腹泻、皮肤红而亮、头痛、尿频（每日用量 600mg 以上）、恶心呕吐、胃痉挛。③本品可通过胎盘，并可分泌入乳汁。孕妇服用过量时，可诱发新生儿产生坏血病。④下列情况应慎用：a. 半胱氨酸尿症；b. 痛风；c. 高草酸盐尿症；d. 草酸盐沉积症；e. 尿酸盐结石；f. 葡萄糖-6-磷酸脱氢酶缺乏症；g. 血色病；h. 铁粒幼细胞贫血或珠蛋白生成障碍性贫血；i. 镰状细胞贫血；j. 糖尿病（因维生素 C 干扰血糖定量）。⑤如服用过量或出现严重不良反应，应立即就医。⑥对本品过敏者禁用，过敏体质者慎用。

（卢松鹤）

# 咬合创伤

咬合创伤特指由于咬合力超越牙周组织本身所能承受的适应能力，而对其造成的损伤和破坏。1999 年世界牙周病分类研讨会提出咬合创伤的定义是指咬合力造成的损害所导致的牙周附着装置内的组织改变。咬合创伤分为急性咬合创伤和慢性咬合创伤。急性咬合创伤指突发的过大咬合力引起的牙周创伤，而慢性咬合创伤特指持续的异常咬合力造成的牙周组织损害。

### 一、诊断要点

（1）持续性咬合不适、牙齿松动、移位。

（2）咬合关系检查有异常。

① 正中𬌗及正中关系𬌗、𬌗类型、上下前牙中线的一致、覆𬌗及覆盖、反𬌗及锁𬌗。

② 牙齿拥挤、倾斜、移位及局部咬合紊乱。

③ 咬合时可检出牙齿震颤，即医师将食指放在患者上颌牙颊面，令患者做咬合动作时，牙齿有震颤。

④ 早接触及咬合干扰，包括前伸时后牙有接触和侧方咬合时非工作侧有接触等。

⑤ 牙面有磨耗。

（3）X 线片见牙周膜间隙楔形增宽及骨硬板模糊或消失。

### 二、鉴别诊断

（1）慢性牙周炎　咬合创伤造成的牙齿松动需与慢性牙周炎造成的牙齿松动

鉴别，后者主要是局部刺激因素造成的牙槽骨吸收，咬合检查时无明显异常，且X线片无明显牙周膜增宽或骨硬板消失情况。

（2）牙周牙髓联合征 咬合创伤时需要对患牙进行牙髓活力测试，排除因为牙髓病变引起的牙齿松动，根周膜增宽及骨硬板消失。如咬合创伤同时伴有创伤性根尖周炎，牙髓的治疗需要同时进行。

### 三、治疗原则

控制牙菌斑的情况下，进行𬌗治疗。𬌗治疗方法主要包括选磨法、咬合垫、正畸治疗和牙周夹板等。不支持预防性的咬合调整。

### 四、一般治疗

临床上牙周炎患者松动牙处理的程序如下：综合治疗计划建立后，在确定拔除无保留价值的患牙后，首先应控制牙菌斑、牙石及牙菌斑滞留因素，控制牙周组织炎症。这些措施可使患牙松动度得到不同程度的改善。医师在治疗后3～6个月的复查时，根据情况对松动牙处理。

（1）牙齿松动增加，牙周膜间隙增宽，但牙槽骨高度正常。找出早接触点，通过选磨法进行咬合调整，建立平衡的咬合关系，使牙周膜间隙逐渐正常，牙齿松动度降低。

（2）牙齿松动度增加，牙周膜间隙增宽，牙槽骨高度降低。找出早接触点，通过选磨法调整咬合建立平衡的咬合关系，牙周膜间隙可恢复正常，松动度可减低。

（3）牙齿松动度增加，牙槽骨高度降低，而牙周膜间隙正常。此时牙齿松动是因为牙槽骨高度降低所致，如松动牙不影响咬合，一般不需要咬合调整；如松动牙影响咀嚼，可考虑制作良好便于牙菌斑控制的夹板固定。

（4）牙齿松动度持续性增加，牙周膜间隙不断增宽。这是进展性松动。要仔细检查明确病因，确定进一步治疗方案。可在牙菌斑控制良好的前提下调𬌗或进行夹板固定等𬌗治疗。

### 五、药物处方

无。

（李蓬）

# 口腔白斑

口腔白斑是一种口腔科临床上较常见的疾病，主要表现为在一处或多处的口腔黏膜上出现擦不掉的白色斑块状病变，可发生于口腔黏膜的任何部位，但以颊、舌、唇最为多见。其发病与局部因素的长期刺激以及某些全身因素有关。口腔白斑属于癌前病变，但不包括吸烟等局部刺激因素去除后可以消退的单纯性过角化。

**一、诊断要点**

口腔黏膜上出现擦不掉的白色斑块状病变，需与白色水肿相鉴别，病理诊断是金标准。

**二、鉴别诊断**

应与以下疾病相鉴别。

（1）白色角化病　多发生于硬腭、唇红，为灰白色病损，质地较软，无明显凸起，预后良好，组织病理学检查可明确诊断。

（2）扁平苔藓　为多发对称的网纹状、树枝状病损，可见糜烂、渗出，亦可见丘疹样皮损。

（3）白色海绵状斑痣　病损表现为灰白色海绵状损害，质地柔软，部分褶皱可以去除，组织病理学检查可明确诊断。

**三、治疗原则**

对口腔白斑应及早进行积极的治疗，而去除所有致病因素是首要和最重要的治疗方法，也是治疗成功的基础。至于具体的治疗方法，应视患者的具体情况而定。

**四、一般治疗**

（1）理化或机械刺激是诱发口腔白斑的重要原因之一，因此，去除所有的刺激因素是治疗白斑首要的、不容忽视的方法。

（2）对均质型白斑可保守治疗，但亦应警惕其恶变，临床上有可疑癌变表现时应及时做活检，了解病情变化。

（3）对颗粒型和溃疡型白斑，应立刻手术，切除全部病变并活检；对疣状白斑及三个危险区部位的白斑，经保守治疗1～2个月无改善者，也应手术切除并活检。

（4）对手术切除的白斑，术后应定期复查；对已治愈的白斑，因有复发的可能，亦应定期复查。可根据具体情况，半年左右复查一次，以便及早发现问题，积极治疗。

**五、药物处方**

处方一

维生素A，局部病变黏膜下注射，亦可用鱼肝油局部涂搽或敷贴治疗白斑，有一定的治疗效果。维甲酸类药物，局部治疗白斑有较好的疗效，并且较安全，治疗时应以低浓度为宜，不宜过高，以减少不良反应，一般以 0.05%～0.2% 为佳。通常该药只适用于均质型或部分疣状型白斑的保守治疗，而不宜用于颗粒型与溃疡型白斑的治疗。

处方二

5% 5-氟尿嘧啶软膏，局部涂抹，每日 2 次。

处方三

抗真菌类药物。制霉菌素，50 万 U，含服，每日 4 次。或者克霉唑，局部涂敷，每日 2～3 次。2%～4% 碳酸氢钠，5～10mL，含漱，每日 3～4 次。或者 0.2% 氯己定含漱液，5mL，含漱，每日 3～4 次。

处方四

选用蜂胶类膜剂、活血化瘀类膜剂以及离子导入药物等局部治疗方法，亦可获得一定的疗效。

维生素 A 对调节上皮组织的正常发育、生长和分化起重要作用，补充维生素 A，可使过角化消退。常用量为口服 2.5 万 U，每日 2～3 次，疗程 1～2 个月。

维甲酸类药物，该类药物有干扰致癌作用，可防止上皮癌的发生，并可延缓或停止甚至逆转癌前细胞变成癌细胞，另外，还具有维持上皮细胞结构与功能的完整性，使过角化的形成受到抑制。在临床使用时，初服剂量宜小，每次 5mg，每日 2～3 次，一周后剂量可逐渐增加至每日 30～60mg，分 3 次服用，1～2 个月为 1 个疗程，有效时可停药一个月后再开始第二个疗程。使用时注意不良反应的发生及禁忌证。由于该药口服有较多的不良反应，停药后又有相当的复发率，故目前多主张局部外用。

处方五

患者合并有贫血时，可用维生素 $B_{12}$，25$\mu$g，口服，每日 3 次。

唇和舌的损害可用复合维生素 B，10～20mg，口服，每日 3 次。

注意事项：①首要措施是避免和去除一切局部刺激因素，磨改牙齿锐利的边缘，拔除残根、残冠、废牙，修改或去除不良修复体，调整产生微电流的金属修复体。患者应戒烟戒酒，避免食用辛辣、过热食物，纠正单侧咀嚼习惯。在保守治疗期间应密切随访白斑进展情况。②临床上对非均质型白斑及口底-舌腹、颊黏膜内侧、口角区的三角形区域、软腭复合体区的白斑要特别注意，较易恶变，应特别警惕。非均质型白斑及经久不愈、治疗后不消退者，白斑区有异常变化时，宜及早手术切除全部病变，并送活检。③白斑患者有 3%～5% 的癌变率，对年龄超过

60 岁、病变时间长、有刺激性痛或自发性痛症状的，应引起警惕，定期检查。

（李广　杨永进）

# 口腔异味

口腔异味，又称口臭，是指口腔呼出令人不快的气体。口腔呼出的气体中挥发性硫化物是引起口腔异味的主要成分，其中甲基硫醇和硫化氢比例可达 90% 以上。口腔异味主要来源于口腔内的舌苔、牙周袋、食物嵌塞等，也可能存在全身的生理原因或者病理原因。可分为病理性口臭（口源性口臭，非口源性口臭）、生理性口臭和假性口臭。

（1）生理性口臭　健康人由于不良的口腔卫生习惯，食用了某些药物或者刺激性食物，抽烟，饮酒等引起的口臭。

（2）病理性口臭　由口腔疾患以及某些严重的系统性疾病引起的口臭。

（3）口源性口臭　80%～90% 的口臭是来源于口腔。口腔中有未治疗的龋齿、残根、残冠、不良修复体、不正常解剖结构、牙龈炎、牙周炎及口腔黏膜病等都可以引起口臭。其中龋齿和牙周疾病又是最常见的相关疾病。

（4）非口源口臭　口腔邻近组织疾病、呼吸道疾病、消化道疾病，以及糖尿病酮症酸中毒、尿毒症、白血病、维生素缺乏、重金属中毒等疾病引起的口臭。

假性口臭，即患者本人自我感觉有口腔异味，但检查结果为阴性。

## 一、诊断与鉴别诊断

口腔异味的诊断和鉴别诊断主要在于分析其产生来源。

（1）生理性口臭

① 口腔卫生不良。口腔卫生习惯不良，舌苔，菌斑软垢及牙间嵌塞残存的食物发酵可能产生轻中度的口臭。

② 饮食气息。如饮酒后的酒精气味，吸烟者的烟味，食大蒜后口腔残存的大蒜臭味。

③ 生理性唾液减少。睡眠时唾液分泌量减少，晨起可有口臭。

（2）口源性口臭

① 牙周疾病。牙周病患者常伴有大量的牙石、牙菌斑，牙周袋内细菌发酵产生硫化氢、吲哚和氨类，因而产生臭味。另外，牙周脓肿和牙周袋溢脓，多为金黄色葡萄球菌合并牙周致病菌感染，也会发出臭味。牙周病长伴随食物嵌塞，残存的食物发酵可能产生轻中度的口臭。

② 龋齿等牙体疾患。深龋窝洞内、不良修复体悬突下常残存食物残渣和牙菌斑，细菌经过发酵分解，产生臭味。牙髓坏死、慢性根尖周炎排脓等也可

能引起口腔异味。

③ 坏死性病损。坏死性龈口炎、白血病、口腔恶性肿瘤、恶性肉芽肿等也可能伴发腐败性口臭。

④ 黏膜感染。球菌性口炎可能伴发轻度口臭，黏膜糜烂溃疡伴发感染（多形性红斑、天疱疮等）可能会有中度口臭。

⑤ 拔牙窝内感染。拔牙后拔牙窝内感染，如干槽症等也可伴有腐败性口臭。智齿冠周炎患者口内也可伴发口臭。

⑥ 唾液分泌不足。先天性唾液腺发育不全、口干综合征、真菌感染、放疗术后等，因为唾液分泌减少，对口腔的冲刷稀释缓冲作用减小而出现口臭。

（3）非口源性口臭

① 消化系统疾病。消化不良、食管憩室伴有上腹部不适或者腹泻、胃食管反流也会引起口腔异味。急慢性胃炎、消化性溃疡出现酸臭味；幽门梗阻、晚期胃癌常出现臭鸭蛋性口臭。钡餐造影、大便检查有助于诊断。

② 呼吸系统疾病。肺部疾病伴咳嗽、痰多者，鼻腔感染流脓涕，化脓性扁桃体炎、慢性上颌窦炎、萎缩性鼻炎等，可产生脓性分泌物而发出臭味。

③ 糖尿病。糖尿病患者口腔有烂苹果味。糖尿病酮症酸中毒患者可呼出丙酮味气体。

④ 尿毒症。尿毒症患者口腔有氨味。

⑤ 食物药物中毒。铅汞砷中毒患者口腔有金属味，氰化物中毒患者口腔有苦杏仁味，有机磷农药中毒患者口腔有蒜臭味。

（4）假性口臭　即患者本人自我感觉有口腔异味，但临床检查和实验室检查结果为阴性。

**二、治疗原则**

分析引起口腔异味的原因，对原因和基础疾病进行治疗干预。

**三、一般治疗**

（1）生理性口臭　主要注意口腔卫生，养成良好的口腔卫生习惯，食用刺激性食物后及时漱口，戒烟。

（2）病理性口臭　需要对口腔、邻近组织及系统疾病进行相关的针对性治疗，包括牙周疾病的系统性牙周治疗、龋齿充填、根管治疗、口腔内感染坏死性疾病的处理等，以及口腔邻近组织疾病、全身系统性疾病的相应治疗。

（3）假性口臭　可以通过解释说明和心理咨询得到改善。

**四、药物处方**

无。

（胡洪成）

# 创伤性血疱

创伤性血疱为机械、物理、化学等局部刺激因素所导致的口腔黏膜创伤性疾病，常见因素包括残根、残冠、不良修复体、自伤、进食过硬食物、外伤等，表现为口腔黏膜内大小不等的紫红色疱，疱破溃后遗留鲜红色溃疡面。

## 一、诊断要点

（1）有明确的创伤史或口腔内有明确的刺激因素。

（2）血疱位置与创伤因素位置对应。

（3）一般不伴有全身症状。

## 二、鉴别诊断

（1）复发性口腔溃疡　一般无明显刺激因素，病损初期即表现为溃疡，分布位置不固定，散在分布，一般呈规则圆形，愈合后可复发。

（2）寻常型天疱疮　病因不明确，慢性病程，口腔损害炎症反应较轻，疱多为透明、易破溃，可出现皮肤损害，多为外观正常的皮肤上出现薄壁大疱。

## 三、治疗原则

（1）去除局部刺激因素。

（2）局部药物对症治疗。

## 四、一般治疗

（1）口腔黏膜创伤性血疱可自行破溃。

（2）未破溃血疱可用无菌注射器抽取疱液，或刺破血疱。

（3）局部用镇痛、防腐、促进愈合外用药。

## 五、药物处方

处方一

局部用药，0.02%氯己定含漱液，20～30mL，含漱，每日3次。

注意事项：①偶见过敏反应或口腔黏膜浅表脱屑；②长期使用能使口腔黏膜表面和牙齿着色，舌苔变黑，味觉改变，咽部烧灼感，停药后可恢复；③避免接触眼睛；④本品仅供含漱用，含漱后应吐出，不得咽下。

处方二

局部用药，曲安奈德软膏，涂敷，每日3次。

注意事项：①过敏者禁用；②感染性疾病者禁用。

**处方三**

局部用药，金霉素倍他米松糊剂，涂敷，每日 3 次。

注意事项：①对相关成分过敏者禁用；②感染性疾病禁用；③长期使用可能引起局部皮肤萎缩、毛细血管扩张、色素沉着、毛囊炎、口周皮炎以及继发感染。

**处方四**

局部用药，口腔溃疡散，用消毒棉球蘸药涂患处，一日 2～3 次。

注意事项：①不可口服；②一般症状在一周内未改善或加重者，应去医院就诊；③对本品过敏者禁用，过敏体质者慎用；④本品性状发生改变时禁止使用；⑤儿童必须在成人监护下使用。

**处方五**

局部用药，重组人表皮生长因子喷剂，每日 1 次，喷涂患处。

注意事项：①应注意清创、除痂；②感染性创面，用药同时，应与其他合适的抗感染药物配合使用。

（卢松鹤）

# 贝尔面瘫

贝尔面瘫系指临床上不能肯定病因的不伴有其他特征或症状的单纯性周围性面神经麻痹。发病突然，发病前一般无先兆症状，常在晨起时发现有面瘫症状，多单侧发生，个别为双侧发生，多见于青壮年。发病后进展迅速，可于数小时内或 1～2 日内达到面瘫最大程度。临床均表现为完全性面瘫症状，即患侧口角下垂，上下唇因口轮匝肌瘫痪而不能紧急闭合，发生饮水漏水、流涎、鼓腮时漏气及吹气等功能障碍，前额皱纹消失，不能皱眉。眼轮匝肌瘫痪后，失去了受动眼神经支配的上睑提肌保持平衡协调的随意动作，致睑裂扩大、闭合不全、露出结膜；用力闭紧时，眼球转向外上方，称贝尔征。由于不能闭眼，易患结膜炎。在下结膜囊内，常有泪液积滞或溢出。可伴有听觉改变、舌前 2/3 的味觉减退、唾液分泌障碍等。

## 一、诊断要点

发病突然，发病前一般无先兆症状，常在晨起时发现有面瘫症状，多单侧发生，个别为双侧发生，多见于青壮年。发病后进展迅速，可于数小时内或 1～2 日内达到面瘫最大程度。临床均表现为完全性面瘫症状。

## 二、鉴别诊断

应与核上性面神经麻痹、核性面神经麻痹、小脑脑桥角病变，一些影响面神经功能的综合征如亨特（Hunt）综合征、复发性唇面肿胀面瘫综合征（Melk-ersson-Rosenthal syndrome）、听神经瘤、中耳炎以及创伤性面神经损伤等相鉴别。

### 三、治疗原则

治疗要及时、适当，采取保守治疗、中西医结合治疗、急性期与恢复期治疗的原则。在药物治疗的同时，患者可自行按摩治疗。发病急性期（1～2周）改善面部血液循环，促使面部水肿、炎症消退，以免面神经进一步受损，使其功能早日恢复；缓解期（3周至2年）的治疗原则是尽快使神经传导功能恢复，可服用天蚕片等营养神经的药物，加强表情肌功能的训练；后遗症期，即面瘫症状不再有好转或出现连带运动、面肌抽搐或痉挛等并发症，该期的治疗是对症治疗，即对后遗症面部畸形的康复性矫治。

### 四、一般治疗

（1）理疗。

（2）可用红外线、超短波治疗。

（3）注意在发病初期禁用热敷及强刺激理疗。

### 五、药物处方

处方一

急性期用药。激素，发病后的前3天，可每天给予地塞米松，静脉滴注，10～20mg，3日后，再继续给予泼尼松，口服，40mg，2～3天后逐渐减量，至第10天停药。

血管扩张药，水杨酸钠，0.5g，口服，每日3次。

神经营养药物，维生素 $B_1$、维生素 $B_{12}$，1mg，肌内注射，每日1次。

抗病毒治疗，对于明显有病毒感染因素存在病例，应使用利巴韦林注射液，0.5g，静脉滴注，每日2次。

对于可疑有病毒感染病例，板蓝根冲剂，5～10g，冲服，每日3～4次。

注意事项：①急性期不宜应用强烈针刺、电针等治疗，以免导致继发性面肌痉挛；②嘱患者注意保护眼睛，必要时可用眼膏。

处方二

恢复期用药，可给予面部肌肉电刺激、电按摩等。加兰他敏，2.5mg，肌内注射，每日1次。

维生素 $B_{12}$，200～1000μg，肌内注射，每周1次。

维生素 $B_1$，100mg，肌内注射，每日1次。

注意事项：①患者可根据病情进行面肌的被动和主动运动锻炼。②应嘱患者继续保护好眼睛，以防引起暴露性结膜炎，特别要防止角膜损害。③防止面部特别是耳后部受风寒。④预后。起病前有受凉史者，预后一般较好。面瘫程度越轻，预后越好。面瘫时间越长，预后越差。80％病例经治疗在 1~3 个月可恢复，神经部分变性者需 3~6 个月恢复。药物治疗 6 个月无效的，1~2 年内仍可自行恢复。⑤贝尔面瘫起病后立即积极治疗，是患者最终取得良好预后的关键。

（李广　杨永进）

# 牙齿感觉过敏

牙齿感觉过敏又称为牙本质过敏，是指牙齿在遇到外界刺激，例如温度（冷、热）、化学（酸、甜）或机械（摩擦或硬物）等所引起的异常酸痛感。它不是一种独立的疾病，而是一组牙体疾病表现出共有的症状。常见的局部病因有磨损、龋病、楔状缺损、牙周萎缩等；有些全身因素如过度紧张、精神衰弱、感冒、过度疲劳、孕期等也可造成牙齿感觉过敏。主要表现为激发痛，疼痛发作短暂、快速，有时很尖锐，有时为一种咬合时酸软乏力的症状。

## 一、诊断要点

排除了隐裂、龋病等其他牙体硬组织疾病后仍存在对机械、化学、温度等刺激的敏感。

## 二、鉴别诊断

牙本质过敏应与龋病、牙髓炎相鉴别。

（1）牙本质过敏和龋病　龋病的临床症状包括牙齿色、形、质的变化和患者感觉的变化。患者常常以牙齿颜色发黑、食物嵌塞、冷热敏感为主诉就诊。口内检查包括牙齿色、形、质的变化。龋病牙齿表面色泽改变成白垩色或墨浸样变；牙体组织发生实质性缺损，探针可以探查到，或者 X 线片可以发现病变部位的密度较周围正常组织明显降低；龋洞中充满感染脱矿的牙体组织和食物碎屑，质地松软；探针探查时患者可有疼痛反应；温度测试时反应同对照牙，冰水入洞后可引起疼痛。

（2）牙本质过敏和牙髓炎　牙髓炎的临床症状主要是疼痛，往往出现自发痛、阵发痛，夜间发作时疼痛剧烈，疼痛可放射到同侧颌面部的区域，遇冷热刺激时可以激发明显的疼痛。

口内检查：牙髓炎应查及可疑患牙具备导致牙髓炎症的病因。温度测试是区分牙本质过敏和牙髓炎的有效手段。牙髓炎时温度测试可以表现为剧痛，且疼痛持续，热痛冷缓解；反应迟钝等。

## 三、治疗原则

牙齿感觉过敏的治疗主要是针对局部过敏点的脱敏治疗。

### 四、一般治疗

（1）尽可能及时处理和消除引起牙齿感觉过敏的系统性因素，例如精神紧张、夜磨牙。

（2）局部脱敏治疗主要依据液体动力学说的观点，采用适当的药物或方法封闭牙本质小管，以阻止牙本质小管液向外、向内移动。

### 五、药物处方

**处方一**

用75％氟化钠甘油在牙面敏感部位反复涂擦1～2分钟，然后冲洗干净。

**处方二**

仔细清洁牙面后，用2％～3％的碘酊涂擦牙面过敏点约半分钟后，再用10％～30％硝酸银溶液涂擦过敏部位，反复两次可达脱敏目的。

**处方三**

使用含有氯化锶或氟制剂的脱敏牙膏，早晚刷牙。

**处方四**

清洁牙面，干燥，用乙二胺四乙酸（EDTA）处理牙本质敏感区约1分钟，冲洗，吹干，在敏感区涂布光固化树脂黏结剂，使其充分渗入牙本质小管内，用光固化灯固化，封闭牙本质小管。

**处方五**

利用激光的热效应使牙本质蛋白凝固、碳化，牙本质小管熔融封闭，从而隔绝外界刺激。

注意事项：①药物脱敏后要及时清洁牙面，避免误吞；②脱敏牙膏见效较慢，至少坚持使用一个月；③每次激光照射过敏点的时间不可过长，但可以多次照射；④注意口腔卫生，掌握正确的刷牙方法，纠正不良口腔习惯，定期口腔检查，预防楔状缺损；⑤牙齿感觉过敏治疗疗程较长，不同方法对不同患者的效果差异较大，应按照先无创后有创的原则进行治疗。

（李广　杨永进）

# 颌面部间隙感染

颌面部间隙感染是面部及颌骨周围包括颈上部软组织化脓性炎症的总称。感染可发生在一个间隙，或通过组织薄弱处向其他间隙扩散，形成两个或是多间隙感染。

**一、诊断要点**

引起间隙感染的常见因素为牙源性（智齿冠周炎、牙槽脓肿、牙源性颌骨骨髓炎），其次为腺源性（淋巴结炎、扁桃体炎、涎腺炎等），其他如外伤等引起的感染较少见。另外还可由于医源性如局部麻醉注射带入感染。临床常表现为急性炎症过程。感染的性质可以是化脓性或腐败坏死性。感染位置可以是表浅的或深在的，可局限于一个间隙内，也可经阻力较小的组织扩散至其他间隙，形成多间隙感染，因而有不同的临床表现。一般化脓性感染的局部表现为红、肿、热、痛和功能障碍。炎症反应严重者，全身出现高热、寒战、脱水、白细胞计数升高、食欲减退、全身不适等中毒症状。腐败坏死性感染的局部红、热体征不如化脓性感染明显，但局部软组织有广泛性水肿，甚至产生皮下气肿，可触及捻发音。腐败坏死性感染全身中毒症状较化脓性感染明显，短期内可出现全身衰竭，体温和白细胞总数有时低于正常，甚至出现昏迷、中毒性休克等症状。牙源性感染的临床症状表现较为剧烈，多继发于牙槽脓肿或骨髓炎之后，早期即有脓液形成；而腺源性感染炎症表现较缓，早期为浆液性炎症，然后进入化脓阶段，称为腺性蜂窝织炎。成年人症状相对较轻，婴幼儿有时表现极为严重。感染发生在浅层的间隙，局部体征极为明显，炎症化脓局限时可扪及波动感。发生在深层的间隙感染，由于颌骨周围与口底的肌肉和筋膜致密，局部体征多不明显，即使脓肿形成，也难扪出波动感，但局部有凹陷性水肿压痛点。

**二、鉴别诊断**

一般化脓性感染，抽出的脓液呈色稠脓或桃花脓，而腐败坏死性感染，脓液稀薄呈暗灰色，常有腐败坏死性恶臭。

**三、治疗原则**

根据感染的病因不同，在炎症的不同时期，注意全身治疗和局部治疗相结合，才能收到好效果。

**四、一般治疗**

炎症早期可用金黄散、六合丹等外敷于患处皮肤表面，炎症局限形成脓肿后，应及时进行切开引流术。

**五、药物处方**

处方一

一般支持疗法与抗生素治疗，常用青霉素和链霉素联合治疗。大环内酯类、头孢菌素类和喹诺酮类也是首选药，病情严重者需采用静脉滴注给药，用药的剂量应足够大，浆液期炎症多可控制、消散。由于目前对青霉素产生耐药的菌株增多，因此在用药 1～2 天后，病情未见好转者应及时更换抗生素，或根据细菌培养结果和药物敏感试验来调整抗生素。对合并有厌氧菌感染，如腐败坏死性蜂窝织炎，可加用甲硝唑类药，先由静脉滴注给药，病情好转后，改为口服。

### 处方二

2％氯己定溶液，10mL，病灶牙周局部冲洗，每日 4～6 次。

2.5％金霉素甘油，局部涂敷，每日 3 次。

### 处方三

醋酸氢化可的松片，20mg，口服，每日 1～2 次。

注意事项：①急性浆液期以消炎为主，化脓期及时切开引流；②炎症减轻或消除后及时根据病因制订治疗计划；③加强口腔保健意识，定期检查，及时治疗。

（李广　杨永进）

# 口　角　炎

口角炎俗称"烂嘴角"，表现为口角潮红、起疱、皲裂、糜烂、结痂、脱屑等。患者张口易出血，吃饭说话均受影响。口角炎的诱发因素是干冷的气候，会使口唇、口角周围皮肤黏膜干裂，周围的病菌乘虚而入造成感染；口唇干裂时，人们会习惯性地用舌头去舔，促使口角干裂；若从膳食中摄取的维生素减少，造成体内 B 族维生素缺乏，还会导致维生素缺乏性口角炎的发生。常见的原因有机械因素；牙齿位置不合适，致使上唇压叠于下唇；口角发生皱褶，该处黏膜经常处于浸渍中；营养缺乏，维生素 $B_2$ 缺乏，可伴有草莓样舌和阴囊瘙痒等；病原感染，病原菌多为低毒性的化脓球菌或白念珠菌。

### 一、诊断要点

口角潮红、起疱、皲裂、糜烂、结痂、脱屑等，张口易出血。

### 二、鉴别诊断

根据病史，有无接触过敏原，有无造成营养不良的客观条件或全身营养不良的表现，是否长期服用抗生素或免疫抑制剂，微生物涂片检查或培养，是否有多牙缺失等可能造成垂直距离变化的因素。

### 三、治疗原则

局部治疗以促进创面愈合为主要原则，根本是要针对病因制订相应的治疗计划。因颌间距离降低造成病损的患者，待创面恢复后及时进行修复治疗。

#### 四、一般治疗

及时明确病因，制订合理的治疗计划，避免舔患处，防止口角干裂，涂布少量油性保护剂。

#### 五、药物处方

处方一

营养不良性口角炎。维生素 $B_2$，5～10mg，每日口服 3 次。

复合维生素 B，10～20mg，口服，每日 3 次。

口角局部可用甲紫（龙胆紫）涂抹，保持清洁卫生。

颌间距离过短者须矫形修复。

处方二

球菌性口角炎。口角局部清洗干净后，红霉素软膏，局部涂搽，每日 2 次。

螺旋霉素片，150 万单位，每日 3 次。或者青霉素 V 钾片，250mg，每日 3 次。

处方三

真菌性口角炎。制霉菌素甘油，局部涂敷，每日 3～4 次。或者咪康唑乳膏，局部涂敷，每日 2 次。

注意事项：①本病为传染性疾病，因此在托儿所、幼儿园等集体场所，儿童用具如毛巾、茶杯、食具等均应严格消毒后使用，不可忽视。最好应使用自己固定的茶杯及毛巾等。②改善儿童饮食结构，或定期加服维生素 $B_1$ 和 $B_2$ 等，以防止由于维生素的缺乏感染白念珠菌而致发本病。③对颌间距离过短、缺牙、全口无牙、重度磨损、义齿𬌗关系过低等均可使口角过紧而致发本病。应给予修复纠正，同时对有吮指咬指及咬铅笔习惯者，亦应及时予以纠正。

（李广　杨永进）

# 牙　髓　炎

牙髓炎是指发生于牙髓组织的病变。一般由龋病发展而来，有人称牙髓炎是龋病的继发病，也可以是物理刺激、化学刺激、创伤等因素引起，分急性牙髓炎和慢性牙髓炎等。牙髓炎的主要临床表现是剧烈牙痛，探诊、温度刺激等都可能引发剧烈疼痛，X 线检查对其有重要的诊断意义。牙髓炎患者治疗前应向患者交代病情及治疗方案，并且告知择期可能需要桩冠修复以恢复患牙功能，待患者理解并同意后方可进行治疗。

#### 一、诊断要点

典型的急性牙髓炎特点是发病急，伴有自发性、阵发性的剧烈疼痛，多为夜间痛，温度刺激可加剧疼痛。患者往往疼痛不能定位，呈放射状分布。慢性牙髓炎症状：可有自发性隐痛，温度刺激隐痛，可述及曾有剧烈自发痛、温度刺激痛病史，可查及导致牙髓炎症的病因。温度测试多为迟钝，亦可为敏感。

**二、鉴别诊断**

（1）深龋、可复性牙髓炎、慢性牙髓炎　症状：均可有冷热痛，但深龋和可复性牙髓炎无自发痛。

温度测试：冰棒放置在完整的唇/颊或舌面，深龋患牙的反应同对照牙，随后把冰棒置于洞口，冰水入洞后引起疼痛。可复性牙髓炎患牙在完整牙面冷测试呈现一过性敏感；慢性牙髓炎患牙则疼痛反应更重，持续时间可能更长。如果一时难以区分，可先进行安抚或者间接盖髓治疗，在观察期内是否出现自发痛或者严重冷热痛再明确诊断。

（2）急性牙髓炎、三叉神经痛　症状：三叉神经痛有疼痛扳机点，患者每触及该点即诱发疼痛。注意特别询问该特征。此外，三叉神经痛较少夜间发作，单纯温度刺激不引发疼痛。

口内检查：急性牙髓炎应可查及可疑患牙具备导致牙髓炎症的病因。

如牙髓炎引起的疼痛与三叉神经痛均存在时，先治疗牙髓炎患牙。

（3）急性牙髓炎、龈乳头炎　症状：龈乳头炎亦可出现自发痛，但是详细问诊患者述及疼痛为持续性胀痛。此外，患者可能也会自述温度刺激疼痛，但是疼痛多可以定位。

口内检查：患者指出疼痛部位可见龈乳头充血水肿，探诊出血，触痛明显。一般相邻牙齿未查及可导致牙髓炎症的病因。

（4）急性牙髓炎、急性上颌窦炎　症状：急性上颌窦炎亦可引起上颌后牙区发射性疼痛。但是详细问诊患者述及疼痛为持续性胀痛，上颌窦前壁可出现压痛，可伴有鼻塞、脓涕等上呼吸道感染症状。

口内检查：急性上颌窦炎相关侧的上颌磨牙和前磨牙可能均有叩击痛，但是未查及导致牙髓炎症的病因。

**三、治疗原则**

减轻、消除疼痛，尽可能保存具有正常生理功能的牙髓或患牙，治疗中应遵循无菌、无痛、微创等原则。

**四、一般治疗**

（1）应急处理　明确患牙，局麻下使用高速涡轮机或牙体刮匙开放髓腔，减压，将蘸有丁香油或樟脑酚的棉球放入髓腔内，可使疼痛迅速缓解。

（2）牙髓炎治疗　可根据情况行盖髓术、活髓切断术、去髓术、根管治疗术、根尖诱导成形术、干髓术等。

## 五、药物处方

牙痛时或髓腔开放后，可口服一些消炎、镇痛药物，暂时减轻痛苦。

**处方**

头孢拉定，0.5g，口服，每日3次。或者阿莫西林，1.0g，口服，每日3次。替硝唑片，1.0g，口服，每日1次。或者甲硝唑片，0.2g，口服，每日3次。布洛芬缓释胶囊，0.3g，口服，必要时。

注意事项：①消炎、镇痛药是牙髓炎治疗过程中临时性和辅助性用药，根本的解决方法是尽快完成牙体牙髓治疗；②定期进行口腔检查，发现问题及时治疗；③避免咬坚果等硬物，避免因牙隐裂造成牙髓炎；④及时治疗牙周疾病，防止逆行性牙髓炎的发生；⑤治疗前应确定治疗方案，并与患者进行充分的沟通，签署知情同意书；⑥治疗过程中应按预约时间及时复诊，避免用患侧咬硬物，如遇治疗后疼痛明显、充填物脱落等情况，应及时和医师联系，预约复诊。

（李广　杨永进）

# 慢性唇炎

慢性唇炎是一种以口唇干燥、皲裂、脱屑为主要临床表现的黏膜病。其病因不明，多见于气候干燥季节、高原寒冷地区，与不良舔唇咬唇习惯有关，烟、酒、烫食、温度刺激、化学刺激等都可能引发慢性唇炎。上下唇均可发病，好发于下唇唇红部，以干燥脱屑、湿疹糜烂、发痒灼痛、渗出结痂等症状为主，反复发作、时轻时重、持续不愈。病损区有淡黄色干痂，伴灰白色鳞屑，周围轻度充血。因唇红部干胀发痒，患者常不自觉咬唇、舔唇或手撕痂皮，以致病损区皲裂出血、病情加重。反复继发感染可致唇部肿胀明显，唇红缘外扩。

## 一、诊断要点

口唇干燥、皲裂、脱屑，病损区有淡黄色干痂，伴灰白色鳞屑，周围轻度充血。

## 二、鉴别诊断

（1）过敏性唇炎　患者常有过敏史或接触变应原史，发病急，局部常有充血、糜烂，渗出较多。

（2）盘状红斑狼疮　为自身免疫性疾病，病损表现为中央凹陷、边缘高起的盘状病损，病损周围有放射状排列的细短白色角化纹，皮肤黏膜界限不清，可伴有皮肤病损。

（3）扁平苔藓　为多发对称的网纹状、树枝状病损，可见糜烂、渗出，亦可见丘疹样皮损。

（4）多形性红斑　发病急、病程短，口腔出现大片充血糜烂区，渗出较多，疼痛明显，唇部常出现厚血痂，可见靶形红斑的典型皮肤病损。

### 三、治疗原则

避免、去除刺激因素，以局部用药为主。

### 四、一般治疗

（1）局部治疗　采用湿敷、糖皮质激素局部应用、放射疗法、局部手术治疗等。

（2）全身药物治疗　包括泼尼松等药物治疗、中医中药治疗等。

### 五、药物处方

**处方一**

用于干燥脱屑症状时。金霉素软膏，局部涂搽，每日3～4次。

注意事项：①一般不全身用药；②唇部干燥或有轻度脱屑的，可涂少量护唇膏。

**处方二**

用于皲裂渗出结痂时。1∶5000呋喃西林溶液，局部湿敷，每日4次。

泼尼松混悬液，2%普鲁卡因1mL，局部注射，每周1次。

**处方三**

糖皮质激素局部注射疗法可用于治疗肉芽肿性唇炎。确炎舒松，10mL，局部注射，每周1～2次。

注意事项：①寻找病因，纠正舔唇、咬唇、撕脱痂皮等不良口腔习惯，戒除烟酒，忌辛辣食物，减少风吹、寒冷刺激；②保持心情舒畅，避免焦虑情绪，保持良好睡眠；③多吃新鲜蔬菜水果及富含蛋白质的食物，少吃酸、麻、辣、涩、烫和油炸的食物。

（李广　杨永进）

# 根尖周炎

　　根据临床症状的不同，可将根尖周炎分为两类：伴有中到重度疼痛症状为急性根尖周炎；症状轻微或无症状为慢性根尖周炎。目前，急性根尖周炎和慢性根尖周炎是我国临床用于诊断分类的术语，以下将分而述之。

## 急性根尖周炎

根尖周炎是指发生于牙根根尖周围组织的炎症性疾病。根尖周炎的组织学表现为炎症反应和牙槽骨吸收，放射影像学表现为围绕根尖的局限性低密度影。患牙处于根尖周炎期间，根管内的病原刺激物与机体免疫系统不断对抗，在病理上呈现破坏与修复的双向动态变化，两者的强弱对比影响病情的表现与变化。在这一过程中，可出现不同的临床症状和体征。当病原刺激物毒力较强而机体抵抗力较弱时，疾病以急性形式表现出来，就称为急性根尖周炎。急性根尖周炎是由根尖周组织的浆液性炎症逐步发展为化脓性炎症的一系列过程，可分为浆液期、根尖脓肿期、骨膜下脓肿期及黏膜下脓肿期。临床上，急性根尖周炎包括两种，其一为继发牙髓病而来的急性根尖周炎，其二为由慢性根尖周炎转化而来的急性根尖周炎，也称为慢性根尖周炎急性发作期。在疾病不同的炎症阶段，临床症状呈现出相应的差异。主要为患牙可定位的咬合痛，初期程度较轻，可有不适、发木、浮起感等，或有紧咬患牙而症状缓解的情况。随着疾病进展，患牙浮起伸长感加重，咬合或碰触时疼痛加剧。当疾病由浆液期进展到化脓期后，患牙可出现自发性、搏动性跳痛。当脓液得到引流，达黏膜下时，咬合痛有所缓解。

### 一、诊断要点

根据临床症状与体征进行诊断。

（1）临床症状　咬合痛，能明确定位疼痛的患牙。咬合痛的临床表现可有多种形式，初期为不适、麻木、浮起感、咬合时与对颌早接触、紧咬患牙能减轻症状等。随病情进展可能有自发、剧烈的搏动性跳痛，甚至轻触患牙时亦有剧痛。

（2）体征　包括三个方面。首先，牙髓无活力，表现为对冷测、热测、电活力测试无反应。其次，应有能够解释急性根尖周炎病因的体征，包括龋坏、充填体或其他牙硬组织疾患，或牙髓治疗史、深牙周袋、外伤、殆创伤等。第三，不同程度的叩击痛和牙龈红肿也有一定提示作用。

### 二、鉴别诊断

需与急性牙周脓肿进行鉴别，一般通过两者不同的感染来源和炎症扩散途径加以鉴别。根尖周炎炎症以根尖周为中心并向周围的牙周组织扩散，临床检查多能找到导致牙髓感染坏死的牙体病损，患牙无牙髓活力，脓肿部位靠近根尖部。急性牙周脓肿的感染源于牙周袋内的病原物，临床上能查及深牙周袋，患牙松动，脓肿部位更靠近龈缘，X线片显示牙槽骨吸收。

### 三、治疗原则

缓解症状，控制疼痛。评估患牙是否有保留价值，如有，完成根管治疗。

### 四、一般治疗

（1）开髓，清理、疏通根管，建立根尖引流通路。把握指征酌情行脓肿切开引流。

（2）评估患牙是否保留

① 患牙不能保留。开放髓腔，待急性症状缓解后予以拔除。

② 患牙可保留。根据根管内渗出情况决定根管内封抑菌抗炎药物或适当开放髓腔 2～3 天后进一步治疗。待急性症状缓解后，予以根管治疗。

**五、药物处方**

服用非甾体抗炎药，必要时全身应用抗生素，给予全身支持疗法。

**处方一**

阿莫西林，成人每日量 1～4g，口服，分 3～4 次给药。

注意事项：①青霉素过敏者禁用。②传染性单核细胞增多症患者慎用或禁用。③不宜与口服避孕药同服。④不良反应发生率为 5%～6%，常见为胃肠反应、皮疹等。

**处方二**

甲硝唑，0.2～0.4g，口服，每日 2～4 次。

注意事项：①偶尔可致严重不良反应，如严重过敏反应及神经精神症状，临床应注意观察。②可抑制酒精代谢，故用药期间应戒酒。③不良反应。消化道反应常见，如恶心、呕吐、厌食、腹痛等；过敏反应，如荨麻疹、皮肤瘙痒等；神经系统症状，如眩晕、共济失调、多发性神经炎等；可引起二重感染，如假膜性结肠炎。

**处方三**

替硝唑，每日 2g，口服，分 1～2 次给药。

注意事项：①孕妇及哺乳期妇女禁用；②有血液病史者及器质性神经系统疾病者禁用；③服药期间禁酒；④不良反应同甲硝唑。

**处方四**

布洛芬，0.2～0.4g，口服，每日 3 次，餐中服用可减少胃肠反应。

注意事项：①孕妇、哺乳期妇女、哮喘患者禁用。②高血压、肾功能不全、消化性溃疡及凝血功能缺陷者慎用。③与抗凝药合用时，可使其游离型血药浓度增加，应注意避免。④不良反应，其中胃肠道反应发生率为 30%～40%，多为轻度消化不良及胃肠道刺激症状；中枢神经系统反应常见失眠、头痛、眩晕、耳鸣等；可使出血时间延长，引起血细胞减少症；可引起肾病综合征、肾衰竭、肝功能减退；可引起过敏反应如皮疹、瘙痒、哮喘等；与阿司匹林有交叉过敏，可引起中毒性弱视，对孕妇可引起产程延长及难产。

# 慢性根尖周炎

慢性根尖周炎指患牙根尖周围组织的慢性炎症反应。各种原因导致牙髓坏死后，髓腔和根管呈感染状态，大量细菌及其代谢产物通过根尖孔刺激根尖周组织，包括牙骨质、根尖周膜和牙槽骨等。在宿主的炎症介质参与下，根尖周局部出现炎症细胞浸润与牙槽骨破坏，正常组织被炎症组织取代，牙根根尖也有可能出现内外吸收。慢性根尖周炎包括根尖周肉芽肿、慢性根尖脓肿、根尖周囊肿和根尖周致密性骨炎。前三者以牙槽骨破坏性病损为特征，后者为局部骨质增生性病变。慢性根尖周炎一般无明显自觉症状，有的患牙可有咬合不适，或有牙龈肿包。患牙处于慢性根尖周炎时，髓腔和根管内为一个受细菌感染的死腔，是机体免疫系统所不能到达的盲区。根管内病原刺激物持续攻击根尖周组织，使局部长期处于炎症状态。只有通过完善的根管治疗，去除根管内感染源，根尖周组织才可能得以修复愈合。

**一、诊断要点**

（1）对于以牙槽骨破坏性病损为特征的慢性根尖周炎

① 放射影像学检查。根尖周低密度影。

② 牙髓活力测试。患牙牙髓无活力。

③ 症状。无明显的自觉症状或咀嚼不适或牙龈肿包。

④ 病史。可有疼痛发作史、牙髓治疗史。

⑤ 检查。患牙有深龋洞或其他牙体硬组织疾患或充填体。

（2）对于根尖周致密性骨炎　多在下颌后牙发现，牙髓组织可能有慢性炎症或已坏死。患牙一般无自觉症状，也无反复肿痛史，在进行 X 线检查时偶然发现。

**二、鉴别诊断**

对慢性根尖周炎的鉴别主要体现在对 X 线片的判读上。牙槽骨破坏性病变的根尖周炎，在 X 线片上表现为根尖周低密度影，炎症区不能分辨出牙周膜间隙。在 X 线片上表现为低密度影的正常的解剖结构，如切牙孔、颏孔等，与牙根根尖形成重叠的影像时，需与根尖周炎进行鉴别。另外，牙周病损和非牙髓源性颌骨病变在 X 线片上也可能与邻近的牙根根尖重叠，与慢性根尖周炎同样表现为根尖周的低密度影。仔细判读 X 线片，如分辨出根尖周低密度影区牙根的牙周膜间隙影像连续、均一、完整，则非根尖周炎的特征性炎症表现。有必要时拍摄更大范围的 X 线片以全面整体地观察病变范围和形态特征，进一步确定病变的性质。

鉴别时要结合临床表现，慢性根尖周炎患牙牙髓无活力，而非牙髓源的根尖区病损所涉及的患牙牙髓活力正常。非牙髓源根尖区病损疾病，可能存在相应的临床表现。

### 三、治疗原则

以根管治疗去除根管内感染，杜绝其对根尖周组织的刺激，使根尖周炎症逐渐愈合消失。

### 四、一般治疗

（1）评估患牙能够保留者，行根管治疗。

（2）对于伴有较大根尖病变的患牙，尤其是根尖周囊肿患牙，或通过正向根管治疗；因各种局限不能进行有效清创的患牙，或需在根管治疗后行根尖手术。

（3）对于不能保留的患牙，或根尖周病变经治疗顽固不愈者，予以拔除。

### 五、药物处方

一般不用药物治疗。

（田诗雨）

# 创伤性口炎

创伤性口炎是由机械性、化学性、物理性等因素造成口腔黏膜损伤的非特异性急、慢性炎症。轻度烫伤仅见黏膜发红，有轻微疼痛或麻木感。但热损伤严重时可形成水疱，水疱破溃后形成糜烂或浅溃疡，疼痛明显。因脆、硬食物的摩擦或不慎咬伤而引起口腔黏膜形成血疱，好发于软腭、咽旁、颊、舌和口角黏膜。患者在咀嚼时突然感觉局部异常感或剧痛，张口即可见到此处黏膜有血疱，为紫红色、疱壁薄、大小约 1～3cm，大疱可迅速破损而出血，破后疱膜覆盖其上，以后疱膜坏死、脱落而呈边缘清楚的鲜红色糜烂面，上有少量分泌物，周围黏膜充血，患者感到烧灼样疼痛，说话、进食时疼痛加重。机械性刺激因素对口腔黏膜的损伤，最常见为形成创伤性溃疡，溃疡特点可因损伤的性质、溃疡的持续时间长短、溃疡的部位和是否有继发感染而不同。化学性灼伤主要引起黏膜组织蛋白质的凝固，组织坏死，病损表面形成一层白色坏死的薄膜，如拭去即露出出血的红色糜烂面，自觉疼痛。放射线损伤一般在照射后第 2 周，当剂量达到 1.29C/kg 左右时，可引起放射性口炎。开始为弥散性红斑，以后可引起血疱，破后形成溃疡或糜烂，表面盖有灰黄色假膜，可引起继发感染。

### 一、诊断要点

口腔黏膜可由于不同原因呈现不同特点的病损。

### 二、鉴别诊断

（1）其他唇炎　其他唇炎无明确光照史，组织病理学表现中不出现胶原纤维嗜碱性变，各自有自身的诱发因素及特征表现。

（2）扁平苔藓 常伴有口内白色角化纹，网状、环状或树枝状排列，无明确光照史。

（3）盘状红斑狼疮 可见典型皮损面部蝴蝶斑，唇部病损表现为充血糜烂的盘状病损，周围有呈放射状排列的细短白色角化纹。

（4）过敏性唇炎 发病快，有接触变应原史，表现为充血、糜烂，渗出多，可伴有水疱。

### 三、治疗原则

明确病因，局部治疗为主。

### 四、一般治疗

（1）去除局部刺激因素 首先应拔除残根、残冠、修整或拆除不合适的修复体，磨改锐利的牙尖或牙缘。

（2）局部治疗 预防继发感染、镇痛、促进溃疡愈合。化学性灼伤应以大量0.9%氯化钠注射液冲洗，饱满的血疱应用消毒针刺破。

### 五、药物处方

**处方一**

局部治疗。1%普鲁卡因液，含漱，每日 3 次。或者 0.5%达克罗宁液，局部涂敷，每日 3 次。

复方氯己定含漱液，5mL，含漱，每日 4 次。

2%碘甘油，局部涂敷，每日 3 次。

**处方二**

全身治疗。头孢拉定，0.5g，口服，每日 3 次。或者阿莫西林，1.0g，口服，每日 3 次。

替硝唑片，1.0g，口服，每日 1 次。或者甲硝唑片，0.2g，口服，每日 3 次。

注意事项：①保证充足睡眠，避免劳累、紧张；保持口腔清洁，每日清洁口腔 2~3 次，所用牙刷的梳毛不能太硬，以免伤及口腔黏膜。坚持用浓绿茶漱口，能促进口腔溃疡面的愈合。②纠正不良习惯。避免吃过热过烫的食物及热的黏性食物，防止黏膜烫伤后感染。

（李广 杨永进）

# 球菌性口炎

球菌性口炎又称为膜性口炎，是球菌引起的口腔黏膜急性感染性炎症，以形成致密光滑的假膜为主要特征，通常可分为葡萄球菌性口炎、卡他性口炎、链球菌性口炎等。

在黏膜或周边皮肤损伤、溃疡、糜烂等情况下，或患者处在免疫力低下的情况等易发病。

### 一、诊断要点

（1）结合患者病史，了解患者相关发病背景。

（2）疾病具有典型的病损特征，包括口腔黏膜大面积糜烂、溃疡，溃疡表面覆盖有光滑致密的假膜，高于黏膜表面，不易拭去。

（3）病程进展快速，同时可伴有发热等全身反应。

### 二、鉴别诊断

（1）多型渗出性红斑　为变态反应性疾病，多数可以发现变应原，口腔黏膜病损可见多发红斑、水疱、溃疡或糜烂渗出等，触碰时渗血或出血。

（2）急性疱疹性口炎　可见特征性的病损表现，即口腔黏膜散在或成簇的小水疱，破溃后形成溃疡面，部分可融合成较大的溃疡面，口周皮肤亦可出现成簇疱疹病变，破溃后结痂，病原微生物检查可见Ⅰ型单纯疱疹病毒。

### 三、治疗原则

（1）全身治疗　给予抗生素，严格掌握适应证，对于感染严重病例，应及时使用最有效抗生素，同时根据药物敏感试验结果调整选择。

（2）口腔局部治疗　保持口腔清洁可控制和预防继发感染，病损处可局部用药促进愈合。

### 四、一般治疗

（1）应用抗生素消炎控制感染　根据患者病情的轻重程度，选择相应的抗菌药物和疗程。

（2）支持疗法　注意补充维生素、水、电解质和营养。

（3）局部对症治疗　抗感染、镇痛、促愈合。

### 五、药物处方

**处方一**

局部用药，0.5%金霉素水溶液或0.05%氯己定含漱液，一次10~20mL，每日3次，口腔含漱。

注意事项：①相应药物过敏者禁用；②常见不良反应包括口腔黏膜感觉迟钝、感觉异常、着色等，停药后即可缓解。

**处方二**

局部用药，青霉素V钾口含片，一次125~250mg，每日3次，含化。

注意事项：①患者每次开始服用本品前，必须先进行青霉素皮试，青霉素过敏者禁用。②对头孢菌素类药物过敏者及有哮喘、湿疹、花粉症、荨麻疹等过敏性疾病史者慎用。③本品与其他青霉素类药物之间有交叉过敏性。若有过敏反应产生，则应立即停用本品，并采取相应措施。④肾功能减退者应根据血浆肌酐清除率调整剂量或给药间期。⑤治疗链球菌感染时疗程需10日，治疗结束后宜做细菌培养，以确定链球菌是否已清除。

处方三

抗生素类，阿莫西林，成人1次0.5g，每6～8小时1次，每日剂量不超过4g。

注意事项：①使用阿莫西林前必须进行青霉素皮肤试验，阳性反应者禁用。②哮喘、湿疹、花粉症、荨麻疹等过敏性疾病史者，疱疹病毒感染者，尤其是传染性单核细胞增多症患者应慎用。③消化系统症状。多见腹泻、恶心、呕吐等症状，偶见假膜性结肠炎等胃肠道反应。④血液系统症状。偶见嗜酸性粒细胞增多、白细胞减少、血小板减少、贫血等。⑤皮肤黏膜反应。偶见斑丘疹、渗出性多形性红斑、Lyell综合征、剥脱性皮炎。⑥肝、肾功能紊乱。少数患者用药后偶见血清氨基转移酶轻度升高、急性间质性肾炎。⑦偶有兴奋、焦虑、失眠、头晕以及行为异常等中枢神经系统症状。长期使用本药可出现由念珠菌或耐药菌引起的二重感染。

处方四

抗生素类，头孢呋辛酯，口服，每次0.25g，每日2次。

注意事项：①本品一般耐受性良好，常见的不良反应都是胃肠道反应，如恶心、呕吐、腹泻及稀便等。偶有假膜性小肠结肠炎。由于片剂咬碎后味苦，儿童不喜欢，不主张用于5岁以下儿童。②少见皮疹、药物热等过敏反应。③偶见假膜性小肠结肠炎、嗜酸性粒细胞增多、血胆红素升高、血红蛋白降低、肾功能改变、Coombs试验阳性和一过性肝酶升高。

处方五

免疫增强剂，匹多莫德片，口服，每日2次，每次0.2～0.8g。

注意事项：①高敏体质者慎用。因食物可影响本药的吸收，所以应在餐前或餐后两小时服用；②妊娠3个月内妇女慎用。

处方六

维生素类，复合维生素B片，口服，每次2片，每日3次。

注意事项：①大剂量服用可出现烦躁、疲倦、食欲减退等；②偶见皮肤潮红、瘙痒；③尿液可能呈黄色；④对本品过敏者禁用，过敏体质者慎用。

### 处方七

维生素类，维生素 C 片，口服，每次 0.2g，每日 3 次。

注意事项：①不宜长期过量服用本品，长期大剂量可引起停药后坏血病，也可引起尿酸盐、半胱氨酸盐或草酸盐结石。②过量服用（每日用量 1g 以上）可引起腹泻、皮肤红而亮、头痛、尿频（每日用量 600mg 以上）、恶心呕吐、胃疼挛。③本品可通过胎盘并分泌入乳汁。孕妇服用过量时，可诱发新生儿产生坏血病。④下列情况应慎用：a. 半胱氨酸尿症；b. 痛风；c. 高草酸盐尿症；d. 草酸盐沉积症；e. 尿酸盐结石；f. 葡萄糖-6-磷酸脱氢酶缺乏症；g. 血色病；h. 铁粒幼细胞贫血或珠蛋白生成障碍性贫血；i. 镰状细胞贫血；j. 糖尿病（因维生素 C 干扰血糖定量）。⑤如服用过量或出现严重不良反应，应立即就医。⑥对本品过敏者禁用，过敏体质者慎用。

（卢松鹤）

# 智齿冠周炎

智齿冠周炎是指第三磨牙（又称智齿）牙冠周围的软组织炎症。常发生于 18～25 岁的青年，是常见口腔疾病之一。主要症状为牙冠周围软组织肿胀、疼痛。如炎症影响咀嚼肌，可引起不同程度的张口受限，如波及咽侧则出现吞咽疼痛，导致患者咀嚼、进食及吞咽困难。病情重者尚可有周身不适、头痛、体温上升、食欲减退等全身症状。X 线检查对诊断十分重要。

### 一、诊断要点

第三磨牙无法正常萌出，冠周牙龈经常出现炎症反应。

### 二、鉴别诊断

在下颌智牙冠周炎合并面颊瘘或下颌第一磨牙、第二磨牙颊侧瘘时，应与第一磨牙、第二磨牙根尖周炎、牙周炎相鉴别。此外，还应与第三磨牙区牙龈的良、恶性肿瘤相鉴别。

### 三、治疗原则

炎症初期以局部治疗为主，急性期以消炎、镇痛、切开引流、增强全身抵抗力的治疗为主，炎症控制后应考虑手术治疗。上颌第三磨牙冠周炎发生率较低，且临床症状较轻，并发症少，治疗相对简单。

### 四、一般治疗

（1）注意休息、避免劳累，增强体力，保持良好的口腔卫生习惯。

（2）手术治疗 智齿冠周炎控制后，为预防炎症复发，应考虑冠周龈瓣切除术或拔除阻生齿。

### 五、药物处方

**处方一**

用于炎症初期的治疗。

复方氯己定含漱液 5mL，含漱，每日 4 次。

2% 碘甘油，局部涂敷，每日 3 次。

注意事项：待炎症减轻、消除后，及时处理患牙。

**处方二**

用于冠周炎的全身及局部消炎、镇痛治疗。

头孢拉定 0.5g，口服，每日 3 次，或阿莫西林 1.0g，口服，每日 3 次。

替硝唑片 1.0g，口服，每日 1 次。或甲硝唑片 0.2g，口服，每日 3 次。

复方氯己定含漱液 5mL，含漱，每日 4 次。

**处方三**

急性化脓期的治疗应包括全身抗感染、脓肿切开引流，盲袋冲洗上药等。

头孢呋辛钠 2g，静脉滴注，每日 1 次。

氯化钠注射液 100mL，静脉滴注，每日 1 次。

替硝唑注射液 100mL，静脉滴注，每日 1 次。

复方氯己定含漱液 5mL，含漱，每日 4 次。

注意事项：①全身抗感染治疗应足量、有效并有一定疗程，避免智齿冠周炎症向邻近组织扩散。②一旦发现脓肿形成，应即行切开引流术。③智齿冠周炎炎症控制后应予积极治疗，包括冠周龈瓣切除术、阻生术拔除术等。④面颊瘘道在拔牙的同时应搔刮清除，缝合皮肤瘘口。下颌智齿冠周炎合并间隙感染时，应全身抗感染、对症及支持治疗。

（李广 杨永进）

# 成人牙周炎

成人牙周炎主要是由局部因素引起的牙周支持组织的慢性炎症。发病年龄以35 岁以后较为多见。如牙龈炎未能及时治疗，炎症可由牙龈向深层扩散到牙周膜、牙槽骨和牙骨质而发展为牙周炎。患病区域牙龈发红发紫，存在不同程度的肿胀，触之易出血，常伴有咬合无力、口臭，是导致成年人牙齿丧失的主要原因。由于早期多无明显自觉症状而易被忽视，待有症状时已较严重，甚至已不能保留牙齿。因而必须加强宣教，使患者早期就诊和及时治疗。X 线检查可帮助明确诊断。成人牙周炎的病因主要有不良口腔卫生、咬合创伤、营养和代谢障碍、不良修复体、遗传性高敏体质、系统性疾病等。

### 一、诊断要点

X 线检查中牙槽骨的丧失是诊断成人牙周炎的关键。

### 二、鉴别诊断

(1) 牙龈炎 早期牙周炎需要与牙龈炎区别，两者均有牙龈炎症，或者深袋，但牙龈炎无附着丧失及牙槽骨吸收，深袋也为假性牙周袋，经治疗后可恢复正常。

(2) 侵袭性牙周炎 一般发生在 35 岁以下，无明显的全身症状，一般有家族聚集性，牙周破坏迅速，且牙周破坏程度与牙菌斑和局部刺激因素不一致，好发于第一磨牙和切牙，X 线可见第一磨牙角形骨吸收，切牙水平型骨吸收。两者的鉴别常为排除侵袭性牙周炎。

### 三、治疗原则

应根据个体情况制订牙周序列治疗计划。

### 四、一般治疗

(1) 局部治疗 可做龈上洁治术或龈下刮治术，必要时调整咬合、消除食物嵌塞和纠正不良修复体等。牙周袋溢脓时，可用 1%～3% 过氧化氢液冲洗，袋内置 10% 碘合剂或螺旋霉素、甲硝唑等药膜。在去除局部因素后，较浅的牙周袋可用碘酚液烧灼；较深的牙周袋需做牙周手术，以消除牙周炎。牙周袋深达根尖、牙齿松动明显时，可考虑拔除。经过以上治疗牙齿仍松动者，可做暂时性或永久性的牙周夹板以固定松动的牙齿。局部形成脓肿并且已局限时，可切开引流。牙周袋也应同时做冲洗、上药膜或碘甘油等。

(2) 全身治疗 增强机体抵抗力，并积极治疗与牙周炎有关的系统性疾病。发生牙周脓肿时，全身反应较重的患者，应口服有关抗菌药物。

### 五、药物处方

处方一

常用局部药物治疗，可用于牙周袋冲洗、上药。

1% 过氧化氢溶液，5mL，冲洗或含漱，每日 3 次。或者复方氯己定含漱液，5mL，冲洗或含漱，每日 4 次。

2% 碘甘油，局部涂敷，每日 3 次。

盐酸米诺环素软膏，牙周袋内上药，每周 1 次。

注意事项：药物的使用只能暂时降低炎症水平，根本的办法还是要对牙周进行健康维护。

### 处方二

全身药物治疗，可达牙周袋底及根分叉等难以清洁区域。

头孢拉定，0.5g，口服，每日3次。或者阿莫西林，1.0g，口服，每日3次。

替硝唑片，1.0g，口服，每日1次。或者甲硝唑片，0.2g，口服，每日3次。

注意事项：①首先应彻底清除牙菌斑、牙石等病原刺激物；②一般以短期大剂量抗菌药治疗方案较好，全身给药后应1～2个月复查；③预防为主，注意口腔卫生，使用正确的刷牙方法，及时用牙线清除残留食物，以防止牙齿积垢与牙石的发生，从而控制牙菌斑；④与患者应该进行充分的沟通，使其了解整个治疗计划，反复强调密切配合的重要性；⑤定期复查，是治疗牙周炎及维护期内保持疗效的关键之一。

（李广 杨永进）

# 光线性唇炎

光线性唇炎又称为日光性唇炎，由于过度照射日光所引起，分为急性和慢性两种。多见于户外工作者。因病变部位可累及整个下唇，所以影响进食与说话。比较深的病损愈合后会留有瘢痕。全身症状比较轻或没有，2～4周内可以自愈，或者变成慢性。慢性光线性唇炎以脱屑为主，不断出现白色细小秕糠样鳞屑；病程迁延，可使唇部失去弹性；此病损属于癌前状态，易发生癌变；患者一般瘙痒感不明显，可有舔唇的不良习惯。

### 一、诊断要点

起病急，有暴晒史。唇红部广泛水肿、充血、糜烂，表面覆盖有血痂或者形成糜烂面。有剧烈瘙痒，灼热感明显。

### 二、鉴别诊断

（1）其他唇炎 其他唇炎无明确光照史，组织病理学表现中不出现胶原纤维嗜碱性变，各自有自身的诱发因素及特征表现。

（2）扁平苔藓 常伴有口内白色角化纹，网状、环状或树枝状排列，无明确光照史。

（3）盘状红斑狼疮 可见典型皮损面部蝴蝶斑，唇部病损表现为充血糜烂的盘状病损，周围有呈放射状排列的细短白色角化纹。

（4）过敏性唇炎　发病快，有接触变应原史，表现为充血、糜烂，渗出多，可伴有水疱。

### 三、治疗原则

局部对症治疗，以预防为主。

### 四、一般治疗

避免再次光线刺激，对创面做好保护。

### 五、药物处方

处方一

3％氯喹软膏，局部涂敷，每日 2 次。

处方二

5％二氧化钛软膏，局部涂敷，每日 2 次。

注意事项：①注意避光、防晒。②局部治疗为主。③因本病有可能出现癌变，应注意早诊断早治疗。如果有癌变的倾向或者已经癌变者应及时手术治疗。

（李广　杨永进）

# 颌骨骨髓炎

颌骨骨髓炎是指由细菌感染或物理、化学因素使颌骨的骨膜、骨皮质、骨髓及骨髓腔内的血管、神经等产生的炎性病变。

化脓性骨髓炎以牙源性为常见，主要发生于下颌骨。临床上分为中央性颌骨骨髓炎和边缘性颌骨骨髓炎。急性期治疗原则与一般急性炎症相同，慢性期以手术清除病灶死骨为主。根据颌骨骨髓炎的临床病理特点和致病因素不同，可分为化脓性颌骨骨髓炎与特异性颌骨骨髓炎。另外，还有物理（放射线）及化学因素引起的颌骨骨坏死而继发感染的骨髓炎。

化脓性颌骨骨髓炎多发生于青壮年，男性多于女性，占各类型颌骨骨髓炎的90％以上，主要发生于下颌骨。感染途径包括牙源性感染、损伤性感染、血源性感染等。临床发展过程可分为急性期和慢性期两个阶段。急性期特点为全身发热、寒战、倦怠无力、食欲缺乏、白细胞总数增高、中性粒细胞增多；局部有剧烈跳痛，口腔黏膜及面颊部软组织肿胀、充血，可继发颌周急性蜂窝织炎；病源牙可有明显叩击痛及伸长感。慢性期特点全身症状轻，体温正常或仅有低热；全身消瘦、贫血，机体呈慢性中毒消耗症状；病情发展缓慢、局部肿胀、皮肤微红；口腔内或面颊部可出现多处瘘孔溢脓、肿胀区牙松动。根据感染的原因及病变特点，临床上将化脓性骨髓炎又分为两种类型，即中央性颌骨骨髓炎和边缘性颌骨骨髓炎。

## 一、诊断要点

急性颌骨骨髓炎的主要诊断依据是全身及局部症状明显，与间隙感染急性期表现相似。病源牙以及相邻的多数牙出现叩击痛、松动，甚至牙槽溢脓。患侧下唇麻木是诊断下颌骨骨髓炎的有力证据。上颌骨骨髓炎波及上颌窦时，可有上颌窦炎的症状，有时从患侧的鼻腔溢脓。慢性颌骨骨髓炎的主要诊断依据是瘘管形成和溢脓；死骨形成后，可从瘘孔排出小死骨片；瘘管用探针检查可触知骨面粗糙。全身症状不明显，进食、睡眠正常。

X线检查在骨髓炎的急性期常看不到骨质破坏。一般在发病 2～4 周，进入慢性期，颌骨已有明显破坏后，X线才有诊断价值。颌骨骨髓炎的 X线检查可表现为骨质破坏与骨质增生。

## 二、鉴别诊断

边缘性骨髓炎的增生型应与纤维骨瘤相鉴别。纤维骨瘤属于纤维骨性病变，以骨质为主，有不同形式的骨小梁，并逐渐钙化，故 X线上呈较致密影像，伴不规则团块状骨化或钙化，也可见骨小梁结构。

中央性颌骨骨髓炎应与中央性颌骨癌鉴别。中央性颌骨癌好发于下颌骨，特别是下颌磨牙区。患者早期无自觉症状，以后可以出现牙痛、局部疼痛，并相继出现下唇麻木。中央性颌骨骨髓炎多有炎症史，X线除骨质破坏外，尚有增生修复的表现，如骨膜增生等。如临床、X线不能完全鉴别时，应于手术时做冰冻活检病理学检查，以明确诊断。

诊断上颌骨骨髓炎时应排除上颌窦癌的可能。上颌窦癌初期症状无特异性，病变局限于窦腔时可无明显阳性体征，鼻塞及异常分泌物常为先驱症状，有流涕、鼻出血、嗅觉减退；继则出现牙痛、脱落等口腔症状，如牙痒、牙齿松动、牙齿脱落、出血及牙龈肿块，当肿瘤侵及翼板、翼腭窝时，张口宽度缩小，直至完全不能张口；眼部症状表现为突眼、流泪、结膜充血、视力障碍及复视；面部肿胀、疼痛、麻木、充血；少数患者可出现耳痛。常有肝、肺、骨等组织的转移。

## 三、治疗原则

（1）急性骨髓炎的治疗　在炎症初期，应采取积极有效的治疗，以控制感染的发展。如延误治疗，则常形成广泛的死骨，造成颌骨骨质缺损。急性化脓性骨髓炎一般来势凶猛，病情重，常有引起血行感染的可能。因此，在治疗过程中应注意全身支持及药物治疗，同时应配合必要的外科手术治疗。

① 药物治疗：颌骨骨髓炎急性期，尤其是中央性颌骨骨髓炎，应根据临床反

应，细菌培养及药物敏感试验的结果，给予足量、有效的抗生素，以控制炎症的发展，同时注意全身必要的支持疗法。物理疗法对急性炎症初期，可收到一定效果。

② 外科治疗：目的是引流排脓及除去病灶。急性中央性颌骨骨髓炎，一旦判定骨髓腔内有化脓性病灶，应及早拔除病灶牙及相邻的松动牙，使脓液从拔牙窝内排出。如拔牙未能达到引流目的，症状也不减轻，应考虑去除部分骨外板，以敞开髓腔充分排脓，解除疼痛。如颌骨内炎症自行穿破骨板，形成骨膜下脓肿或颌周间隙蜂窝织炎，单纯拔牙引流已无效，可根据脓肿的部位从低位切开引流。

（2）慢性颌骨骨髓炎的治疗　颌骨骨髓炎进入慢性期有死骨形成时，必须用手术去除已形成的死骨和病灶后方能痊愈。

① 慢性中央性骨髓炎：病变范围常常广泛并形成较大块死骨，可能一侧颌骨甚至全下颌骨均变成死骨。病灶清除应以摘除死骨为主，如死骨已完全分离则手术较易进行。

② 慢性边缘性骨髓炎：受累区骨质密质变软，仅有散在的浅表性死骨形成，常用刮除方式清除。但感染侵入时骨外板可呈腔洞状损害，有的呈单独病灶，有的呈数个病灶互相通连。病灶腔洞内充满大量炎性肉芽组织，此时手术应以刮除病理性肉芽组织为主。

**四、一般治疗**

应针对病因采取治疗措施，如及时处理智齿冠周炎、根尖周炎等牙源性感染，以防止发生颌骨骨髓炎。如已形成骨髓炎，在急性期应予彻底治疗，以免转为慢性炎症。急性颌骨骨髓炎的全身治疗主要为增强机体抵抗力、药物控制感染（甲硝唑、螺旋霉素）。局部治疗重点在于及时切开引流，排出积液，防止病灶向骨内扩散，如患牙无法保留应及时拔除。治疗慢性颌骨骨髓炎时应努力改善机体状况，提高营养，保持引流通畅，及时拔除病源牙，彻底清除病灶、刮治或摘除死骨。

**五、药物处方**

处方一

阿莫西林，口服，成人一次 0.5g，每 6～8 小时 1 次。

注意事项：①本品可致过敏性休克，皮疹发生率较其他青霉素为高，可达 10％或更高。有时也发生药物热。偶见粒细胞或血小板减少，少见肝功能异常，大剂量静脉给药可发生抽搐等神经症状。②用前应详细询问患者及有关亲属的药物过敏史，决定是否应用。必要时可通过青霉素钠皮试来判定。疗程较长患者应检查肝、肾功能和血常规。③对青霉素过敏者禁用。传染性单核细胞增多症、巨细胞病毒感染、淋巴细胞白血病和淋巴瘤等患者避免使用。④与下列药物有配伍禁忌：氨基苷类、多黏菌素类、红霉素、四环素类、氯化钙、葡萄糖酸钙、肾上腺素、间羟胺、多巴胺、B族维生素、维生素C、含有氨基酸的注射剂等。⑤与阿司匹林、吲哚美辛和磺胺类药物合用，可减少本药的排泄，使血药浓度升高。⑥与华法林合用，可加强抗凝血作用。⑦本品可加速雌激素代谢和减少雌激素的肠肝循环，同时服用避孕药，可能降低口服避孕药的效果。

### 处方二

头孢羟氨苄，成人每次口服250～500mg，每6小时1次，空腹服用，最高剂量不超过每日4g。儿童每次口服6.25～25mg/kg，每6小时1次。

注意事项：①本品也可致过敏反应，皮疹多见，过敏性休克罕见。血液透析和腹腔透析均可加速本品清除。与其他头孢菌素间存在交叉过敏反应。有胃肠道疾病史者，特别是溃疡性结肠炎、局限性肠炎或抗生素相关性肠炎者及有肾功能减退者应慎用。应用本品患者的库姆斯试验可出现阳性，以硫酸铜法测定尿糖可有假阳性反应。②对头孢菌素过敏者及有青霉素过敏性休克者禁用。③与庆大霉素或阿米卡星联用，对某些敏感菌株有协同抗菌作用。④与丙磺舒合用，可抑制本品在肾脏的排泄，使血药浓度升高30%。⑤与肾毒性药物如强效利尿药、氨基糖苷类、抗肿瘤药等同用，可增加肾毒性。⑥与华法林同用，可增加出血的危险。⑦肾功能不足者使用本品应减量。

### 处方三

甲硝唑片，用于厌氧菌感染，口服，每日0.6～1.2g（3～6片），分3次服，7～10日为1个疗程。

注意事项：①对诊断的干扰，本品的代谢产物可使尿液呈深红色。②原有肝脏疾病患者，应减少剂量。出现运动失调或其他中枢神经系统症状时应停药。重复一个疗程之前，应做白细胞计数。厌氧菌感染合并肾功能衰竭者，给药间隔时间应由8小时延长至12小时。③本品可抑制酒精代谢，用药期间应戒酒，饮酒后可能出现腹痛、呕吐、头痛等症状。

（高柳）

# 坏死性龈口炎

坏死性龈口炎是一种坏死性炎症，发生在牙龈边缘称为坏死性龈炎，发生在口腔黏膜称为坏死性口炎。本病是由奋森螺旋体和厌氧菌梭形杆菌引起，此两种微生物平时可存活于牙间隙、龈沟与牙周袋内，当全身抵抗力降低、口腔卫生差时易繁殖致病。有的患者还可波及与牙龈病损相应的唇、颊黏膜，使局部黏膜坏死，溃疡较深，上覆灰黑色假膜，周围黏膜充血、水肿，此称坏死性龈口炎。重症者可有低热、疲乏、颌下淋巴结肿大。慢性坏死性龈口炎多表现为成人个别牙齿、牙龈缘及乳头轻度坏死，出血、疼痛、口臭等症状较轻。若不及时治疗可发展成牙周炎。

### 一、诊断要点

急性坏死性龈口炎多见于儿童，早期牙龈边缘及龈乳头红肿，以后迅速坏死，使龈缘变平，龈乳头刀削样缺损，表面覆以灰褐色污秽假膜，患处牙龈极易出血，疼痛明显，口内有特殊口臭，此为坏死性龈炎，如得不到控制甚至可使牙槽骨暴露、骨坏死、牙齿松动脱落。

### 二、鉴别诊断

（1）菌斑性龈炎　为慢性过程，一般无坏死病损，不痛，牙龈出血一般为激发性出血。

（2）疱疹性龈口炎　为病毒感染，多发于幼儿，牙龈充血不局限于牙龈乳头和边缘龈，还累及其他口腔黏膜以及唇周组织。典型病损为成簇的小疱，或者小疱破损后形成的小溃疡，但无坏死。

（3）急性白血病　急性白血病患者可由于免疫力低下而伴发本病，血常规检查有助于诊断基础疾病。

（4）艾滋病　由于免疫力极其低下，常伴发各种细菌引起的机会感染，可合并坏死性龈口炎以及坏死性牙周病，尤其后者。

### 三、治疗原则

以局部治疗为主，辅助全身支持治疗。

### 四、一般治疗

本疾病多发生于儿童及青壮年，由于本病起病急，病情发展快，病症后果严重，早期就应该及时就诊治疗，发病期间加强口腔护理和卫生很重要。

### 五、药物处方

处方一

局部处理。

1%～3%过氧化氢溶液，局部冲洗。

2%甲紫（龙胆紫），局部涂敷，每日3次。或者1%碘酊，局部涂敷，每日3次。

甲硝唑药膜，局部贴敷，每日3次。

## 处方二

口服抗生素。

头孢拉定，0.5g，口服，每日 3 次。或者阿莫西林，1.0g，口服，每日 3 次。

替硝唑片，1.0g，口服，每日 1 次。或者甲硝唑片，0.2g，口服，每日 3 次。

## 处方三

急性期可先轻轻除去坏死组织并初步刮除大块牙结石，冲洗和含漱，2%甲紫或 1%碘酊局部涂敷。

注意事项：该病表层的坏死组织中混有细菌，坏死组织下方可见大量致病菌，局部治疗是否彻底有着重要意义。

（李广　杨永进）

# 流行性腮腺炎

流行性腮腺炎简称流腮，俗称痄腮。四季均有流行，以冬、春季常见。是儿童和青少年期常见的呼吸道传染病。它是由腮腺炎病毒引起的急性、全身性感染，以腮腺肿痛为主要特征，有时亦可累及其他唾液腺。常见的并发症为病毒脑炎、睾丸炎、胰腺炎及卵巢炎。腮腺炎病毒属副黏液病毒科。患者是传染源，直接接触、飞沫、唾液的吸入为主要传播途径。接触患者后 2～3 周发病。

## 一、诊断要点

流行性腮腺炎前驱症状较轻，主要表现为一侧或两侧以耳垂为中心，向前、后、下肿大，肿大的腮腺常呈半球形，边缘不清，表面发热，有触痛。7～10 天消退。本病为自限性疾病，目前尚缺乏特效药物，抗生素治疗无效。一般预后良好。

## 二、鉴别诊断

应与以下疾病相鉴别。

（1）化脓性腮腺炎　常为一侧腮腺局部红肿、压痛明显，晚期有波动感，挤压时有脓液自腮腺口流出，腮腺口位于第二磨牙相对的颊黏膜处。白细胞总数和中性粒细胞明显增高。

（2）颈部及耳前淋巴结炎　肿大不以耳垂为中心，而是局限于颈部或耳前区，为核状体，较坚硬，边缘清楚，压痛明显，表浅者活动。可发现与颈部或耳前区淋巴结相关的组织有炎症，如咽峡炎、耳部疮疖等。白细胞总数及中性粒细胞增高。

### 三、治疗原则

该病为自限性疾病，目前尚无抗腮腺炎特效药物，抗生素治疗无效。主要对症治疗，隔离患者使之卧床休息直至腮腺肿胀完全消退。注意口腔清洁，饮食以流质或软食为宜，避免酸性食物，保证液体摄入量。

### 四、一般治疗

全身支持治疗为主，预防并发症的发生，多饮水。

### 五、药物处方

**处方一**

阿昔洛韦，0.2g，口服，每日4～5次。

板蓝根冲剂，5g，口服，每日3次。

**处方二**

紫金锭或如意金黄散，用醋调后外敷。

**处方三**

体温达38.5℃以上可用解热镇痛药。阿司匹林，每日按体表面积$1.5g/m^2$，分4～6次口服，或每次按体重5～10mg/kg，或每次60mg，必要时4～6小时1次。

注意事项：①管理传染源。早期隔离患者直至腮腺肿胀完全消退。接触者一般检疫3周。②被动免疫。给予腮腺炎高价免疫球蛋白可有一定作用，但来源困难，不易推广。③自动免疫。出生后14个月常规给予腮腺炎减毒活疫苗或麻疹、腮腺炎和风疹三联疫苗免疫效果好。免疫途径为皮下注射，还可采用喷鼻或气雾吸入法，接种后可出现一过性发热，偶有在接种后1周发生腮腺炎者。

（李广　杨永进）

# 化脓性腮腺炎

化脓性腮腺炎，是较常见的涎腺炎症，可发生于一侧，也可发生于双侧。成年人及儿童发生者其转归有显著不同。这是一种源于口腔的上行性感染，通常由可累及腮腺导管口的金黄色葡萄球菌所致。典型的感染发生于因进食少或因服用抗胆碱能类药物而口腔干燥的老年人或慢性患者，以及全麻后的患者。

### 一、诊断要点

有发热、寒战及单侧腮腺疼痛和肿胀，腮腺坚硬且有触痛，其上方皮肤出现红斑和水肿。腮腺导管口流出的脓性分泌物常含有大量革兰氏阳性球菌。

## 二、鉴别诊断

应与咬肌间隙感染、流行性腮腺炎、腮腺区淋巴结炎相鉴别。

（1）咬肌间隙感染 该病是下颌智齿冠周炎常见的并发症，有牙龈肿胀史。有些病例开始即呈咬肌间隙感染表现而无牙痛，与化脓性腮腺炎类似。但咬肌间隙感染的肿胀中心及压痛点在下颌角部，常伴有张口受限，腮腺导管口不红肿，唾液分泌量少但清亮。

（2）流行性腮腺炎 多发生于儿童，有接触传染史。表现为腮腺肿大、疼痛及发热等，然而导管口无红肿，无脓液溢出，白细胞总数不高。淋巴细胞比例增多，双侧腮腺可同时或先后受累，急性期血液及小便中的淀粉酶轻度或中度升高。

（3）腮腺区淋巴结炎 多见于儿童及青少年。病变局限，发展缓慢，脓肿自淋巴结内破溃累及腮腺，回顾病史患者多先有腺内小结后逐渐增大发展的情况。腮腺导管口无红肿，唾液分泌无异常。

## 三、治疗原则

及时有效地使用抗生素，配合全身支持疗法，可避免病情的进一步发展。

## 四、一般治疗

（1）针对发病原因 纠正机体水及电解质紊乱，维持体液平衡。必要时输入复方氨基酸等以提高机体抵抗力。

（2）病情发展至化脓时，抗生素效果不佳，病情有进一步发展的趋势时，必须切开引流。引流特征是局部有明显的凹陷性水肿，局部有跳痛并有局限性压痛点，穿刺抽出脓液；腮腺导管口有脓液排出，全身感染中毒症状明显。

## 五、药物处方

处方一

应用大剂量青霉素或适量头孢菌素等抗革兰氏阳性球菌的抗生素，并从腮腺导管口取脓性分泌物做细菌培养及药敏试验，选用最敏感的抗生素。

处方二

2%氯己定含漱液，10mL，含漱，每日4～6次。

处方三

甲硝唑注射液，冲洗腮腺导管，每日1次。

注意事项：①化脓性腮腺炎主要是逆行感染，因此，保持口腔清洁卫生是预防其发病的重要环节。每天早晚刷牙，饭后漱口，必要时应做牙周洁治术。②一些体质虚弱、长期卧床、高热或禁食的患者常可发生脱水，更应加强口腔护理

（如认真刷牙、常用氯己定溶液漱口等），保持体液平衡，加强营养及抗感染治疗。患者在进行大手术后，特别是腹腔手术，涎腺可发生反射性功能降低或停止。医师应该想到患者有发生急性化脓性腮腺炎的可能性，并加强手术前后处理，维持患者正常出入量及体液平衡，纠正机体水和电解质紊乱。

（李广　杨永进）

# 急性颌下腺炎

颌下腺炎主要由导管狭窄或堵塞所致，引起堵塞的原因主要是颌下腺导管结石，即与涎石症并发。也可因异物或细菌进入导管所致。颌下腺炎多为慢性病程，急性发作时口底区明显肿胀疼痛，颌下腺导管口周围红肿，挤压颌下腺可见脓液或炎性液体流出，颌下三角区处也可有红肿、压痛。全身症状可有发热、呼吸脉搏加快，白细胞总数及中性粒细胞增多。双手触诊可扪及颌下腺导管内结石。常用 X 线检查，为下颌横断合片或下颌下腺侧位片，可见阳性结石。

**一、诊断要点**

（1）进食时颌下腺肿胀及伴发疼痛。

（2）导管口红肿溢脓，口底及颌下腺肿大，双手触诊可扪及导管内结石。

（3）可伴全身发热，白细胞总数及中性粒细胞增多。

（4）下颌横断合片或下颌下腺侧位 X 线片可见阳性结石。

**二、鉴别诊断**

（1）舌下腺肿瘤　可扪及口底区实性肿物，多数无导管阻塞症状，X 线检查无阳性结石。

（2）颌下腺肿瘤　呈进行性肿大，无进食肿胀或颌下腺炎症发作史。

（3）下颌下间隙感染　可查及病源牙，颌下区肿胀呈硬性炎性浸润，可出现凹陷性水肿。一般无颌下腺慢性炎症病史。

**三、治疗原则**

（1）抗感染治疗。

（2）去除结石，消除阻塞原因，视颌下腺功能保留或摘除腺体。

**四、一般治疗**

（1）抗感染治疗，加强口腔卫生，脓肿局限者应行切开引流术。

（2）有明确导管结石者，消除炎症后及时行结石取出术。

（3）涎石位于导管后部或腺体内，及腺体颌下腺功能损害不可逆转者，可考虑行颌下腺切除术。

### 五、药物处方

**处方一**

头孢羟氨苄片，口服，成人 0.5g/次，每日 2 次，连续用药 5～7 日为 1 个疗程。儿童按体重 15～20mg/kg，每日 2 次。

注意事项：①在应用本品前须详细询问患者对头孢菌素类、青霉素类及其他药物过敏史，有青霉素类药物过敏性休克史者不可应用本品，其他患者应用本品必须注意头孢菌素类与青霉素存在交叉过敏反应的概率为 5%～7%，需在严密观察下慎用。一旦发生过敏反应，立即停用药物。如发生过敏性休克，须立即就地抢救，包括保持气道通畅，吸氧和肾上腺素、糖皮质激素的应用等措施。②有胃肠道疾病史的患者，尤其有溃疡性结肠炎，局限性肠炎或抗生素相关性肠炎者以及有肾功能减退者慎用本品。③少数患者可出现碱性磷酸酶、血清谷丙转氨酶、谷草转氨酶短暂性升高。④头孢羟氨苄主要经肾脏排出，肾功能减退患者应用本品须适当减量。⑤每日口服剂量超过 4g 时，应考虑改注射用头孢菌素类药物。

**处方二**

甲硝唑片，口服，成人每次 0.2g，每日 3 次，连续用药 5～7 日为 1 个疗程。儿童口服按 20～30mg/kg 体重，每日 3 次。

注意事项：①有活动性中枢神经系统疾患和血液病者禁用。②孕妇及哺乳期妇女禁用。③药物不良反应以消化道反应最为常见，包括恶心、呕吐、食欲缺乏、腹部绞痛，一般不影响治疗。④本品的代谢产物可使尿液呈深红色。⑤肝脏疾病患者剂量应减少。出现运动失调或其他中枢神经系统症状时应停药。重复一个疗程之前，应做白细胞计数。厌氧菌感染合并肾功能衰竭者，给药间隔时间应由 8 小时延长至 12 小时。⑥可抑制酒精代谢，用药期间应戒酒，饮酒后可能出现腹痛、呕吐、头痛等症状。

**处方三**

布洛芬缓释胶囊，解热镇痛药物，口服，成人每次 1 粒，疼痛时服用，建议用药间隔 12 小时。

注意事项：①本品为对症治疗药，不宜长期或大量使用，用于镇痛不得超过 5 天，用于解热不得超过 3 天，如症状不缓解，请咨询医师或药师。②必须整粒吞服，不得打开或溶解后服用。③不能同时服用其他含有解热镇痛药的药品（如某些复方抗感冒药）。④服用本品期间不得饮酒或含有酒精的饮料。⑤有下列情况患者慎用。60 岁以上、支气管哮喘、肝肾功能不全、凝血机制或血小板功能障碍（如血友病）。⑥下列情况患者应在医师指导下使用。有消化性溃疡史、胃肠道出血、心功能不全、高血压。⑦如服用过量或出现严重不良反应，应立即就医。⑧对本品过敏者禁用，过敏体质者慎用。⑨本品性状发生改变时禁止使用。

（刘堃）

# 急性龈乳头炎

急性龈乳头炎是伴有局部促进因素的菌斑性龈炎，是只局限于个别牙间乳头的急性非特异性炎症。临床常表现为牙间乳头充血、肿胀，接触和吸吮时易出血，可有自发胀痛或触痛。有的女性患者在月经期胀痛感加重。主要因为牙间隙处的机械、化学刺激所致，如食物嵌塞、不恰当的剔牙、硬食物刺伤、邻面龋的尖锐边缘等；不良修复体如充填体悬突、义齿卡环以及不良的松压固定等刺激也是其发病的可能原因。

## 一、诊断要点

患急性龈乳头炎时，有的可有明显的自发痛和中等程度的遇冷热刺激痛，易与牙髓炎相混淆。检查可见龈乳头鲜红肿胀，探触痛明显，易出血，有时局部可查到刺激物，牙齿可有轻度叩击痛，这是因为龈乳头下方的牙周膜也有炎症和水肿。

## 二、鉴别诊断

因其表现有疼痛症状，应注意与牙髓炎鉴别。牙髓炎常表现为阵发性、自发性疼痛，为放射痛、夜间痛，常存在邻面深龋等引起牙髓炎的病原因素，牙髓活力温度检测、冷热刺激可引起疼痛等。

## 三、治疗原则

以去除局部刺激因素为主，配合全身治疗。

## 四、一般治疗

（1）除去邻面的牙石、牙菌斑、食物残渣等局部刺激物，用过氧化氢溶液或氯己定溶液等局部冲洗牙间隙，然后敷以防腐收敛剂，如碘甘油或复方碘液。

（2）急性炎症消退后，应去除病因，如修改不良修复体、充填邻面龋等，并治疗原有的龈炎。治疗过程中应注意防止对龈乳头的刺激。若患者疼痛剧烈可采用局部封闭。

（3）口服抗生素。

## 五、药物处方

处方一

局部处理。1%～3%过氧化氢溶液，局部冲洗。

复方氯己定溶液，局部含漱，每日 3 次。

### 处方二

口服抗生素。

头孢拉定，0.5g，口服，每日 3 次。或者阿莫西林，1.0g，口服，每日 3 次。

替硝唑片，1.0g，口服，每日 1 次。或者甲硝唑片，0.2g，口服，每日 3 次。

注意事项：①消除可能引起龈乳头炎的各种潜在因素，如矫正食物嵌塞、及时治疗邻面龋等；②口腔医师在进行口腔治疗时应注意防止刺激或损伤龈乳头，以防发生急性龈乳头炎；③急性炎症期以降低炎症水平为主，待缓解后再彻底清除局部刺激因素。

（李广 杨永进）

# 颞下颌关节炎

颞下颌关节炎，这是下颌与耳连接处的关节的病症，也是常见的疼痛源。将手指放在两边的耳道前，张大嘴，就能听到类似裂开的声音。颞下颌关节炎可分为感染性、外伤性、退行性及类风湿性四类。

### 一、诊断要点

颞下颌关节炎的症状是很常见的，包括局部关节疼痛、耳部疼痛、头痛、噪声和咀嚼时的疼痛，而且伴随各种肌肉的疼痛。张开嘴的程度有限，有时吞咽食物也有困难。

### 二、鉴别诊断

需要与以下疾病相鉴别。

（1）腮腺炎 一般患者腮腺区肿胀、疼痛，进食时较为明显，肿胀、疼痛位置与颞下颌关节炎位置不同。腮腺炎疼痛位置一般位于耳下区，颞下颌关节炎疼痛时一般是耳屏前 1cm 的颞下颌关节区域。

（2）智齿发炎 有些患者在智齿发炎时无法分清楚疼痛位置，常规可以伴随半侧面部疼痛。颞下颌关节炎甚至有时也有这种情况，以耳屏前颞下颌关节区为中心，放射到颞肌、咬肌、颈突肌，有半侧面部疼痛。

（3）三叉神经痛 三叉神经痛是像闪电样阵发性针刺般疼痛。疼痛性质与颞下颌关节炎不同。疼痛部位与颞下颌关节炎疼痛部位有时重叠。

### 三、治疗原则

及时就诊，控制炎症，避免关节强直。

### 四、一般治疗

（1）有脓肿形成时应做切开引流。

（2）理疗，如照射红外线或氦氖激光。

（3）炎症消退后，应练习张口及做理疗以防发生关节强直。

### 五、药物处方

**处方一**

感染性颞下颌关节炎。做药物敏感试验，选择抗生素治疗。

**处方二**

外伤性颞下颌关节炎。

（1）如有积液或血肿应抽吸，炎症消退后关节腔内注射泼尼松龙（强的松龙）0.5～1.0mL。

（2）局部休息、理疗、镇痛。给抗生素预防继发性感染。

**处方三**

退行性颞下颌关节炎。

（1）修复缺牙以恢复正常咀嚼功能。

（2）关节腔内注射泼尼松龙（强的松龙）0.5～1.0mL，每周1次。3次为1个疗程。

**处方四**

类风湿颞下颌关节炎。吲哚美辛（消炎止痛）开始时每次服25mg，每日2～3次，饭时或饭后立即服用（可减少胃肠道不良反应）。治疗风湿性颞下颌关节炎等，若未见不良反应，可逐渐增至每日125～150mg；布洛芬缓释胶囊0.3g，口服，每日2次。关节腔内可注射醋酸氢化可的松1～2mL。

注意事项：①帮助患者缓解紧张、焦虑的情绪；②避免大张口等损伤颞下颌关节的动作；③如有张闭口关节弹响、偏斜等情况应及时就诊。

（李广　杨永进）

# 接触性口炎

接触性口炎是指口腔黏膜直接接触一般无毒害物质后出现的局部过敏反应，多发生在超敏体质患者，常见致敏物质包括牙表面银汞合金充填物、带有金属支架的可摘局部义齿、唇膏、含有特殊成分的牙膏、食物及局部药物制剂等。口腔黏膜病损多数为直接接触部位或邻近组织，在致敏源接触位置可出现红肿、水疱、糜烂等，伴有灼痛不适，亦可出现类似扁平苔藓的白色条纹状病损，即苔藓样变，接触唇膏或进行文唇者亦可出现唇部瘙痒、红肿、糜烂。

## 一、诊断要点

（1）明确的致敏源接触史。

（2）与致敏源相一致或邻近致敏源的病损位置。

（3）去除过敏原后病损即缓解或痊愈。

## 二、鉴别诊断

（1）义齿性口炎　为真菌感染性疾病，慢性病程，与义齿材质无关，多发生于上腭及牙龈，表现为口腔黏膜的萎缩发红，而不是糜烂。

（2）创伤性溃疡　多具有局部创伤因素，主要表现为口腔黏膜溃疡，而不是红肿糜烂，如系义齿引起的，在调改义齿后即可自愈。

（3）扁平苔藓　为多发对称的网纹状、树枝状病损，可见糜烂、渗出，与是否存在局部致敏因素无关，即使去除局部致敏因素（如银汞合金充填体等）但病变依然存在。

## 三、治疗原则

（1）去除可疑致敏因素，如去除银汞合金充填物，暂时停止佩戴义齿等。

（2）如无法确定致敏因素，可行诊断性治疗，依次去除所有可疑致敏因素，直到病损出现好转趋势。

（3）局部对症治疗。

（4）局部用药避免应用刺激性较强药物。

## 四、一般治疗

（1）寻找并及时去除可疑致敏源，避免再次接触。

（2）药物治疗以局部治疗为主。

## 五、药物处方

处方一

局部用药，0.02%氯己定含漱液，10～20mL含漱，每日3次。

注意事项：①偶见过敏反应或口腔黏膜浅表脱屑；②长期使用能使口腔黏膜表面和牙齿着色，舌苔变黑，味觉改变，咽部烧灼感，停药后可恢复；③避免接触眼睛；④本品仅供含漱用，含漱后应吐出，不得咽下。

处方二

局部用药，曲安奈德软膏，涂敷，每日3次。

注意事项：①过敏者禁用；②感染性疾病者禁用。

**处方三**

局部用药，金霉素倍他米松糊剂，涂敷，每日 3 次。

注意事项：①对相关成分过敏者禁用；②感染性疾病禁用；③长期使用可能引起局部皮肤萎缩，毛细血管扩张、色素沉着、毛囊炎、口周皮炎以及继发感染。

**处方四**

局部用药，口腔溃疡散，用消毒棉球蘸药擦患处，每日 2～3 次。

注意事项：①不可口服；②一般症状在一周内未改善，或加重者，应去医院就诊；③对本品过敏者禁用，过敏体质者慎用；④本品性状发生改变时禁止使用；⑤儿童必须在成人监护下使用。

**处方五**

局部用药，重组人表皮生长因子喷剂，每日 1 次，喷涂患处。

注意事项：①应注意清创、除痂；②感染性创面，用药同时，应与其他合适的抗感染药物配合使用。

**处方六**

全身用药，氯雷他定片，口服，每次 10mg，每日 1 次。

注意事项：①常见不良反应有乏力、头痛、嗜睡、口干，胃肠道不适包括恶心、胃炎以及皮疹等。罕见不良反应有脱发、过敏反应、肝功能异常、心动过速及心悸等。②严重肝功能不全的患者需在医师指导下使用。③妊娠期及哺乳期妇女慎用。④在做皮试前的 48 小时左右应中止使用，因抗组胺药能阻止或降低皮试的阳性反应发生。⑤对本品过敏者禁用。⑥6 岁以下儿童服用的安全性及疗效目前尚未确定。⑦肝脏及肾脏功能不全者应减少用量，建议 10mg，每 2 天服用 1 次或在医师指导下使用。⑧因老年患者服药后血液药物浓度高于健康人，故老年患者长期应用本品时需密切注意不良反应的发生。⑨成人过量服用本品（40～180mg）可发生嗜睡、心律失常、头痛。一旦发生以上症状，立即给予对症和支持疗法。治疗措施包括催吐，随后给予活性炭吸附未被吸收的药物。如果催吐不成功，则用 0.9％氯化钠注射液洗胃，进行导泻以稀释肠道内的药物浓度，血液透析不能清除氯雷他定，还未确定腹膜透析能否清除本品。

**处方七**

全身用药，泼尼松片，口服，每日 25～40mg，5～7 天为 1 个疗程。

注意事项：①该品需经肝脏代谢活化为泼尼松龙才有效，故肝功能不良者不宜应用。②肾上腺皮质功能亢进、高血压病、动脉粥样硬化、心力衰竭、糖尿病、神经病、癫痫、术后患者以及胃、十二指肠溃疡和有角膜溃疡、肠道疾病或慢性营养不良、肝功能不全者不宜使用。③孕妇、哺乳期妇女、小儿及体弱者应慎用或禁用。④如同时伴有病毒性感染应慎用。⑤并发感染为糖皮质激素的主要不良反应。以真菌、结核菌、葡萄球菌、变形杆菌、铜绿假单胞菌和各种疱疹病毒感染为主，多发生在中程或长程疗法时，但亦可在短期用大剂量后出现。⑥患者可出现精神症状，如欣快感、激动、不安、谵妄、定向力障碍，也可表现为抑制。精神症状尤易发生于患慢性消耗性疾病的人及以往有过精神不正常者。在用量达每日 40mg 或更多、用药数日至两周即可出现。⑦下丘脑-垂体-肾上腺轴受到抑制，为激素治疗的重要并发症，其发生与制剂、剂量、疗程等因素有关。每日用 20mg 以上，历时 3 周以上，出现医源性库欣综合征时，应考虑肾上腺功能已受到抑制。

### 处方八

全身用药，维生素 C 片，口服，每次 0.2g，每日 3 次。

注意事项：①不宜长期过量服用本品，长期大剂量可引起停药后坏血病，也可引起尿酸盐、半胱氨酸盐或草酸盐结石。②过量服用（每日用量 1g 以上）可引起腹泻、皮肤红而亮、头痛、尿频（每日用量 600mg 以上）、恶心呕吐、胃痉挛。③本品可通过胎盘并分泌入乳汁。孕妇服用过量时，可诱发新生儿产生坏血病。④下列情况应慎用：a. 半胱氨酸尿症；b. 痛风；c. 高草酸盐尿症；d. 草酸盐沉积症；e. 尿酸盐结石；f. 葡萄糖-6-磷酸脱氢酶缺乏症；g. 血色病；h. 铁粒幼细胞贫血或珠蛋白生成障碍性贫血；i. 镰状细胞贫血；j. 糖尿病（因维生素 C 干扰血糖定量）。⑤如服用过量或出现严重不良反应，应立即就医。⑥对本品过敏者禁用，过敏体质者慎用。

（卢松鹤）

# 药物过敏性口炎

药物过敏性口炎是药物通过口服、注射或局部涂搽、含漱等不同途径进入机体内，使过敏体质者发生变态反应而引起黏膜及皮肤的变态反应性疾病。常表现为单个或几个大小不等的水疱，水疱破溃后形成糜烂或溃疡，表面有黄白色渗出物，疼痛明显。药物引起变态反应需要一定的潜伏期，由初次 24～48 小时发作，反复发作缩短至数小时或数分钟。皮肤病损好发于口唇周围，颜面部，四肢下部，手、足的掌背两面，以及躯干等部位，常单个发生。表现为红斑、丘疹、大疱等，最常见的病损为圆形红斑。有时在红斑的基础上出现水疱，称疱性红斑，皮肤有瘙痒不适感，疼痛不明显。病损出现在比较固定的位置，又叫固定药疹。常见于唇部周围皮肤，多有色素沉着。

## 一、诊断要点

(1) 明确的药物应用史。

(2) 口腔黏膜的表现为水疱、糜烂。

(3) 可伴发皮肤病损、眼部病损及外阴病损。

(4) 斑贴试验可明确致敏源。

## 二、鉴别诊断

(1) 疱疹性龈口炎 由单纯疱疹病毒引起，病损局限于口腔黏膜及口周皮肤，可累及牙龈，密集成簇的小水疱，可破裂形成溃疡面，同时可伴有全身症状，皮肤病损仅限于口周皮肤。实验室检查可加以鉴别。

(2) 寻常型天疱疮 病因不明确，慢性病程，口腔损害炎症反应较轻，皮肤损害多为外观正常的皮肤上出现薄壁大疱，而非红斑。

(3) 创伤性血疱 多数有明确创伤史，疱内容物为血液，不伴有皮肤部位病损，无全身反应。

## 三、治疗原则

停用致敏药物，尽快进行抗过敏治疗。

## 四、一般治疗

立即停用致敏药物，0.9%氯化钠注射液局部冲洗创面，可涂布少许碘甘油保护、收敛创面，然后再给予全身治疗。

## 五、药物处方

### 处方一

应用维生素 C，1～2 片，口服，每日 3 次；10%葡萄糖酸钙，10mL，静脉注射，每日 1 次。可增加血管的致密性，减少渗出，减轻炎症反应。

### 处方二

应用抗过敏药物，内服抗组胺类药物，苯海拉明，20mg，肌内注射，每日 1～2 次。

### 处方三

糜烂和渗出严重者，可给予皮质类固醇激素。如：口服泼尼松每日 30～60mg 或地塞米松 15mg 静脉滴注，待症状减轻后，改为口服维持。

### 处方四

如有感染存在，选用抗生素时应注意避免使用易过敏药物，可结合细菌学检查结果选用过敏反应发生较少的抗生素（如红霉素、林可霉素等）。如抗生素治疗效果不佳应注意有无真菌感染的可能，如确诊应尽快加用抗真菌药物。

处方五

局部用 0.1％依沙吖啶、0.05％复方氯己定含漱液含漱或湿敷。外用养阴生肌散、冰硼散、白清胃散、青黛散等，以清热消肿，收敛生肌。

注意事项：①不滥用药物，尤其是易引起过敏的磺胺类药、解热镇痛药等；②询问药物过敏史，有过敏史者不用结构类似的药物；③建立药物过敏卡，让患者牢记过敏药物，看病时交给医师作为用药参考；④药物过敏性口炎预防胜于治疗，向患者交代再次接触过敏原的药物的严重性、危险性。

（李广 杨永进）

# 急性颌骨骨髓炎

急性颌骨骨髓炎是因颌骨受感染而引起的一种疾病，累及范围常包括骨膜、骨皮质以及骨髓组织。发病急剧，全身症状明显。局部先感病源牙疼痛，迅速延及邻牙，导致整个患侧疼痛并放散至颞部。面部相应部位肿胀，牙龈及前庭沟红肿，患区多个牙齿松动。常有脓液自牙周溢出。下颌骨骨髓炎，因咀嚼肌受侵、常出现不同程度的张口受限。下牙槽神经受累时，可有患侧下唇麻木。全身检查白细胞总数升高。

## 一、诊断要点

发病急剧，全身症状明显。局部先感病源牙疼痛，迅速延及邻牙，导致整个患侧疼痛并放散至颞部。面部相应部位肿胀，牙龈及前庭沟红肿，患区多个牙齿松动。常有脓液自牙周溢出。

## 二、鉴别诊断

边缘性骨髓炎的增生型应与纤维骨瘤相鉴别。纤维骨瘤属于纤维骨性病变，以骨质为主，有不同形式的骨小梁，并逐渐钙化，故 X 线上呈较致密影像，伴不规则团块状骨化或钙化，也可见骨小梁结构。

中央性颌骨骨髓炎应与中央性颌骨癌鉴别。中央性颌骨癌好发于下颌骨，特别是下颌磨牙区。患者早期无自觉症状，以后可以出现牙痛、局部疼痛，并相继出现下唇麻木。中央性颌骨骨髓炎多有炎症史，X 线上除骨质破坏外，尚有增生修复的表现，如骨膜增生等。如临床表现（包括 X 线）不能完全鉴别时，应于手术时冰冻活检，以明确诊断。

诊断上颌骨骨髓炎时应排除上颌窦癌的可能。上颌窦癌初期症状无特异性，病变局限于窦腔时可无明显阳性体征，鼻塞及异常分泌物常为先驱症状，有流涕、鼻出血、嗅觉减退；继则出现牙痛、脱落等口腔症状，如牙痒、牙齿松动、牙齿脱落、出血及牙龈肿块，当肿瘤侵及翼板、翼腭窝时，张口宽度缩小，直至完全不能张口；眼部症状表现为突眼、流泪、结膜充血、视力障碍及复视；面部肿胀、疼痛、麻木、充血；少数患者可出现耳痛。常有肝、肺、骨等组织的转移。

### 三、治疗原则

类似于一般急性炎症，初期应采用积极有效的治疗，以防止病情进一步发展。

### 四、一般治疗

（1）注意营养，剧烈疼痛者应给镇痛药，保持口腔清洁。

（2）局部治疗　如有骨膜下积脓、黏膜下脓肿或筋膜间隙脓肿时，应及时切开引流；如果判定脓液尚局限于牙槽骨内且患牙无保留价值时，应拔除病原牙。

### 五、药物处方

**处方一**

阿莫西林，口服，成人一次 0.5g，每 6～8 小时 1 次。

注意事项：①本品可致过敏性休克，皮疹发生率较其他青霉素为高，可达 10% 或更高。有时也发生药热。偶见粒细胞或血小板减少，少见肝功能异常，大剂量静脉给药可发生抽搐等神经症状。②用前应详细询问患者及有关亲属的药物过敏史，决定是否应用。必要时可通过青霉素钠皮试来判定。疗程较长患者应检查肝功能、肾功能和血常规。③对青霉素过敏者禁用。传染性单核细胞增多症、巨细胞病毒感染、淋巴细胞白血病和淋巴瘤等患者避免使用。④与下列药物有配伍禁忌。氨基苷类、多黏菌素类、红霉素、四环素类、氯化钙、葡萄糖酸钙、肾上腺素、间羟胺、多巴胺、B 族维生素、维生素 C、含有氨基酸的注射剂等。⑤与阿司匹林、吲哚美辛和磺胺类药物合用，可减少本药的排泄，使血药浓度升高。⑥与华法林合用，可加强抗凝血作用。⑦本品可加速雌激素代谢和减少雌激素的肠肝循环，同时服用避孕药，可能降低口服避孕药的效果。

**处方二**

头孢羟氨苄，成人每次口服 250～500mg，每 6 小时 1 次，空腹服用，最高剂量不超过每日 4g。儿童每次口服 6.25～25mg/kg，每 6 小时 1 次。肾功能不足者使用本品应减量。

注意事项：①本品也可致过敏反应，皮疹多见，过敏性休克罕见。血液透析和腹腔透析均可加速本品清除。与其他头孢菌素间存在交叉过敏反应。有胃肠道疾病史者，特别是溃疡性结肠炎、局限性肠炎或抗生素相关性结肠炎者及有肾功能减退者应慎用。应用本品患者的库姆斯试验可出现阳性；以硫酸铜法测定尿糖可有假阳性反应。②对头孢菌素过敏者及有青霉素过敏性休克者禁用。③与庆大霉素或阿米卡星联用，对某些敏感菌株有协同抗菌作用。④与丙磺舒合用，可抑制本品在肾脏的排泄，使血药浓度升高30％。⑤与肾毒性药物如强效利尿药、氨基苷类、抗肿瘤药等同用，可增加肾毒性。⑥与华法林同用可增加出血的危险。

### 处方三

甲硝唑片，用于厌氧菌感染，口服，每日0.6～1.2g（3～6片），分3次服，7～10日为1个疗程。

注意事项：①对诊断的干扰，本品的代谢产物可使尿液呈深红色。②原有肝脏疾病患者剂量应减少。出现运动失调或其他中枢神经系统症状时应停药。重复一个疗程之前，应做白细胞计数。厌氧菌感染合并肾功能衰竭者，给药间隔时间应由8小时延长至12小时。③本品可抑制酒精代谢，用药期间应戒酒，饮酒后可能出现腹痛、呕吐、头痛等症状。

### 处方四

头孢呋辛钠，2g，静脉滴注，每日1次。

氯化钠注射液，100mL，静脉滴注，每日1次。

替硝唑注射液，100mL，静脉滴注，每日1次。

复方氯己定含漱液，5mL，含漱，每日4次。

注意事项：①全身抗感染治疗应足量、有效并有一定疗程，避免炎症扩散；②一旦脓肿形成，应立刻行切开引流术，患牙无保留价值的可同时拔除；③早期诊断、早期积极治疗、拔除无保留价值的患牙，可有效预防病变扩散；④暂不宜或不易拔除的患牙可在急性炎症控制后再作处理，以避免拔牙创口过大致炎症扩散。

（高柳　李广　杨永进）

# 牙槽脓肿

牙槽脓肿又称根尖周脓肿，是根尖周病的一种类型，根尖周病是指发生于牙根周围组织的炎症性疾病，多继发于牙髓病。由各种因素引发的牙髓炎症如没能有效地治疗，炎症会从冠部牙髓向牙根方向扩展。当牙根内的感染通过根尖孔作用于牙根周围组织时，就导致根尖周炎。根尖周炎早期只有不舒服、发木、有渗出物、发胀感，此时再不治疗很快会发展到化脓期，即牙槽脓肿。

## 一、诊断要点

临床一般无明显自觉症状，有的患牙在咀嚼时有不适感，牙龈可见脓包。多可追问出患牙有牙髓病史、反复肿胀史或牙髓治疗史。X线检查具有较高的诊断价值。

**二、鉴别诊断**

(1) 急性牙周脓肿　牙周脓肿多发生在牙周炎的晚期，一般为急性过程，患牙出现了涉及多个牙面的深牙周袋，或牙周袋迂回曲折，而位于牙颈部袋口软组织又较紧、窄时，牙周袋壁或深部牙周组织中的脓液不能从袋口引流，致使袋壁软组织内形成局限性脓肿。在临床上表现为患牙的唇（颊）侧或舌（腭）侧牙龈出现椭圆形或半球形状的脓肿突起，肿胀部位的牙龈红肿光亮，扪诊有波动感。患牙可有搏动性疼痛、浮起、松动、咬合痛等症状和体征。

牙槽脓肿的患牙炎症以根尖部为中心，并向其周围的牙周组织蔓延扩散。急性牙周脓肿的感染是源于牙周袋内的病源物，患牙除具有急性脓肿的表现外，还有深牙周袋、袋口溢脓、牙槽骨吸收和牙松动等牙周炎的表现。

(2) 口腔颌面部间隙感染　口腔颌面部间隙感染的局部黏膜红肿比牙槽脓肿的范围更大，皮肤也会出现红肿热痛，还可出现张口受限、吞咽困难等功能障碍；全身反应轻重不等，轻者无明显全身症状，重者有发热、畏寒、头痛、全身不适，甚至可伴发败血症、中毒性休克等严重并发症。

**三、治疗原则**

引流，抗炎。

**四、一般治疗**

(1) 开髓引流　急性牙槽脓肿在局麻下开通髓腔引流通道，缓解根尖部的压力，解除疼痛。

(2) 切开排脓　急性根尖周脓肿应在急性炎症的4～5天后表面麻醉切开排脓，过早只能给患者增加痛苦，达不到引流的目的；过迟会延误病情，造成病变范围扩大，引起全身反应。

(3) 调颌磨改　可适当调颌磨改使其降低咬合、减轻功能，得以休息。

(4) 消炎镇痛　根据患者严重程度可采用口服或注射的途径给予抗生素类药物或镇痛药物。局部可使用清热、解毒、消肿、镇痛类的中草药，以加速症状的消除。

(5) 行完善的根管治疗，如果合并有牙周病变时，则行根管治疗后，同时做牙周系统治疗。

**五、药物处方**

处方一

头孢拉定，0.5g，口服，每日3次；替硝唑片，1.0g，口服，每日1次。

**处方二**

阿莫西林，1.0g，口服，每日3次；甲硝唑片，0.2g，口服，每日3次。

**处方三**

2%氯己定含漱液，5mL，含漱，每日4～6次。

2.5%金霉素甘油，局部涂敷，每日3次。

注意事项：①牙髓炎、根尖周炎和牙槽脓肿，它们实际上是以龋病为主的，预防牙槽脓肿最直接的方法是要及时治疗根尖周炎，不让它发展成牙槽脓肿；②每年做一次口腔检查，因为龋齿从开始到出现牙髓炎一般要经过几年时间，每年检查一次口腔，能做到及早发现龋齿，一次就能补好，就不会再引起牙髓炎、根尖周炎、牙槽脓肿等疾病。

（李广 杨永进）

# 牙周脓肿

牙周脓肿可以发生于任何一型牙周炎患者。它是位于牙周袋壁或深部牙周组织中的局限性化脓性炎症，可自行破溃排脓和消退，但若不积极治疗，或反复急性发作，可成为慢性牙周脓肿。急性牙周脓肿发病突然，在患牙的唇颊侧或舌腭侧牙龈形成椭圆形或半球状的肿胀突起。牙龈发红、水肿，表面光亮。脓肿的早期，炎症浸润广泛，使组织张力较大，疼痛较剧烈，可有搏动性疼痛。患牙有"浮起感"，叩击痛，松动明显。脓肿的后期，脓液局限，脓肿表面较软，扪诊可有波动感，疼痛稍减轻，此时轻压牙龈可有脓液从袋内流出，或脓肿自行从表面破溃，脓肿消退。急性牙周脓肿患者一般无明显的全身症状，可有局部淋巴结肿大，或白细胞轻度增多。脓肿可发生在单个牙齿，磨牙的根分叉处较为多见，也可同时发生于多个牙齿，或此起彼伏。此种多发性牙周脓肿的患者十分痛苦，也常伴有较明显的全身不适。牙周脓肿由于位置较浅，多数能自行破溃引流，但在有全身疾病者，或存在其他不利因素时，也可有炎症范围扩散。

慢性牙周脓肿常因急性期过后未及时治疗，或反复急性发作所致。一般无明显症状，可见牙龈表面有窦道开口，开口处可以平坦，须仔细检查才可见有针尖大的开口；也可呈肉芽组织增生的开口，按压时有少许脓液流出。叩击痛不明显，有时可有咬合不适感。

**一、诊断要点**

患牙的唇颊侧或舌腭侧牙龈形成椭圆形或半球状的肿胀突起。

**二、鉴别诊断**

（1）根尖周脓肿（牙槽脓肿）

① 临床表现不同。牙周脓肿常伴有牙齿松动且咀嚼无力，叩击痛相对较轻，患牙部位疼痛也较轻，存在深牙周袋，但牙齿通常无明显龋坏或修复体，牙髓可以有活力。而根尖周脓肿通常存在明显的龋坏或牙髓症状，牙髓坏死无活力，可伴有牙齿浮出感，叩击痛明显，松动可轻可重，但脓肿治愈后可恢复，患牙疼痛较重，一般没有明显的深牙周袋。

② X线片表现不同。牙周脓肿患牙可见牙槽骨嵴顶有明显破坏吸收，常可见骨下袋；根尖周脓肿根据病程长短，可发现或不能发现根尖周区的骨质破坏，牙槽骨嵴顶通常无明显破坏吸收。

③ 脓肿部位的不同。牙周脓肿通常局限于深牙周袋壁，更接近牙龈缘，根尖周脓肿范围较大，中心多位于患牙根尖区附近的膜龈联合处。

④ 病程长短不同。牙周脓肿病程相对较短，根尖周脓肿病程较长。

⑤ 排脓方式不同。牙周脓肿经过 3～4 天可突破结合上皮向口腔内排脓，根尖周脓肿需经过 5～6 天才可突破黏膜向口腔内排脓。

（2）牙龈脓肿　牙周脓肿的临床表现为较深的真性牙周袋，X线片显示有明显的牙槽骨吸收，慢性牙周脓肿 X线片可见患牙周围弥漫性的骨质破坏，牙龈表面有针尖大的窦道开口，开口处可平坦，也可呈肉芽组织增生的开口，多伴有咬合不适，有或无叩击痛。

牙龈脓肿局限于龈乳头及龈缘，无牙周炎病史，无真性深牙周袋，X线片显示无牙槽骨破坏，骨硬板连续完存，通常有局部刺激因素的存在，如硬物刺入，或充填体悬突等。

（3）冠周脓肿　通常发生在萌出不全，有龈瓣覆盖形成盲袋的智齿。由盲袋内食物残渣和细菌堆积所致。表现为盲袋内有脓性分泌物，可伴有张口受限，下颌角区颊间隙肿胀，同侧颌下淋巴结肿大，如不及时排脓严重者可导致口底多间隙感染。

### 三、治疗原则
镇痛、防止感染扩散以及使脓液引流。

### 四、一般治疗
急性牙周脓肿在脓肿初期脓液尚未形成前，可清除大块牙石，冲洗牙周袋，将防腐收敛药或抗菌药置入牙周袋内。过早地切开引流会造成创口流血过多和疼痛。当脓液形成，出现波动时，可根据脓肿的部位及表面黏膜的厚薄，选择从牙周袋内或牙龈表面引流。前者可用尖探针从袋内壁刺入脓腔，后者可在表面麻醉下，用尖刀片切开脓肿达深部，以便脓液充分引流。切开后用 0.9% 氯化钠注射液彻底冲洗脓腔，然后敷抗菌防腐药物。对于患牙挺出而咬合接触疼痛者，可将明显的早接触点调磨，使患牙获得迅速恢复的机会。

### 五、药物处方

**处方一**

急性牙周脓肿伴全身症状时应包括全身抗感染、脓肿切开引流，局部冲洗上药等。

头孢呋辛钠，2g，静脉滴注，每日 1 次。

氯化钠注射液，100mL，静脉滴注，每日 1 次。

替硝唑注射液，100mL，静脉滴注，每日 1 次。

复方氯己定含漱液，5mL，含漱，每日 4 次。

注意事项：①全身抗感染治疗应足量、有效并有一定疗程，避免炎症向邻近组织扩散；②一旦发现脓肿形成，应即行切开引流术。

**处方二**

没有全身症状的急性牙周脓肿或慢性牙周脓肿。

头孢拉定，0.5g，口服，每日 3 次。或者阿莫西林，1.0g，口服，每日 3 次。

替硝唑片，1.0g，口服，每日 1 次。或者甲硝唑片，0.2g，口服，每日 3 次。

复方氯己定含漱液，5mL，含漱，每日 4 次。

2%碘甘油，局部涂敷，每日 3 次。

注意事项：①预防为主，注意口腔卫生，使用正确的刷牙方法，即时用牙线清除残留食物以防止牙齿积垢与牙石的发生，从而控制牙菌斑；②与患者应该进行充分的沟通，使其了解整个治疗计划，初期主要目的是缓解症状，择期才能确定患牙是否能够保留以及下一步的治疗计划；③定期复查，是保证疗效、延长患牙寿命的重点；④切勿用过氧化氢溶液冲洗脓腔，以免因新生氧的气泡进入组织，引起剧痛；⑤慢性牙周脓肿可在洁治的基础上直接进行牙周手术，根据不同情况，做脓肿切除术，或翻瓣手术除净根面的牙菌斑、牙石；⑥局部的牙周与牙髓治疗应该同时进行。

（李广　杨永进）

# 始基囊肿

始基囊肿发生于成釉器发育的早期阶段，在牙釉质和牙本质形成之前，由于炎症和损伤刺激后，成釉器的星形网状变性，并有液体渗出，蓄积其中而形成囊肿。

### 一、诊断要点

多发生于替牙期，即 10～18 岁的青少年，好发于下颌第三磨牙区及升支部，伴感染时可有疼痛，感染消退后可留下瘘管。如囊肿源于正常位置的牙胚，则引起缺牙；如源于多生牙或牙板的残余，则不缺牙。穿刺可得草黄色囊液，在显微镜下可见到胆固醇晶体。X线片示圆形或椭圆形的透明阴影，边缘整齐，周围也可有白色骨质反应线；多为单囊。

### 二、鉴别诊断

特殊的发病年龄可以鉴别。

### 三、治疗原则

手术治疗。

### 四、一般治疗

囊肿刮治术。

### 五、药物处方

无。

（王智）

# 面裂囊肿

面裂囊肿是由胚胎发育过程中残存于面突联合处的上皮发展而来，也称为非牙源性外胚叶上皮囊肿。

### 一、诊断要点

面裂囊肿多见于青少年，可发生于不同面突融合部位。其症状与牙源性囊肿大致相似，根据不同胚裂的部位可出现相应的症状。

（1）球上颌囊肿　发生于上颌侧切牙与尖牙之间（胚胎时球状突与上颌突之间），牙常被推挤移位。X线表现为囊肿位于牙根之间，不在根尖部位。

（2）鼻腭囊肿　位于切牙管内或附近（来自切牙管残余上皮）。X线上可以见到切牙管扩大的囊肿阴影。

（3）正中囊肿　位于切牙孔之后，腭中缝的任何部位（胚胎时两侧腭突之间）。X线上可见缝间有圆形囊肿阴影。亦可发生于下颌正中线处（胚胎时下颌突之间）

（4）鼻唇囊肿　位于上唇底和鼻前庭内（胚胎时球状突、侧壁突及上颌突联结处）囊肿在骨质的表面。X线上骨质无破坏现象。在口腔前庭外侧可扪及能中的存在。

## 二、鉴别诊断

面裂囊肿主要凭借特定的部位以及与牙的位置关系与牙源性囊肿相鉴别，但发生于这些特定部位的牙源性囊肿可能误诊为面裂囊肿。

## 三、治疗原则

手术治疗。

## 四、一般治疗

囊肿刮治术，一般选择口内入路。

## 五、药物处方

无。

（王智）

# 黏液腺囊肿

黏液腺囊肿是口腔涎腺因创伤或导管阻塞等原因导致的黏液外漏或潴留，形成的黏液腺瘤样病变，常见于青少年，好发于下唇及舌尖腹部，偶见于上唇、腭、颊及口底等部位。根据病因及病理表现的不同，可分为外渗性黏液囊肿和潴留性黏液囊肿。外渗性黏液囊肿占黏液囊肿的 80% 以上，青少年居多，由局部咬伤、导管破裂、黏液外渗入组织间隙导致。潴留性黏液囊肿较少见，其病因主要是微小结石、分泌物浓缩或导管系统弯曲等原因导致的导管系统部分阻塞，常见于老年人。黏液囊肿表面仅覆盖一薄层黏膜，呈半透明、淡蓝色的类球形小疱，质软而有弹性，可有波动感。囊肿易被咬破，流出清亮黏稠液体，破裂后可自愈或反复生长。单纯型舌下腺囊肿表现为口底区浅蓝色小疱，较大者可能使舌背抬起，影响吞咽、语言甚至呼吸。少数表现为口外型或哑铃型，即囊肿发展至下颌舌骨肌以下，形成下颌下区肿物，穿刺可抽出蛋清样黏稠液体。

## 一、诊断要点

（1）多见于青少年，患者常有咬下唇、舌史。

（2）好发于下唇及舌尖腹部，偶见于上唇、腭、颊及口底。

（3）囊肿位于黏膜下，表面呈半透明、淡蓝色的小疱，黄豆至樱桃大小，质地软，有弹性或波动感，边界清楚。

（4）囊肿易破溃，流出清亮黏稠液体，可自行消失或有反复消长史。

（5）反复破损后，囊肿透明度减低，表现为较厚的白色瘢痕状突起。

（6）舌下腺囊肿表现为口底或下颌下区囊肿，穿刺可抽出蛋清样黏稠液体。

## 二、鉴别诊断

（1）单纯型舌下腺囊肿　需与口底皮样囊肿相鉴别。口底皮样囊肿多位于口底正中，圆形或卵圆形，囊腔内含半固体状皮脂样分泌物，扪诊有面团样柔韧感，无波动感，可有压迫性凹陷，囊肿颜色与口底黏膜相似。

（2）口外型舌下腺囊肿　需与下颌下区囊性水瘤相鉴别。囊性水瘤常见于婴幼儿，穿刺检查见囊腔内容物稀薄，无黏液，淡黄清亮，涂片镜检可见淋巴细胞。

## 三、治疗原则

（1）对生活无影响且无手术意愿者，可随访观察。

（2）初发未破溃者，可采用碘酊注射法使囊肿纤维化。

（3）手术完整切除并直接缝合。

（4）根治舌下腺囊肿需切除舌下腺。

## 四、一般治疗

（1）手术治疗　囊肿与黏膜无粘连者，局麻下纵向切开黏膜，包膜外钝性分离囊壁，取出囊肿，尽量减少损伤周围腺体，与囊肿粘连的腺体一并切除，以防复发。多次复发形成瘢痕与囊肿粘连者，在囊肿两侧做梭形切口，将囊肿、瘢痕及邻近组织一并切除，直接缝合创口，注意避免影响唇外观。

（2）碘酊注射　抽尽囊液后，向囊腔内注入 2％碘酊 0.2～0.5mL，2～3 分钟后再将碘酊抽出，使囊肿纤维化。亦可注射 20％氯化钠注射液，或电刀、激光烧灼去除。

## 五、药物处方

无。

（刘堃）

# 表皮样囊肿

口腔内的表皮样囊肿是一种少见的发育性囊肿，通常被认为是畸胎瘤的良性囊性型。好发于婴幼儿，男性略多于女性。表现为口底或颏下区的橡皮样或面团样肿物，受压后常出现凹陷并维持一段时间，肿物大小不等，直径从几毫米到12cm。囊肿通常生长缓慢，无明显疼痛，但有时会突然增大。发生于颏舌骨肌上方的囊肿可导致舌下区的肿胀，抬高舌体，引起进食、讲话甚至呼吸困难。发生于颏舌骨肌下方的囊肿可导致颏下区的肿胀，出现"双下巴"的表现。偶尔大型的囊肿可破坏下颌舌骨肌导致口内和口外都可触诊到哑铃状或分叶状的肿块。如继发感染，内容物可排入口腔或皮肤上。

组织病理学检查可见囊肿衬里上皮为过度正角化的复层鳞状上皮，有明显的颗粒层，囊腔内充满角蛋白或皮脂样物，囊壁组织内无皮肤附属器结构。

## 一、诊断要点

（1）表皮样囊肿为先天发育性囊肿，多见于婴幼儿。

（2）临床表现为口底或颏下区的橡皮样或面团样肿物，受压后表面形成凹陷并维持一段时间。肿物大小不等，直径从几毫米到12cm。

（3）囊肿通常生长缓慢，无明显疼痛，但有时会突然增大。

（4）穿刺检查可抽出乳白色豆渣样分泌物。

## 二、鉴别诊断

（1）皮样囊肿 皮样囊肿的囊壁较厚，质地稍韧，无"橡皮样或面团样"触感，囊壁内含皮肤附属器结构，标本内可见毛发、汗腺、皮脂腺等结构，中医称之为"发瘤"。

（2）甲状舌骨囊肿 甲状舌管囊肿好发于1～10岁儿童，多位于颈部正中线上，舌骨上下水平，质软，边界清楚。囊肿可随吞咽移动，穿刺可见透明、微浑浊的黄色稀薄或黏稠性液体。若囊肿感染破溃，可形成甲状舌管瘘。

（3）舌下腺囊肿 多见于青少年，临床表现为口底区浅蓝色小疱，多偏向单侧，亦可向下发展至下颌舌骨肌以下，形成同侧颌下区肿块，质地柔软。囊肿易破溃，常有反复消长史。穿刺可见蛋清样黏稠液体。

## 三、治疗原则

（1）影响言语、吞咽及呼吸功能者，应手术摘除。

（2）婴幼儿患者难以配合手术者，可密切观察，择期手术。

## 四、一般治疗

（1）位于口底区域的表皮样囊肿，特别是颏舌骨肌或颏舌肌以上的囊肿，应在口底黏膜上做弧形切口，切开黏膜，暴露囊壁，可用手指或钝性器械分离囊肿，完整摘除，术中需注意积极止血以避免口底血肿。

（2）位于下颌舌骨肌以下的表皮样囊肿，应在囊肿表面的颏下部皮肤沿皮纹做切口，切开皮肤及皮下组织，暴露囊壁，将囊肿与周围组织钝性分离，完整摘除囊肿，分层缝合伤口，术后局部加压包扎以消除死腔，避免积液或感染。

## 五、药物处方

无。

（刘堃）

# 三叉神经痛

原发性三叉神经痛病因尚未完全明确。成年人及老年人多见，40岁以上患者占70%～80%，女性多于男性。三叉神经痛常局限于三叉神经一或两支分布区，以上颌支、下颌支多见。发作时表现为以面颊上下颌及舌部明显的剧烈电击样、针刺样、刀割样或撕裂样疼痛，持续数秒或1～2分钟，突发突止，间歇期完全正常。患者口角、鼻翼、颊部或舌部为敏感区，轻触可诱发，称为扳机点或触发点。严重病例可因疼痛出现面肌反射性抽搐，口角牵向患侧即痛性抽搐。病程呈周期性，发作可为数日、数周或数月不等，缓解期如常人。随着病程迁延发作次数将逐渐增多，发作时间延长，间歇期缩短，甚至为持续性发作，很少自愈。神经系统检查一般无阳性体征，患者主要表现因恐惧疼痛而不敢洗脸、刷牙、进食，面部口腔卫生差、面色憔悴、情绪低落。

## 一、诊断要点

面颊上下颌及舌部明显的剧烈电击样、针刺样、刀割样或撕裂样疼痛，持续数秒或1～2分钟，突发突止，间歇期完全正常。患者口角、鼻翼、颊部或舌部为敏感区，轻触可诱发，称为扳机点或触发点。

## 二、鉴别诊断

（1）牙源性疾患　约50%以上三叉神经痛患者有牙痛表现，最常见需要与牙髓炎进行鉴别，牙髓炎疼痛的病史一般较短，疼痛为阵发性，在发作的起、消时段和持续时间都较长，具有夜间疼痛加重或冷、热刺激疼痛的特点，没有扳机区。可检查出相应引起疼痛的患牙。

（2）恶性肿瘤　颌面部深部的恶性肿瘤侵犯三叉神经根时可出现类似三叉神经痛的症状，疼痛多为持续性，程度较轻。没有扳机区。影像学检查可显示相应部位的破坏性病变。

（3）鼻旁窦炎　上颌窦炎、额窦炎等多在流行性感冒后发生，疼痛性质多为持续性，疼痛程度远小于三叉神经痛，持续时间长，无扳机区。局部可有炎症表现，另有体温升高、白细胞增加等。X线检查可见患侧鼻窦密度增高，偶见脓性液平面。

（4）偏头痛　血管性头痛的一种，患者常有头痛史，疼痛发作前有预兆，如视物模糊及眼前暗点，疼痛性质常为钝痛，可持续数小时，并逐渐达到高峰，疼痛范围超出三叉神经分布区域，可伴有恶心、呕吐。

（5）舌咽神经痛　为舌咽神经分布区域的疼痛，症状类似于三叉神经痛，但发作部位常在咽后壁、舌根、软腭、扁桃体、咽侧壁及外耳道、颌下区等，当用

1‰～2‰丁卡因喷射于上述部位时可缓解疼痛。需注意的是舌咽神经痛与三叉神经痛可同时发病，文献报道三叉神经痛的患者中约有1%的患者同时合并有舌咽神经痛，可分别麻醉来进行鉴别。

### 三、治疗原则

继发性三叉神经痛的治疗主要是针对病因治疗。原发性三叉神经痛的治疗原则为中枢性治疗和周围性治疗相结合、关键性治疗和辅助性治疗相结合、先保守治疗后破坏治疗。

### 四、一般治疗

（1）封闭治疗 服药无效者可试行无水乙醇或甘油封闭三叉神经分支或半月神经节，破坏感觉神经细胞，可达镇痛效果。不良反应为注射区面部感觉缺失。

（2）经皮半月神经节射频电凝疗法 X线监视或CT导向下将射频针经皮刺入三叉神经节处，射频发生器加热使针头温度达65～75℃，维持1分钟，疗效达90%以上。适用于年老体衰有系统性疾病、不能耐受手术者。约20%应用此疗法的患者出现面部感觉异常、角膜炎、咀嚼肌无力、复视、带状疱疹等并发症。

（3）手术治疗 可选用三叉神经感觉根部分切断术，镇痛效果确切。三叉神经显微血管减压术，镇痛同时不产生感觉及运动障碍，是目前广泛应用的手术方法，但可出现听力减退、气栓及滑车神经、展神经、面神经暂时性麻痹等并发症。

### 五、药物处方

卡马西平治疗，当疼痛停止后可考虑逐渐减量。如卡马西平无效可考虑改用苯妥英钠。上述两药无效时可试用氯硝西泮，不良反应有嗜睡和步态不稳，老年患者偶见短暂性精神错乱，停药后消失。可同时辅用大剂量维生素 $B_{12}$，肌内注射，部分患者可缓解疼痛，偶有一过性头晕、全身瘙痒、复视等不良反应。

处方一

卡马西平，0.1～0.2g，口服，每日1～2次。或者苯妥英钠，0.1g，口服，每日3次。

注意事项：逐渐加量，每日增加0.1g直至有效，再逐渐减量，维持最小剂量数月后停用。

处方二

周围神经封闭疗法，适用于口服药物治疗无效、长期用药引起不良反应，年老体弱不能承受手术的患者，25%硫酸镁加入等量2%普鲁卡因，3mL，阻滞注射，每周2次。

注意事项：①对原发性三叉神经痛均应首选采用药物治疗，如无效则再考虑手术治疗。②半月神经节射频热凝术穿刺部位一定要准确。术前术后需抗生素预防感染，操作时应严密消毒。严重心、脑血管患者不宜采用本法。③三叉神经痛的手术治疗比较复杂，操作难度大，宜在口腔科或口腔医院治疗。

（李广　杨永进）

# 创伤性溃疡

创伤性溃疡是指机械、物理、化学等局部刺激引起的溃疡，是具有明确刺激因素，去除刺激因素后溃疡可愈合。刺激因素包括口内的残根残冠、不良修复体、不良咬合关系、不良口腔习惯、进食尖锐过硬食物或刺激性食物等。临床表现为口腭部出现与刺激因素部位相吻合的溃疡面，多呈不规则形态，根据刺激因素不同，可出现不同表现。由于活动义齿不贴合造成的溃疡又称褥疮性溃疡，表面灰白色，边缘隆起，中心凹陷，溃疡深在。婴幼儿吮吸材质过硬的奶嘴造成的溃疡称为 Bednar 溃疡，多出现在硬腭相应部位，表浅且对称性分布。婴幼儿舌系带过短，导致新萌出下颌中切牙损伤舌系带而出现的溃疡称为 Riga-Fede 溃疡。创伤性溃疡一般不伴有全身反应，易愈合，不复发。

## 一、诊断要点
（1）明确的局部刺激因素或创伤史。
（2）病损面与刺激因素位置相对应吻合。
（3）刺激因素去除后，病损好转或痊愈，且不再复发。
（4）无明显全身症状。

## 二、鉴别诊断
（1）复发性口腔溃疡　一般无明显刺激因素，溃疡分布位置不固定，散在分布，一般呈规则圆形，愈合后可复发。
（2）癌性溃疡　多数无明显刺激因素，呈进行性发展，长期不愈，可出现基底部硬结或浸润，组织病理学检查提示癌变。

## 三、治疗原则
（1）去除局部刺激因素。
（2）局部药物对症治疗。
（3）物理治疗。
（4）同一位置经久不愈者需进行组织病理学检查，排除癌变可能。

## 四、一般治疗
局部可用镇痛、防腐、促进愈合的外用药，如口腔溃疡散、氯己定含漱液等。

### 五、药物处方

**处方一**

局部用药，0.02%氯己定含漱液，10~20mL，含漱，每日 3 次。

注意事项：①偶见过敏反应或口腔黏膜浅表脱屑；②长期使用能使口腔黏膜表面和牙齿着色，舌苔变黑，味觉改变，咽部烧灼感，停药后可恢复；③避免接触眼睛；④本品仅供含漱用，含漱后应吐出，不得咽下。

**处方二**

局部用药，曲安奈德软膏，涂敷，每日 3 次。

注意事项：①过敏者禁用；②感染性疾病者禁用。

**处方三**

局部用药，金霉素倍他米松糊剂，涂敷，每日 3 次。

注意事项：①对相关成分过敏者禁用；②感染性疾病禁用；③长期使用可能引起局部皮肤萎缩，毛细血管扩张、色素沉着、毛囊炎、口周皮炎以及继发感染。

**处方四**

局部用药，口腔溃疡散，用消毒棉球蘸药擦患处．每日 2~3 次。

注意事项：①不可口服；②一般症状在一周内未改善，或加重者，应去医院就诊；③对本品过敏者禁用，过敏体质者慎用；④本品性状发生改变时禁止使用；⑤儿童必须在成人监护下使用。

**处方五**

局部用药，重组人表皮生长因子喷剂，每日 1 次，喷涂患处。

注意事项：①应注意清创、除痂；②感染性创面，用药同时，应与其他合适的抗感染药物配合使用。

**处方六**

全身用药，复合维生素 B 片，口服，每次 2 片，每日 3 次。

注意事项：①大剂量服用可出现烦躁、疲倦、食欲减退等；②偶见皮肤潮红、瘙痒；③尿液可能呈黄色；④对本品过敏者禁用，过敏体质者慎用。

**处方七**

全身用药，维生素 $B_2$ 片，口服，每次 10mg，每日 3 次。复合维生素 B 片，口服，每次 2 片，每日 3 次。维生素 C 片，口服，每次 100mg，每日 3 次。

注意事项：①维生素 $B_2$ 摄取过多，可能引起瘙痒、麻痹、流鼻血、灼热感、刺痛等。对于正在服用抗癌药者（如氨甲蝶呤），过量的维生素 $B_2$ 会降低这些抗癌药的效用。②复合维生素 B 片大剂量服用可出现烦躁、疲倦、食欲减退等，偶见皮肤潮红、瘙痒，尿液可能呈黄色。对本品过敏者禁用，过敏体质者慎用。③维生素C片不宜长期过量服用，长期大剂量可引起停药后坏血病，也可引起尿酸盐、半胱氨酸盐或草酸盐结石，过量服用（每日用量 1g 以上）可引起腹泻、皮肤红而亮、头痛、尿频（每日用量 600mg 以上）、恶心呕吐、胃痉挛。④本品可通过胎盘并分泌入乳汁。孕妇服用过量时，可诱发新生儿产生坏血病。⑤下列情况应慎用：a. 半胱氨酸尿症；b. 痛风；c. 高草酸盐尿症；d. 草酸盐沉积症；e. 尿酸盐结石；f. 葡萄糖-6-磷酸脱氢酶缺乏症；g. 血色病；h. 铁粒幼细胞贫血或珠蛋白生成障碍性贫血；i. 镰状细胞贫血；j. 糖尿病（因维生素C干扰血糖定量）。

（卢松鹤）

# 复发性口腔溃疡

复发性口腔溃疡，又称复发性阿弗他口炎、复发性阿弗他溃疡、复发性口疮，是口腔黏膜疾病中发病率最高的一种疾病，普通感冒、消化不良、精神紧张、郁闷不乐等情况均能偶然引起该病的发生，好发于唇、颊、舌缘等，在黏膜的任何部位均能出现，但在角化完全的附着龈和硬腭则少见。发病年龄一般在 10～30 岁，女性较多，一年四季均能发生。复发性阿弗他溃疡有自限性，能在10天左右自愈。该病具有周期性、复发性及自限性等特点。轻型阿弗他溃疡直径一般为 2～5mm，边缘整齐，中心呈凹陷状，疼痛剧烈。重型阿复他溃疡大而深，直径在 10～30mm，多为单发，病程可达数月或一年，疼痛较重。疱疹样口腔溃疡小，直径仅 1～2mm，但数目多，以舌腹、口底多见。

## 一、诊断要点

口腔黏膜长期、反复、散在出现溃疡病损，边缘整齐，可单发也可多发，可自愈。

## 二、鉴别诊断

（1）疱疹性龈口炎　由单纯疱疹病毒引起，无周期复发性，病损局限于口腔黏膜及口周皮肤，可累及牙龈，密集成簇的小水疱，可破裂形成溃疡面，同时可伴有全身症状，实验室检查可加以鉴别。

（2）创伤性溃疡　无周期复发性，多具有局部创伤因素，溃疡面呈不规则形状，去除局部刺激因素后可自愈。

（3）结核性溃疡　边缘不规则，呈潜掘状，病损底部有暗红色桑椹样肉芽组织增生，溃疡无自愈性，同时伴有全身其他部位结核病灶，组织病理学检查可明确鉴别。

（4）癌性溃疡 表现为同一部位长期不愈的溃疡，病损表现多为菜花状病损，伴有基底硬结及浸润，同时可出现坚硬淋巴结，组织病理学表现为恶变细胞。

### 三、治疗原则

局部治疗以消除致病因素、消炎镇痛、促进溃疡愈合为主要原则，全身治疗以对因治疗、减少复发、促进愈合为主要原则。

### 四、一般治疗

（1）局部治疗 消炎、镇痛、促进溃疡愈合。使用具有清洗、防腐、杀菌和收敛等作用的含漱剂；含片可在口内缓慢溶解，延长了药物的作用时间；散剂、膜剂、喷剂、软膏剂可覆盖创面，根据使用药物的不同起到保护、收敛、镇痛、消毒、促进愈合等作用。

（2）全身治疗 提高机体免疫功能、促进溃疡愈合，巩固疗效，防止复发。可使用免疫调节剂、补充维生素。还可通过中医的方法进行全身的调节。

（3）其他 保持口腔卫生，改变不良饮食习惯，禁服对口腔黏膜有损害的药物。

### 五、药物处方

**处方一**

常用于溃疡的局部治疗。

金霉素药膜，1片，局部贴敷，每日3次。

0.1%醋酸氟羟泼尼松软膏，适量，局部涂敷，每日3次。

复方硼酸液，10mL，含漱，每日3次。

注意事项：复发性口腔溃疡具有自限性，一般不需口服抗生素，重点在于减轻病损区的疼痛。

**处方二**

局部封闭或理疗。腐蚀性药物能使溃疡面蛋白质凝固形成假膜，局部封闭常用于经久不愈或疼痛明显的溃疡，理疗有减少渗出促进愈合的作用。

50%三氯醋酸，少量，局部涂布1次。

注意事项：使用腐蚀性药物时要做好隔湿保护，以免灼伤正常黏膜。

**处方三**

糖皮质激素，有抗炎、抗过敏、降低毛细血管通透性、减少炎性渗出、抑制组胺释放等多种作用。

泼尼松龙片，5mg，口服，每日2次。

注意事项：①长期大剂量服用激素可出现类似肾上腺皮质功能亢进症、向心性肥胖、满月脸、水牛背等不良反应；②长期使用后应逐渐减量，不可骤停，以免引起停药反应。

## 处方四

免疫调节剂，分主动免疫制剂、被动免疫制剂。

左旋咪唑片，50mg，口服，每日3次。

胸腺素注射液，5mg，肌内注射，每日1次。

注意事项：①左旋咪唑片连服2日后停药5日，4～8周为1个疗程；②注射部位为上臂内侧或大腿内侧皮下淋巴组织较丰富部位；③注意口腔卫生，避免损伤口腔黏膜，避免辛辣食物和局部刺激；④保持心情舒畅，乐观开朗；⑤保证充足的睡眠时间，避免过度疲劳；⑥注意生活规律和营养均衡，养成一定排便习惯，防止便秘。

（李广　杨永进）

# 口腔单纯疱疹

口腔单纯疱疹是由单纯疱疹病毒感染所致的皮肤-黏膜疾病，该病具有自限性和复发性。原发性疱疹性口炎，最常见的由1型单纯疱疹病毒引起的口腔病损，可能表现为一种较严重的龈口炎——急性疱疹性龈口炎。多数原发感染的临床症状并不显著。本病以6岁以下儿童较多见，尤其是6个月至2岁更多，因为多数婴儿出生后，即有对抗单纯疱疹病毒的抗体，这是一种来自母体的被动免疫，4～6个月时即行消失，2岁前不会出现明显的抗体效价。发病全程可分为前驱期、水疱期、糜烂期、愈合期四个期。复发性疱疹性口炎多为原发性疱疹感染愈合以后，不管其病损的程度如何，有30%～50%的病例可能发生复发性损害。一般复发感染的部位在口唇或接近口唇处，故又称复发性唇疱疹。

## 一、诊断要点

复发的口唇损害有两个特征：损害总是以起疱开始，常为多个成簇的疱，单个的疱较少见；损害复发时，总是在原先发作过的位置，或邻近原先发作过的位置。

## 二、鉴别诊断

（1）口炎型口疮　往往有反复发作的口腔溃疡史，几乎没有全身反应，溃疡病损分布散在，极少出现密集成簇，病损仅局限于口腔黏膜，不累及口周皮肤，成人较多见。

（2）疱疹性咽峡炎 由柯萨奇病毒 A₄ 引起，儿童多见，全身反应较轻，病损主要分布在软腭、悬雍垂等口腔后部黏膜，不累及牙龈。

（3）手-足-口病 主要见于儿童，呈爆发流行或散发，口腔病损多出现于舌、颊及硬腭，几乎不累及牙龈，全身症状较轻。手掌、足底、臀部等可见红斑、水疱、丘疹等。

（4）多形性红斑 发病急、病程短，口腔出现大片充血糜烂区，渗出较多，疼痛明显，唇部常出现厚血痂，可见靶形红斑的典型皮肤病损。

### 三、治疗原则

促进愈合、减轻疼痛、缩短病程。

### 四、一般治疗

避免患儿抓挠患部，做好日常生活用品的消毒、清洁工作，多饮水。

### 五、药物处方

该病具有自限性，一般用药 10～14 天。

**处方一**

全身用药。

阿昔洛韦，0.2g，口服，每日 4～5 次。

板蓝根冲剂，5g，口服，每日 3 次。

干扰素，100 万 U，肌内注射，每日 1 次。

**处方二**

局部用药。

2.5%金霉素甘油，局部涂敷，每日 3 次。

1%普鲁卡因含漱液，5mL，含漱，每日 3 次。或者 0.5%达克罗宁液，含漱，每日 3 次。

注意事项：①原发性单纯疱疹感染均因接触了单纯疱疹病毒引起。单纯疱疹病毒可经口-呼吸道传播，也可通过皮肤、黏膜、眼角膜等疱疹病灶处传染。单纯疱疹病毒的活动感染患者与无症状的排毒者，他们的唾液、粪便中皆有病毒存在。故本病患者应避免接触其他儿童与幼婴。②复发性单纯疱疹感染的发生是由于体内潜伏的单纯疱疹病毒被激活以后引起的，目前尚无理想的预防复发的方法，主要应消除诱使复发的刺激因素。③发病期间宜清淡为主，多吃蔬果，合理搭配膳食，注意营养充足。忌烟酒及辛辣、油腻、生冷食物。

（李广 杨永进）

# 口腔扁平苔藓

口腔扁平苔藓是一种常见的慢性口腔黏膜皮肤疾病，一般不具有传染性。该病的发病机制尚未完全明确，目前的研究表明，其发病与精神因素（如疲劳、焦虑、紧张）、免疫因素、内分泌因素、感染因素、微循环障碍因素、微量元素缺乏以及某些全身疾病（糖尿病、感染、高血压、消化道功能紊乱）有关。该病好发于中年人，女性多于男性。本病为癌前状态，癌变率小于 $1\%$。

## 一、诊断要点

患者多无自觉症状，常偶然发现。有些患者遇辛辣、热、酸、咸味刺激时，局部敏感灼痛。有些患者感黏膜粗糙、木涩感、烧灼感，口干，偶有虫爬、痒感，粟粒大小的白色或灰白色丘疹组成的线条构成网纹状病损，与正常黏膜之间没有清晰的界限。白色线条间及四周可为正常黏膜或有充血、糜烂甚或溃疡。充血糜烂型患者可导致进食疼痛。

## 二、鉴别诊断

（1）口腔红斑　一种红色口腔黏膜癌前损害，好发于舌腹（缘）、口底、口角区颊黏膜与软腭复合体等部位。中年女性患者多于男性。红斑初期，上皮萎缩与异常增生，临床表现为血红色光亮似"无皮状"圆形或椭圆形斑块，界限非常清楚，触诊非常柔软，类似"天鹅绒"，损害微凹或平状；无明显疼痛或不适；损害如绿豆大小，逐渐向四周扩大。这种表面鲜红光亮而无白色成分的类型称为均质型红斑。若红斑中有白色颗粒，称为颗粒型红斑。若有颗粒并伴有较大结节，则称为颗粒-结节型白斑。红斑在缓慢扩展过程中，临床特征为柔性与血红色逐渐减退，界限不清楚，表面轻度隆起，触诊具有坚韧感，表明红斑已从萎缩与异常增生阶段发展为原位癌或浸润癌，应立即活检以明确诊断。

（2）盘状红斑狼疮　女性多见，损害常发生在唇部、颊黏膜、舌背、口底、舌腹等部位，皮肤损害多见于头面部。黏膜损害的特征为中央萎缩，外围为白色放射状条纹，边缘不规则但界限清楚。损害发生部位可作为鉴别参考。舌背扁平苔藓应与白斑相鉴别。

组织学检查有助于这两种疾病与口腔扁平苔藓鉴别。

## 三、治疗原则

仔细询问病史、了解全身情况，调整心理状态（如精神状态）、睡眠、月经状况、消化道情况等。口腔扁平苔藓病因尚不明确，目前仍无根治的特效方法。

### 四、一般治疗

注意消除局部刺激因素，如烟酒、牙结石、残根残冠、尖锐牙尖、龋洞或牙体缺损不良修复因素及牙科充填材料等。

### 五、药物处方

**处方一**

肾上腺皮质激素，可用软膏、药膜、喷雾剂等形式。氢化可的松，局部喷涂，每日 3 次。

**处方二**

对糜烂溃疡型，氢化可的松（1mL）＋利多卡因（1mL）病损区基底部激素注射。

**处方三**

针对急性大面积或者多灶糜烂型扁平苔藓，可以使用全身药物治疗，醋酸氢化可的松片，20mg，口服，每日 1~2 次。

**处方四**

中医药治疗可分为局部治疗和全身治疗。

（1）局部治疗对于糜烂溃疡型，养阴生肌散，局部喷涂，每 2 小时 1 次；西瓜霜，局部喷涂，每日 3 次。

（2）全身治疗可以使用六味地黄丸，8 粒，口服，每日 3 次；散结灵，3 粒，口服，每日 3 次。

注意事项：①保持口腔卫生，消除局部因素的刺激作用；②建立健康的生活方式，积极预防和治疗系统性疾病；③注意调整饮食结构及营养搭配，戒烟酒及辛辣食物；④保持乐观开朗的精神状态，缓解焦虑情绪；⑤定期进行口腔检查及保健。

（李广　杨永进）

# 牙 周 病

牙周病是由牙菌斑引起的感染性疾病，或是在感染和炎症的基础上，牙周组织受某些全身疾病或状况的影响，而改变了炎症的特征和病程的进展。按照1999 年美国牙周病学会组织召开的"牙周病分类法国际研讨会"的分类，牙周病含有牙龈病、慢性牙周炎、侵袭性牙周炎、反映全身疾病的牙周炎、坏死性牙周病、牙周组织脓肿、伴牙髓病变的牙周炎和发育性或后天性异常。由于其他疾病在前面章节有具体介绍，本节将重点介绍其中较常见、危害较大的侵袭性牙周炎。侵袭性牙周炎是一组在临床表现和实验室检查均与慢性牙周炎有显著区别的相对少见的牙周炎。年轻患者牙周破坏严重时要考虑此病。

**一、诊断要点**

（1）快速进展的牙周组织破坏。

（2）患者发病年龄多数在 35 岁以下，但也可以超过。

（3）口腔内牙周组织破坏程度与局部刺激物的量不成正比。

（4）第一恒磨牙和切牙的邻面有附着丧失和牙槽骨吸收。

（5）家族聚集性，家族中多人患病。

（6）全身健康。

**二、鉴别诊断**

（1）慢性牙周炎　局部刺激因素和牙周组织破坏程度一致，多发生在成人，也可见于儿童。慢到中等速度进展。无明显家族聚集性。

（2）严重错𬌗　𬌗创伤会加速慢性牙周炎的病程。

（3）不正规的正畸治疗造成牙周破坏　正畸治疗前未认真治疗已存在的慢性牙周炎，会加速牙周组织破坏。

（4）有无局部刺激因素　如食物嵌塞、邻面龋、牙髓及根尖周病、不良修复体等，会加重牙菌斑堆积，造成牙槽骨快速吸收。

（5）伴全身疾病的牙周炎　未经控制的糖尿病、白细胞黏附缺陷、HIV 感染等。

**三、治疗原则**

（1）早期治疗，彻底消除感染，防止复发。

（2）应用抗菌药物。

（3）调整机体防御功能　多西环素调整宿主的免疫和炎症反应，中药治疗可提高疗效并降低复发率。

（4）综合治疗　病情不太重而有牙齿移位的患者，可在炎症控制后做正畸治疗。

**四、一般治疗**

（1）基础治疗　口腔卫生宣教、洁治刮治和根面平整、去除局部牙菌斑滞留因素。

（2）治疗侵袭性牙周炎时，在搅乱生物膜后给予口服甲硝唑和阿莫西林（羟氨苄青霉素）效果更佳，根面平整后的深牙周袋内放置缓释的抗菌制剂如甲硝唑、二甲胺四环素或氯己定等也有良好疗效。

（3）对于基础治疗不能控制的深牙周袋可手术治疗，根据手术的适应证选择不同的术式，如翻瓣术、引导组织再生术、截根术、隧道成形术等。

（4）开始间隔 1～2 个月复查，半年后若病情稳定可逐渐延长间隔时间。

### 五、药物处方

处方一

阿莫西林胶囊，口服，每次 500mg，每日 3 次，连续服用 7 天。

注意事项：①阿莫西林（羟氨苄青霉素）为 β-内酰胺类抗生素，属半合成青霉素类，对青霉素过敏者禁用；②本品抗菌谱广泛，对 $G^+$ 菌和部分 $G^-$ 菌有强力杀菌作用，在牙周治疗中，建议与甲硝唑（治疗专性厌氧菌感染）联合使用，可增强疗效；③副作用较小，偶有胃肠道反应、皮疹和过敏反应。

处方二

阿莫西林克拉维酸钾分散片（安灭菌），口服每次 750mg，每日 3 次，连续服用 7 天。

注意事项：①本品含 250mg 阿莫西林和 125mg 拉维酸，相比阿莫西林，对能产生 β-内酰胺酶的细菌，如中间普氏菌、具核梭杆菌有较好疗效；②对局限性侵袭性牙周炎和难治性牙周炎具有较好疗效，能停止牙周炎患者牙槽骨吸收；③副作用与阿莫西林类似，对青霉素过敏者禁用。

处方三

甲硝唑片，口服，每日 3 次，每次 0.2g，服用 5～7 天。

注意事项：①部分患者有恶心、肠胃不适、腹泻、皮疹、金属味等不良反应，一般使用不超过 7 天；②建议与阿莫西林联合使用，可增强疗效；③妊娠及哺乳期妇女禁用，有血液病或者肾功能不全者慎用；④服药期间忌酒，不与抗凝药（法华林）、巴比妥类药物、锂制剂同用。

处方四

替硝唑，首日顿服 2g，以后每日 2 次，每次 0.5g，连续 4 日。

注意事项：①主要不良反应为胃肠道不适、头痛等，与甲硝唑相似；②将首日顿服 2g，改为分 2 次，每次 1g，可取得同样效果，并减小副作用；③相比甲硝唑，替硝唑具有疗效更高、半衰期更长、疗程更短等优点，但是副作用发生率较高。

处方五

罗红霉素胶囊，一次 150mg（一次 1 粒），每日 2 次，连用 5～7 天。

注意事项：①本药为大环内酯类抗生素，对 $G^+$ 菌抗菌强，对 $G^-$ 菌也有一定的抑制作用，对衣原体、支原体有效。与红霉素存在交叉耐药性，对红霉素或其他大环内酯类药物过敏者禁用。②在临床中，对于牙周脓肿、冠周炎等急性感染的治疗具有较好的效果。③肝功能不全者慎用，轻度肾功能不全者不需作剂量调整，严重肾功能不全者给药时间延长一倍（一次给药150mg，每日1次）。儿童，一次按2.5～5mg/kg体重，每日2次。孕妇及哺乳期妇女慎用。

### 处方六

盐酸米诺环素软膏（派丽奥），注满患部牙周袋内，每周1次，连续4周。

注意事项：①本品主要成分为7-二甲胺四环素，属四环素类抗生素，对四环素类抗生素有过敏史的患者禁用。常用于龈下刮治术后仍有深牙周袋，探诊出血的局部牙周袋内。②用药前去除软垢，龈上牙菌斑及牙石，为了使药物充满牙周袋，需将注射器的头部轻插至牙周袋底部，注药后不得立即漱口及进食。③用药后必须注意观察，一旦出现过敏征兆（瘙痒、发红、肿胀、丘疹、水泡等）即停止用药。④注药时，患部可能出现一时刺激或疼痛，缓慢注药可明显减轻此症状。

### 处方七

复方氯己定含漱液，每瓶200mL，每次10～20mL，含漱1分钟，每天2次，5～10天为1个疗程。

注意事项：①本品为复方制剂，每500mL含葡萄糖酸氯己定0.6g、甲硝唑0.1g；②氯己定为双胍类化合物，为广谱抗菌剂，对$G^+$菌、$G^-$菌、真菌均具有很强的抗菌性，含漱后可吸附于口腔黏膜和牙面，并于8～12小时缓慢释放，作用时间长，能有效地抗菌和抑制牙菌斑形成；③主要用于牙周维护治疗，牙周手术后，以及某些特殊原因不能行使口腔卫生措施者；④偶见过敏反应或口腔黏膜浅表脱屑，长期使用能使口腔黏膜表面与牙齿着色，舌苔发黄，味觉改变。停药后可自行缓解，牙石色素可洁治除去。

（李蓬）

# 手-足-口病

手-足-口病是由肠道病毒引起的传染病，引发手-足-口病的肠道病毒有20多种，其中以柯萨奇病毒A16型（Cox A16）和肠道病毒71型（EV 71）最为常见。多在一周内痊愈，预后良好。部分病例皮疹表现不典型，如单一部位或仅表现为斑丘疹。少数重症病例（尤其是小于3岁者）病情进展迅速，在发病1～5天出现脑膜炎、脑炎（以脑干脑炎最为凶险）、脑脊髓炎、肺水肿、循环障碍等，极少数病例病情危重，可致死亡，存活病例可留有后遗症。目前缺乏有效治疗药物，主要是对症治疗。

## 一、诊断要点

多发生于 5 岁以下儿童。多数普通病例急性起病，发热、口痛、厌食、口腔黏膜出现散在疱疹或溃疡，位于舌、颊黏膜及硬腭等处多见，也可波及软腭、牙龈、扁桃体和咽部。手、足、臀部、臂部、腿部出现斑丘疹，后转为疱疹，疱疹周围可有炎性红晕，疱内液体较少。皮疹手足部较多，掌背面均有。皮疹数少则几个多则几十个。消退后不留痕迹，无色素沉着。部分病例仅表现为皮疹或疱疹性咽峡炎。

## 二、鉴别诊断

(1) 单纯疱疹　由单纯疱疹病毒引起，病损局限于口腔黏膜及口周皮肤，为密集成簇的小水疱，可破裂形成溃疡面，传染性较手-足-口病弱。实验室检查可加以鉴别。

(2) 疱疹性咽峡炎　由柯萨奇病毒 $A_4$ 引起，病损主要分布于口腔后部如软腭、咽周黏膜，不累及皮肤。

(3) 多形性红斑　发病急、病程短，口腔出现大片充血糜烂区，渗出较多，疼痛明显，唇部常出现厚血痂，可见靶形红斑的典型皮肤病损。

(4) 带状疱疹　由水痘-带状疱疹病毒引起，病程更长，通常 2～3 周，皮肤病损主要出现在前后胸部、腹背部等躯干部位。

## 三、治疗原则

本病如无并发症，预后一般良好，多在一周内痊愈。主要为对症治疗。

## 四、一般治疗

(1) 首先隔离患儿，接触者应注意消毒隔离，避免交叉感染。

(2) 衣服、被褥要清洁，衣着要舒适、柔软，经常更换。

(3) 剪短宝宝的指甲，必要时包裹宝宝双手，防止抓破皮疹。

(4) 臀部有皮疹的宝宝，应随时清理其大小便，保持臀部清洁干燥。

(5) 密切监测病情变化，尤其是脑、肺、心等重要脏器功能；危重患者特别注意监测血压、血气分析、血糖及胸部 X 线片。

(6) 注意维持水、电解质和酸碱平衡及对重要脏器的保护。

(7) 出现低氧血症、呼吸困难等呼吸衰竭征象者，宜及早进行机械通气治疗。

## 五、药物处方

口服用抗病毒药物及清热解毒中草药，补充 B 族维生素、维生素 C 等。由于抗病毒药一般在发病 24～48 小时前使用才是最佳的，而往往我们确诊手-足-口病的时候，都已经过了最有效的治疗阶段，故现在不提倡用抗病毒药物。

### 处方一

对症治疗，做好口腔护理。口腔内疱疹及溃疡严重者，用康复新液含漱或涂患处，每日3次。

或者蒙脱石散（思密达），局部涂敷，每日3次。

### 处方二

手足部皮疹初期，炉甘石洗剂，局部涂敷，每日3次，待有疱疹形成或疱疹破溃时用0.5%碘伏局部涂擦，每日3～4次。

### 处方三

有颅内压增高者可给予甘露醇（按体重0.25～2g/kg，配制为15%～25%浓度，于30～60分钟内静脉滴注。当患者衰弱时，剂量应减小至0.5g/kg）。严密观察肾功能。

注意事项：①饭前便后、外出后要用肥皂或洗手液等给儿童洗手，不要让儿童喝生水、吃生冷食物，避免接触患病儿童。②看护人接触儿童前、替幼童更换尿布、处理粪便后均要洗手，并妥善处理污物。③婴幼儿使用的奶瓶、奶嘴使用前后应充分清洗。④本病流行期间不宜带儿童到人群聚集、空气流通差的公共场所，注意保持家庭环境卫生，居室要经常通风，勤晒衣被。⑤儿童出现相关症状要及时到医疗机构就诊。患儿不要接触其他儿童，父母要及时对患儿的衣物进行晾晒或消毒，对患儿粪便及时进行消毒处理；轻症患儿不必住院，宜居家治疗、休息，以减少交叉感染。⑥每日对玩具、个人卫生用具、餐具等物品进行清洗消毒。⑦托幼单位每日进行晨检，发现可疑患儿时，采取及时送诊、居家休息的措施；对患儿所用的物品要立即进行消毒处理。⑧患儿增多时，要及时向卫生和教育部门报告。根据疫情控制需要当地教育部门和卫生部门可决定采取托幼机构或小学放假措施。

（李广　杨永进）

# 口腔念珠菌病

口腔念珠菌病是念珠菌属感染所引起的口腔黏膜疾病。近年来，由于抗生素和免疫抑制剂在临床上的广泛应用，发生菌群失调或免疫力降低，而使内脏、皮肤、黏膜被真菌感染者日益增多，口腔黏膜念珠菌病的发生率也相应增高。少数患者还可并发幼儿泛发性皮肤念珠菌病、慢性黏膜皮肤念珠菌病。

## 一、诊断要点

口腔念珠菌病按其主要病变部位可分为念珠菌口炎、念珠菌唇炎、念珠菌口角炎、慢性黏膜皮肤念珠菌病。急性假膜型念珠菌口炎较为常见，多在出生后2～8日内发生，好发部位为颊、舌、软腭及唇，损害区黏膜充血，有散在的色白如雪的柔软小斑点，如帽针头大小，不久即相互融合为白色或蓝白色丝绒状斑片，并可继续扩大蔓延，严重者波及扁桃体、咽部、牙龈。早期黏膜充血较明显，故呈鲜红色与雪白的对比。而陈旧的病损黏膜充血减退，白色斑片带淡黄色。斑片附着不十分紧密，稍用力可擦掉，暴露红的黏膜糜烂面及轻度出血。患儿烦躁不安、啼哭、哺乳困难，有时有轻度发热，全身反应一般较轻；但少数病例可能蔓延到食管和支气管，引起念珠菌性食管炎或肺念珠菌病。

**二、鉴别诊断**

（1）疱疹性口炎　为黄色或棕色假膜，易擦除，伴有明显的疼痛症状，假膜涂片无孢子及菌丝。

（2）梅毒　梅毒黏膜斑无白色假膜，可见深而明显的浸润，涂片可见梅毒螺旋体，梅毒血清试验阳性。

（3）多形性红斑　形成黄棕色渗出膜，范围较广，易擦除，伴有明显疼痛，皮肤可见特征性的靶形红斑。

（4）白斑　无明显黏膜发红及舌乳头萎缩等表现，白色斑块无法擦除，组织病理学检查不可见念珠菌菌丝侵入。

（5）扁平苔藓　发生于舌背的斑块型扁平苔藓以及双颊的丘疹型扁平苔藓应与假膜型念珠菌病相鉴别。扁平苔藓病损无法擦除，涂片及培养均呈阴性。

**三、治疗原则**

及时行局部治疗，如不加处理，可蔓延到咽喉、消化道及呼吸道，可能出现真菌性败血症、心内膜炎、脑膜炎等严重并发症。明确治病原因，防止病情反复。

**四、一般治疗**

做好口腔护理，避免并发症的发生。

**五、药物处方**

处方一

局部药物治疗。

（1）2%～4%碳酸氢钠（小苏打）溶液　本药是治疗婴幼儿鹅口疮的常用药物。用于哺乳前后洗涤口腔，可阻止白念珠菌的生长和繁殖。

（2）甲紫水溶液　甲紫溶液以1/2000（0.05%）浓度为宜，每日涂搽3次，以治疗婴幼儿鹅口疮和口角炎。

（3）氯己定溶液　氯己定溶液有抗真菌作用，可选用0.2%溶液或1%凝胶局部涂布、冲洗或含漱，也可与制霉菌素配伍成软膏或霜剂，其中亦可加入适量曲安奈德，以治疗口角炎、托牙性口炎等。以氯己定溶液与碳酸氢钠溶液交替漱洗，可消除白念珠菌的协同致病菌——革兰氏阴性菌。

**处方二**

抗真菌药物治疗。

（1）制霉菌素 本药属多烯类抗生素，1mg 相当于 2000U，宜于低温存放。不易被肠道吸收，故多用于治疗皮肤、黏膜以及消化道的白念珠菌感染。疗程7～10 日。

（2）咪康唑 局部涂抹使用。除抗真菌外，本药尚具有抗革兰氏阳性细菌的作用。散剂可用于口腔黏膜，霜剂适用于舌炎及口角炎，疗程一般为 10 日。

**处方三**

其他治疗。

除用抗真菌药物外，对身体衰弱，有免疫缺陷病或与之有关的全身疾病及慢性念珠菌感染的患者，常需辅以增强机体免疫力的综合治疗措施，如注射转移因子、胸腺素、脂多糖等，补充铁剂、维生素 A；以及多次少量输血等。

注意事项：①口腔白念珠菌病的治疗时间应适当延长，一般以 14 日为期，过早停药易致病损复发。而肥厚型（增殖型）的疗程应更长，疗效不显著的白念珠菌性白斑，应及早考虑手术切除。②避免产房交叉感染，分娩时应注意会阴、产道及所有接生用具的消毒。③经常用温开水拭洗婴儿口腔，哺乳用具煮沸消毒，产妇乳头在哺乳前，最好用 1/5000 盐酸氯己定溶液清洗，再用冷开水拭净。④儿童在冬季宜防护口唇干燥开裂，改正舔唇吮舌的不良习惯。⑤长期使用抗生素和免疫抑制剂的患者，或患慢性消耗性疾病的患者，均应警惕白念珠菌感染的发生。

（李广　杨永进）

# 牙髓牙周联合病变

牙髓牙周联合病变即患牙同时存在牙髓炎症和牙周破坏。牙髓组织和牙周组织在解剖学方面是相互沟通的，因此两者的感染和病变可以互相影响和扩散，导致联合病变的发生。一般称为逆行性牙髓炎，但逆行性牙髓炎多指牙周病已至根尖，炎症从根尖孔向根髓发展，这仅是牙周牙髓病的一种类型。实际上，由牙周病引起的牙髓病，并不仅是牙髓炎，它还可导致牙髓坏死、退变、内吸收等等；导致牙髓病的途径，也并不仅是根尖孔，更重要的是通过根管的侧支、副根管。

## 一、诊断要点

发病时牙周与牙髓都处于炎症状态。

## 二、鉴别诊断

牙髓感染以后牙周组织作为排脓通道的联合病变易被误诊为牙周脓肿，但这种情况通常病程较短，X线片上显示不出明显的牙槽骨吸收影像，邻牙一般也无严重的牙周炎表现。有的患牙可发现瘘管的存在。

## 三、治疗原则

对牙髓牙周联合病变的治疗应从牙髓和牙周两方面入手，同时进行局部治疗和全身支持疗法，控制疾病进一步发展。

## 四、一般治疗

（1）牙髓炎治疗　如果为可复性牙髓炎，及时进行局部消炎治疗，避免温度刺激、避免过大颌力，降低炎症水平；如果为不可复性牙髓炎，及时行牙髓治疗。

（2）牙周炎治疗　急性期时口服消炎药控制炎症水平，局部进行冲洗、含漱、降颌等治疗，待炎症水平减轻后再行洁治术等牙周治疗。

## 五、药物处方

### 处方一

用于炎症初期的治疗。

复方氯己定含漱液，5mL，含漱，每日4次。

2%碘甘油，局部涂敷，每日3次。

注意事项：待炎症减轻、消除后，及时处理患牙。

### 处方二

用于急性期的消炎、镇痛治疗，包括全身抗感染、牙周袋冲洗上药等。

头孢拉定，0.5g，口服，每日3次。或者阿莫西林，1.0g，口服，每日3次。

替硝唑片，1.0g，口服，每日1次。或者甲硝唑片，0.2g，口服，每日3次。

复方氯己定含漱液，5mL，含漱，每日4次。

2%碘甘油，局部涂敷，每日3次。

注意事项：①预防为主，注意口腔卫生，使用正确的刷牙方法，即时用牙线清除残留食物以防止牙齿积垢与牙石的发生，从而控制牙菌斑；②与患者应该进行充分的沟通，使其了解整个治疗计划，强调密切配合的重要性，强调牙髓病变可能的转归及需要的相应治疗；③定期复查，是治疗牙周牙髓联合病变的关键。

（李广　杨永进）

# 灼口综合征

灼口综合征是指发生在口腔黏膜，以烧灼样疼痛感觉为主要表现的一组症状，常不伴有明显的临床损害体征，也无特征性的组织学改变。该病临床并不少见，在更年期或绝经期妇女中发病率高，女性患者约为男性患者的 7 倍。灼口综合征的发病通常是渐进的，没有已知的促发因素或者行为。患者可能会觉得有被热的食物烫过的感觉，可能出现酸、苦或金属味觉，还会感到口干。

## 一、诊断要点

以舌部为主要发病部位，又称为舌痛症、舌感觉异常、口腔黏膜感觉异常等。

## 二、鉴别诊断

（1）地图舌　偶有灼痛感或发痒，但多数伴有明确病损，舌背乳头片状萎缩成不规则红斑区域，周围乳头增生隆起环绕。

（2）口腔念珠菌病　可出现局部口腔黏膜烧灼感，但多数可见念珠菌病损，真菌培养可发现真菌感染存在。

## 三、治疗原则

目前没有有效的治疗方法，治疗主张全身结合局部、心理结合生理。消除局部刺激因素，疼痛明显者可局部应用镇痛药物。

## 四、一般治疗

因没有创面，无须局部治疗；少数患者可少量使用漱口液含漱，能起到一定的安慰剂效应。

## 五、药物处方

处方一

积极治疗全身系统性疾病，如糖尿病、贫血、维生素缺乏等。

处方二

失眠、抑郁明显者可用谷维素，10mg，口服，每日 3 次。

维生素 $B_1$，1.0mg，口服，每日 1 次。

氯硝西泮，口服，初始量，每日 0.75～1mg，分 2～3 次服用，以后逐渐增加；维持量，每日 4～8mg，分 2～3 次服用。小儿，开始每日 10～20μg/kg，分 2～3 次服用，以后逐渐递增；维持量每日 100～200μg/kg，分 2～3 次服用。

**处方三**

中医中药治疗。

注意事项：①更年期前后女性要注意休息，保持心情愉快，避免过度疲劳；②避免过度劳累和紧张，生活起居有规律，保证充足的睡眠；③保证饮食均衡，多吃新鲜蔬菜水果和富含维生素的食物；④避免伸舌自检习惯。

（李广　杨永进）

# 颞下颌关节紊乱综合征

颞下颌关节紊乱综合征是口腔颌面部常见的疾病之一。在颞下颌关节疾病中，此病最为多见。好发于青壮年，以 20～30 岁患病率最高。其发病机制尚未完全明了。本症的主要特点为关节区酸胀疼痛、运动时弹响、张口运动障碍等。多数属关节功能失调、预后良好；但极少数病例也可发生器质性改变。临床表现主要有关节弹响、咀嚼系统疼痛、下颌运动异常伴功能障碍等三类症状，可伴发头痛、耳痛及颈肩部放射痛。

## 一、诊断要点

张闭口运动中出现弹响、疼痛、运动异常等症状。

## 二、鉴别诊断

（1）肿瘤　颌面深部肿瘤可引起开口困难或牙关紧闭，当开口困难，关节区痛，尤其有自发痛、夜间痛，并伴有其他神经症状时应排除肿瘤可能，如颞下颌关节良性或恶性肿瘤、颞下窝肿瘤、上颌窦后壁癌、鼻咽癌等。

（2）颞下颌关节区感染或类风湿关节炎　发病急，关节区痛并伴有肿胀，关节区压痛明显，由于关节腔内积液可致后牙开、错𬌗等关系改变。许勒位片上显示关节间隙明显增宽有助于诊断，关节腔内穿刺可抽吸出脓性积液。类风湿性颞下颌关节炎常伴有全身游走性、多发性关节炎，尤以四肢小关节最常受累，晚期可发生关节强直。

（3）耳源性疾病　外耳道疖和中耳炎症也常表现为关节区疼痛并影响开口和咀嚼，但下颌静止时也会有疼痛，仔细进行耳科检查不难鉴别。

（4）颈椎病　可引起颈、肩、背、耳后区以及面侧部疼痛，容易误诊。但疼痛与开口和咀嚼无关，而常常与颈部活动和姿势有关。

（5）茎突过长症　除了吞咽时咽部疼痛和感觉异常外，常常在开口、咀嚼时引起髁突后区疼痛以及耳后区和颈部牵涉痛。X 线片检查容易确诊。

### 三、治疗原则

遵循科学、合理的治疗程序，应以保守治疗为主，辅以口腔健康教育和心理支持治疗。

### 四、一般治疗

（1）矫正咬合关系　由口腔专科检查治疗。

（2）封闭疗法　可用0.25%～0.5%普鲁卡因3～5mL做翼外肌封闭。穿刺点在乙状切迹中点，垂直进针，深度为2.5～3cm，回抽无血时注药。常用于张口过大的患者。

（3）氯乙烷喷雾配合按摩，可以缓解咀嚼肌痉挛。喷氯乙烷时要呈雾状，间断喷射，配合按摩，防止冻伤。并要注意保护眼、耳，远离火源。

（4）针刺疗法取穴　下关、听宫、颊车、合谷，配翳风、太阳。

（5）超短波、离子导入、电兴奋及磁疗等局部理疗有一定疗效。

（6）外科手术治疗　颞下颌关节有严重疼痛、功能障碍，影像学上有结构紊乱或器质性改变者，经保守治疗半年以上无效，排除精神因素为其病因的前提下，应考虑手术治疗。

### 五、药物处方

处方一

用于翼外肌功能亢进，主要是调整翼外肌功能。

1%普鲁卡因，5mL，翼外肌封闭，每日1次。

注意事项：封闭治疗一周为1个疗程，根据病情来调整；为巩固疗效，应配合肌训练。

处方二

用于翼外肌痉挛，主要是解除肌痉挛，消除病因。

15%氯化钙溶液，5mL，理疗，每日1次。

2%普鲁卡因，2～3mL，翼外肌封闭，每日1次。

处方三

常用于炎性关节疾病，治疗要点为对局部组织封闭，限制下颌运动。

泼尼松龙混悬液0.5mL+2mL利多卡因2mL，颞下颌关节上腔注射，每日1次。

注意事项：①保持心情舒畅，生活起居有规律。加强营养，锻炼身体，注意保暖。②避免咀嚼过硬的食物，避免进食生、冷、过烫的食物。改正偏侧咀嚼等不良习惯，避免过度张口或打呵欠，及时修复缺损牙列。

（李广　杨永进）

# 附录 A　合理用药与注意事项

　　药物是用于治疗、预防和诊断疾病的化学物质，对人体具有双重性，既有治疗疾病的一面，也有对人体产生不良反应和毒副作用的一面，临床应用时要综合权衡。临床用药是否合理涉及患者健康，合理用药是提高医疗质量整体水平的重要保证。合理用药是以当代药物及疾病的系统知识和理论为基础，安全、有效、经济、适当地使用药物，需要遵守一些原则，了解一些注意事项。

## 一、药物不良反应(ADR)分类及特点

| 分类依据 | 类型 | 特点 |
|---|---|---|
| 基于对药物不良反应的分类法，根据与剂量有无关联分类(1977 年 Rawlins 和 Thompson 设计) | ① A 型药物不良反应，包括副作用、毒性反应、过度效应、首剂效应、撤药反应、继发反应等 | 常与剂量有关，药理作用增强所致，可以预测，发生率高而病死率低，如抗凝血药引起的出血等 |
| | ② B 型药物不良反应，包括变态反应和异质反应等 | 一般与剂量无关，是一种与正常药理作用无关的异常反应，难以预测，发生率低(据国外数据，占药物不良反应的 20%～25%)而病死率高，如青霉素引起的过敏性休克 |
| 基于药品不良反应的新的分类法，包括活性成分和赋形剂引起的不良反应，以机制为基础 | ① A 类(扩大反应) | 药物对人体呈剂量相关的反应，可根据药物或赋形剂的药理学和作用模式来预知，停药或减量可部分或完全改善。是不良反应中最常见的类型，常由各种药动学和药效学因素决定 |
| | ② B 类(微生物反应) | 由促进某些微生物生长引起的 ADR，在药理学上可预测。如含糖药物引起的龋齿、抗生素引起的肠道内耐药菌群的过度生长、广谱抗生素引起的鹅口疮、过度使用某种可产生耐药菌的药物而使之再次使用时无效等。应注意，药物致免疫抑制而产生的感染不属于 B 类反应 |
| | ③ C 类(化学反应) | 取决于药物或赋形剂的化学性质而不是药理学性质，基本形式是化学刺激，这类反应的严重程度主要取决于药物浓度而不是剂量，可随已了解药物的化学特性进行预测。如外渗物反应、静脉炎、药物或赋形剂刺激而致的注射部位疼痛、酸碱灼烧、接触性("刺激物")皮炎和局部刺激引起的胃肠黏膜损伤等 |
| | ④ D 类(给药反应) | 反应由特定给药方式引起。这些反应不依赖于制剂成分的化学或药理性质，而是因剂型的物理性质和(或)给药方式而发生。这些反应不是单一的，给药方式不同，ADR 特性也不同。共同特点是，如果改变给药方式，ADR 即消失。如植入药物周围的炎症或纤维化、注射液中微粒引起的血栓形成或血管栓塞、片剂停留在咽喉部、用干粉吸入剂后的咳嗽、注射液经微生物污染引起的感染等。应注意，与注射相关的感染属 D 类，不是 B 类。这些感染的发生与给药方式等有关，与所用药物无关。B 类反应则为药物与微生物之间的直接相互作用 |

续表

| 分类依据 | 类型 | 特点 |
|---|---|---|
| 基于药品不良反应的新的分类法，包括活性成分和赋形剂引起的不良反应，以机制为基础 | ⑤ E类（撤药反应） | 生理依赖的表现，只发生在停药或剂量减少后，再次用药症状改善。虽然这些反应一定程度上是药理学可预知的，但撤药反应发生也不是普遍的，许多患者虽然持续大剂量使用也不一定会发生此类反应。常见引起撤药反应的药物有阿片类、二环类抗抑郁药、β受体阻滞剂、可乐定、尼古丁等 |
| | ⑥ F类（家族性反应） | 仅发生在遗传因子决定的代谢障碍敏感个体，必须与人体对某种药物代谢能力正常差异而引起的ADR相鉴别。一些较常见的家族性障碍有苯丙酮酸尿、葡萄糖6-磷酸脱氢酶（G6PD）缺陷、Cl酯酶抑制剂缺陷、卟啉症和镰状细胞性贫血等。此类反应不可混淆于人体对某种药物代谢能力的正常差异而发生的反应。如西方人群10%以上缺乏细胞色素P450 2D6，与其他人群相比，他们更易发生受2D6代谢的药物的已知的A类反应，因为他们对这些药物的消除能力较低。有上述代谢障碍的人群易发生的不良反应，在无此障碍的其他人群中，不管剂量多大也不会发生，如有G6PD缺陷的患者，使用奎宁时可能会出现溶血，而其他个体即使奎宁用量很大也不会发生 |
| | ⑦ G类（基因毒性反应） | 能引起人类基因损伤的ADR，如致畸、致癌等 |
| | ⑧ H类（过敏反应） | 可能是继A类反应后最常见的不良反应。类别很多，均涉及免疫应答的活化。不是药理学可预测的，且与剂量无关。减少剂量通常不会改善症状，必须停药。如过敏反应、过敏性皮疹、斯-约综合征、光变应性、急性血管性水肿、过敏性胆汁阻塞等 |
| | ⑨ U类（未分类反应） | 指机制不明的反应，如药源性味觉障碍、辛伐他汀的肌肉不良反应、气体全麻药物的恶心呕吐等 |
| WHO分类法 | ① A类不良反应 | 可以预防。发生率高，死亡率低。反应的发生与剂量、常规药理作用有关。如副作用、毒性作用、后遗症、继发反应等 |
| | ② B类不良反应 | 难以预测，常规毒理学不能发现。发生率低，死亡率高。反应的发生与剂量、常规药理作用无关。对不同个体来说剂量与不良反应的发生繁率无关，但对同一敏感个体来说药物的量与反应强度相关。分为药物异常性和患者异常性。具有特应性，即一个人所具有的特性，特有的易感性，奇特的反应 |
| | ③ C类不良反应 | 背景发生率高，非特异性（指药物）。潜伏期长，用药与反应发生没有明确的时间关系，如妊娠期用己烯雌酚，子代女婴至青春期后患阴道腺癌。C类不良反应如某些基因突变致癌、畸胎的发生，不可不重视，有些机制不清，尚在探讨中 |

注：药物不良反应（ADR）是指合格药品在正常用法用量下出现的与用药目的无关的或意外的有害反应。

## 二、合理用药原则

| 原则 | 注意事项 |
|---|---|
| ①科学用药 | 首先熟悉和了解所用药物的种类、特性、药理作用、药代动力学、剂型、剂量、用量、适应证、不良反应、禁忌证、使用方法、疗程以及药物的相互作用和配伍禁忌等,这是科学用药的前提。其次对病因、病种、病情、机体功能状态和个人特点等情况进行综合分析,找出问题的主要方面,权衡利弊,合理决策。此外,还要注意观察用药后的疗效与不良反应,通过周密细致的临床观察和反复验证来总结用药经验,使临床用药科学、有根据 |
| ②个体化用药 | 药物特性需要与患者个体化统一,做到因人、因地、因时具体用药。临床上有许多因素可影响药物选择和作用,比如患者年龄、性别、个体差异与特异体质和机体所处不同生理、病理状态等。一般而言,老年人与儿童用药剂量要较成年人小,尤其是婴幼儿用药必须按千克体重进行计算;不同体质的个体对药物反应不同,有些人对某些药物具有较高耐受性,有些人对某些药物特别敏感,可产生过敏反应甚至过敏性休克。对于这些个体,临床用药时需特别谨慎小心。孕妇与哺乳期妇女由于处在特殊生理状态下,故对胎儿和婴幼儿有影响的药物都要慎用或禁用。还有肝、肾等重要脏器功能不全者,凡一切对肝、肾有不良影响或增加肝、肾负担的药物均应忌用,如果临床需要使用,则应减少药物用量,并在使用过程中密切观察肝、肾功能变化 |
| ③最佳用药 | 就是要把药物有利因素发挥到最大,把不利因素限制在最小,以实现疗效最好、副作用最小的目标。这就需要明确诊断、对症用药,不能只根据表面现象随便下药,也不能无原则地使用或合用多种药物,从而减少药源性疾病,减轻患者经济负担。临床必需的一定要用,可用可不用的坚决不用。当药物治疗作用与副作用发生矛盾时,权衡利弊,若利大于弊,临床又必须,有一定的副作用也是允许的,但需要加强对毒副作用的临床观察,采取适当措施以防止或减少毒副作用的发生。相反,若弊大于利,则禁忌使用。临床用药不仅考虑疗效,也要考虑成本与效益的关系,优先选择简单、价格便宜、疗效好、副作用小的药物。需要特别强调的是:①新药不等于疗效好,贵药不一定就是好药,反之,老药不等于疗效不好,药物价格便宜也不等于疗效差,关键是对症下药、合理用药;②禁食生冷、油腻、辛辣等刺激性食物,不应与酒、茶、牛奶同服,以免影响药物的疗效;③严禁使用会降低治疗作用的过期失效药品;④重视药物配伍禁忌,提高药效、减少副作用;⑤熟悉药物与药物之间、药物与食物之间的相互作用,尽量减少用药品种;⑥不能将针剂改为内服、外用,不能将舌下含片改为口服,不能将口服片改为阴道塞药,不能将包衣片分割后服用,不能将胶囊剂改为冲剂服用;⑦慎重使用新药,确保用药安全 |

## 三、老年人用药

| 原则 | 注意事项 | 护理 |
|---|---|---|
| ① 了解病史、药物过敏史及用药情况 | 给老年患者用药前必须了解患者病史、药物过敏史、体征及相关辅助检查结果,了解既往和现在用药情况,要仔细分析症状,明确用药指征,现用药的作用与不良反应,选择合理药物 | ① 了解老年患者的自我用药能力、用药史和各脏器功能状况,设计科学用药护理程序,减少药物不良反应 |

| 原则 | 注意事项 | 护理 |
|---|---|---|
| ② 科学用药 | 熟悉和了解所用药物的种类、特性、药理作用、药代动力学、剂型、剂量、用量、适应证、不良反应、禁忌证、使用方法、疗程以及药物的相互作用和配伍禁忌等，再结合患者的病因、病情、病种、机体的功能状态和老年人的特点等进行综合分析比较，找出问题的主要方面，权衡利弊，科学决策，使用合适的药物和剂量。遵循"先理疗、食疗，后药物治疗""先外用，后内服""先口服，次肌注，后静脉""先老药，后新药""先中药，后西药"的用药原则。老年患者除急症和器质性病变外，一般情况下尽量少用药，如失眠、多梦的老年人，可通过避免晚间过度兴奋的因素包括抽烟、喝浓茶等措施来改善。凡是理疗、食疗能解决的老年性疾病，尽量不用药物 | ② 护理人员应熟练掌握患者常用药物不良反应及对策，如：a. 抗高血压药，需经常观察血压，做好记录，防止血压降得过快或过低，造成脑血流量的不足而引起头晕或诱发脑梗死；b. 解热镇痛药，应掌握好剂量，以免造成大量出汗而发生虚脱；c. 降血糖药，老年人对降血糖药敏感，使用降血糖药时应掌握好剂量，避免出现低血糖，住院患者注射胰岛素后应加强巡视，密切观察用药后反应；d. 强心剂、利尿药，老年人对洋地黄耐受性差，易发生中毒反应，要注意控制用药剂量。对长期应用利尿药的患者应注意监测血钾的变化，防止发生水、电解质紊乱。在服药期间应密切注意肝、肾功能情况，发现异常及时处理，尽量减少药物对肝、肾的损害 ③ 依据病情选择给药方法，轻者选用口服制剂，病情严重者选用静脉滴注，但要注意输液反应和静脉炎的发生。静脉用药应现配现用，应特别注意输液总量及滴速，以免心脏负荷过重而出现危险 |
| ③ 受益用药 | 老年人用药要有明确的适应证。用药的受益和风险的比值大于1。只有治疗好处大于风险的情况下才可用药，有适应证而用药的受益和风险比值小于1时，一般不主张用药，或选择疗效确切而毒副作用小的药物 | |
| ④ 5种以下药物 | 许多老年人多病共存，常常多药合用，过多使用药物不仅增加经济负担、减少依从性，还增加药物相互作用。联合用药品种越多，药物不良反应发生的可能性越高。用药品种要少，最好5种以下，治疗时应分轻重缓急。注意：a. 了解药物的局限性，许多老年性疾病无相应有效的药物治疗，若药物过多，药物不良反应的危害反而大于疾病本身；b. 抓主要矛盾，选主要药物治疗，对于治疗效果不明显、耐受性差、未按医嘱服用的药物应考虑终止，病情稳定时可以服用多种药物，但不应超过5种；c. 选用具有兼顾治疗作用的药物，如高血压合并心绞痛者，可选用β受体阻滞剂及钙拮抗剂，高血压合并前列腺增生者，可用α受体阻滞剂；d. 重视非药物治疗，如心理治疗、物理治疗等；e. 减少和控制服用补药，老年人并非所有自觉症状、慢性病都需药物治疗，如轻度消化不良、睡眠欠佳等，只要注意饮食卫生，避免情绪波动均可避免用药；f. 治疗过程中若病情好转、治愈或达到疗程时应及时减量或停药 | |
| ⑤ 小剂量 | 老年人用药量在中国药典规定为成人量的3/4；一般开始时用成人量的1/4～1/3，然后根据临床反应调整剂量，直至出现满意疗效而无药物不良反应为止。剂量要准确适宜，老年人用药要遵循从小剂量开始，逐渐达到适宜于个体的最佳剂量。有学者提出，从50岁开始，每增加1岁，剂量应比成人药减少1％，60～80岁应为成人量的3/4～4/5，80岁以上为成人量的1/2～2/3即可。最低有效量才是老年人的最佳用药剂量。老年人用药剂量的确定，要遵守剂量个体化原则，主要根据老年人年龄、健康状况、体重、肝肾功能、临床情况、治疗反应等进行综合考虑。注意严格控制老年人输液量，一般每天输液量控制在1500mL以内为宜。输0.9％氯化钠注射液每天不超过500mL。在输葡萄糖注射液时要警惕患者有无糖尿病 | |

续表

| 原则 | 注意事项 | 护理 |
|------|----------|------|
| ⑥ 择时用药 | 选择最佳时间服药,如健胃药、收敛药、胃肠解痉药等要求饭前服。根据时间生物学和时间药理学的原理,选择最合适的用药时间进行治疗,以提高疗效和减少毒副作用。因为许多疾病的发作、加重与缓解都具有昼夜节律的变化。如夜间容易发生变异性心绞痛、脑血栓和哮喘,类风湿关节炎常在清晨出现关节僵硬;药代动力学也有昼夜节律的变化。进行择时治疗时,主要根据疾病的发作、药代动力学和药效学的昼夜节律变化来确定最佳用药时间 | ④使用新药时需观察疗效和药物的不良反应,有疑问时及时询问 |
| ⑦ 暂停用药 | 在老年人用药期间应密切观察,一旦出现新的临床表现应考虑可能是药物的不良反应或病情进展。如果是药物不良反应的结果应立即停止用药,如果是由于病情的进展应及时咨询医师适当增加药量。对于服药的老年人出现新的临床表现,停药受益可能多于加药受益。暂停用药是现代老年病学中最简单、有效的干预措施之一 | ⑤对于肝肾功能障碍的老年患者,尽量不选用影响肝肾功能的药物,有条件的要进行血药浓度测定,并监测肝功能 |
| ⑧ 中西药不要重复使用 | 需中西药结合治疗者,服用中药后最好隔 2h 以上再服用西药,也不可随意合用,避免药物产生拮抗作用。用药时应考虑生物利用率高,易被老年人吸收的药物,安全有效的剂量,宜从小剂量开始 | ⑥应用催眠药时,应予监护,切勿任其自行用药,避免产生药物依赖性 |
| ⑨ 严格控制应用抗生素、滋补药和延缓衰老药 | 滥用抗生素可使体内细菌产生耐药性,老年人机体抵抗力低下,容易出现二重感染。滋补药有辅助治疗的作用,但应遵循"缺什么补什么"的原则,切勿滥用,避免产生不良反应。延缓衰老药能改善代谢和营养,调节免疫功能,但也不宜滥用 | ⑦应用抗高血压药后应嘱其卧平,以免引起体位性低血压 |
| ⑩ 勿依赖药物 | 鼓励老年人多锻炼身体,保持健康应以预防为主,用药要根据主要疾病,提倡个体用药。慎选治疗指数低、安全系数小的药物。对一些慢性病需要长期服药者,要注意观察疗效及用药后水电解质平衡和副作用等 | ⑧输液时应注意量不宜过多,速度不宜过快,以免引起肺水肿 |
| ⑪ 不要长时间使用一种药物 | 长期使用一种药物,不仅容易产生耐药性,使药效降低,而且会对药物产生依赖性或成瘾性。同时,老年人肾功能减退,药物排泄减慢,用药时间越长越容易发生药物的蓄积中毒,加上老年人机体功能衰退,反应迟钝,致使一些药物的不良反应不能被早期发现。老年人用药疗程(时间)宜短不宜长,临床上应根据病情及医嘱及时减量或停药,只有这样,才能有效避免因长期服药造成的肝脏功能损害、蓄积中毒等不良反应的发生 | |

续表

| 原则 | 注意事项 | 护理 |
|---|---|---|
| ⑫ 重视药物配伍禁忌 | 甲氧氯普胺为老年人胃肠用药,它可加速胃肠蠕动而影响某些药物(如 B 族维生素和地高辛)吸收,降低这些药物疗效。巴比妥类镇催眠药可促进一些药物代谢酶活性,如西咪替丁、皮质激素、普萘洛尔(心得安)、苯妥英钠等,使这些药物迅速降解,降低疗效。肝药酶抑制剂如异烟肼、氯霉素、香豆素等可抑制苯妥英钠的代谢,合并使用时,如不减少苯妥英钠的剂量,易引起中毒。竞争肾小球排泄的药物都是从肾小球滤过后随尿排出,但经肾小球滤过有难易,排泄易者又使难者排泄减少,增加疗效或出现不良反应,如丙磺舒与青霉素合用,就可使青霉素血药浓度增加,增强后者疗效。与血浆蛋白结合型药物药理活性,只有游离的药物分子才呈现作用,如乙酰水杨酸、苯妥英钠可将双香豆素从蛋白质结合部位置换出来,使其游离型增加而可能引起出血。互相结合妨碍吸收的药物,如钙制剂与四环素类药物形成难以吸收的络合物 | ⑨ 用药期间应加强监护,多种药物应用时一定要注意用药相互作用而致毒副作用<br>⑩ 加强药物治疗的健康指导,应向患者解释用药的目的、时间、方法、作用、不良反应等,并训练自我服药能力<br>⑪ 鼓励老年患者多锻炼身体,勿依赖药物、滥用药物,树立以预防为主的健康观念 |
| ⑬ 用药期间患者应定期检查 | 老年人体内器官功能减退,在用对肝、肾、骨髓、眼睛、听力有损害的药物时要定期检查肝功能、肾功能、视力、听力的变化,以确保用药安全 | |

## 四、儿童用药

| 原则 | 注意事项 |
|---|---|
| 婴幼儿(28 天至 3 周岁)用药 | |
| ① 慎重选择药物品种 | 年龄对药物吸收、分布和消除具有很大影响,婴幼儿禁用、慎用的药物一定要慎重<br>抗生素类:喹诺酮类不宜用于骨骼系统尚未发育完善的小儿,如诺氟沙星禁用于<13 岁的小儿,甲磺酸培氟沙星不宜用于<18 岁的小儿和青少年;四环素类可使婴幼儿牙齿发黄、牙釉质(珐琅质)缺损,8 岁以下儿童禁用;氨基糖苷类会导致患儿听力减退,6 岁以下患儿禁用,6 岁以上患儿慎用,必须使用时需检测血药浓度和听力;磺胺类药禁用于早产儿、新生儿,若必须使用应大量饮水,防止引起结晶尿;乙胺丁醇禁用于婴幼儿等<br>止泻类:洛哌丁胺 1 岁以下婴儿禁用,严重脱水的小儿不宜使用;药用炭可影响吸收,婴幼儿如长期腹泻或腹胀应禁用<br>驱虫类:此类药宜空腹或半空腹时服用,以利于药物与虫体接触。服药当天饮食宜清淡。阿苯达唑广谱驱虫药,对肝肾功能有一定损害,2 岁以下儿童禁用,2~12 岁用量应减半;甲苯达唑,4 岁以下用量减半<br>激素类:尽量避免使用肾上腺皮质激素。婴幼儿长期应用肾上腺皮质激素可导致骨骼脱钙和生长发育障碍。长期使用雄激素常使骨骼闭合过早,影响小儿生长发育<br>镇静催眠类:30 日以内的新生儿禁用地西泮静注,6 个月以下婴儿禁口服。苯巴比妥类药物,对中枢神经系统有广泛的抑制作用,12 岁以下儿童禁用<br>吗啡类:婴幼儿血脑屏障发育不完全,对吗啡类药物特别敏感,易致呼吸中枢抑制,一般禁用于婴幼儿<br>外用类:由于婴幼儿皮肤、黏膜面积相对较大,吸收功能强,使用应注意剂量。萘甲唑啉(鼻眼净)治疗婴幼儿鼻炎,能引起昏迷、呼吸暂停、体温过低,慎用;皮质激素软膏大面积外用,可引起全身水肿;阿托品滴眼液,婴幼儿用此药易中毒,滴药时应压迫泪囊,以防止经鼻腔吸收而中毒,应慎用 |

| 原则 | 注意事项 |
|---|---|
| ②使用药物种类应少而精 | 婴幼儿服药种类不宜过多,可用可不用的药物尽量不用,特别要谨慎使用抗生素药物。抗生素药物的滥用已经让其由"治病药"变成了"致病药"。如果需要同时服用几种药物,要严格遵守医嘱将服用时间错开,以免药物在体内相互作用而产生毒副作用或降低药效 |
| ③适当的给药途径 | 许多家长带孩子看病总要求医师注射给药。但一般来说,能吸奶和耐受鼻饲给药的婴幼儿,经胃肠道给药较安全,应尽量采用口服给药。新生儿皮下注射容量很小,给药可损害周围组织且吸收不良,故不适于新生儿。较大的婴幼儿,循环较好,可用肌内注射。婴幼儿静脉给药,一定要按规定速度给药,切不可过急过快,要防止药物渗入引起组织坏死。注射用药对药品的质量、护士的注射技术和医院的消毒设施要求较高,容易发生一定的局部损伤,还有可能出现输液反应。尽量选择口服给药,口服给药最安全、方便和经济 |
| ④适当的剂量 | 婴幼儿是生长发育迅速的群体,不同年龄段对药物的吸收、分布、代谢、排泄及药物反应亦有差异,服用药物应根据婴幼儿的年龄、体重、体表面积等计算合理的给药剂量。剂量不足会延误病情,还易产生抗药性;剂量过大又会引起不良反应。如婴幼儿生长发育较快,普遍存在缺钙现象,需要补钙。但要是补钙过量也会带来危害,引起高钙血症,钙沉积在眼角膜周边将影响视力,沉积在心脏瓣膜上将影响心脏功能,沉积在血管壁上将加重血管硬化等。同时婴幼儿补钙过量还可能限制大脑发育,影响生长。维生素在儿童生长发育中起重要作用,但也不能过量。脂溶性维生素(维生素A、维生素D、维生素E等),用量过大或用药时间过长会导致蓄积中毒,如鱼肝油(含维生素A与维生素D)服用多了可引起发热、厌食、烦躁、肝功能受损;维生素A过量会对软骨细胞造成不可逆的破坏;维生素D大量久服可引起高血钙、食欲缺乏、呕吐、腹泻,甚至软组织异位骨化等。水溶性维生素(B族维生素、维生素C等)虽较安全,但也不能多服,如维生素C服用过多可能引起胃肠道反应及肾和膀胱结石。一定要选择适当的剂量,才能达到治疗效果 |

儿童(3周岁至青春期)用药

| | |
|---|---|
| ①正确诊断 | 明确诊断,对症下药,保证药物选择的准确性 |
| ②合理用药 | 使用有效药物,注意用药安全,可用一种药物治疗的就不用两种药物。喹诺酮类药物影响软骨发育,可导致小儿骨关节损害,18岁前不能使用 |
| ③剂量准确 | 许多药品没有小儿专用剂量,通常做法是用成人剂量换算,多数按年龄、体重或体表面积来计算小儿剂量,这些方法各有优缺点,需要根据具体情况及临床经验选用。在联合用药时,要注意药物浓度较单一用药时有无改变,及时调整用量 |
| ④用法合适 | 选择合适的给药途径和剂型。给药途径由病情轻重缓急、用药目的及药物本身性质决定。正确的给药途径对保证药物吸收、发挥作用至关重要。合适的剂型能提高小儿用药的依从性。一般要求能够口服给药的就不需要进行注射治疗,婴儿多选用颗粒剂、口服液等,还要特别注意选择适合小儿的口味和颜色,尽量选择半衰期长的药物,减少用药次数。需静脉给药的可留置套管针,减少穿刺次数,调整适当的输液速度,减少治疗过程给儿童造成的不适 |

续表

| 原则 | 注意事项 |
|---|---|
| ⑤切忌滥用药 | 抗生素类:喹诺酮类抗生素,可影响小儿骨骼发育;四环素类药,容易引起小儿牙齿变黄并使牙釉质发育不良;链霉素、庆大霉素等氨基糖苷类抗生素,会对听神经造成影响,引起眩晕、耳鸣,甚至耳聋;使用氯霉素可能引起再生障碍性贫血。这些药需要禁用或慎用 |
| | 解热镇痛类药:适用于小儿的解热镇痛药品种和剂型相对较多,各种退热药成分不同,但其药理作用基本相同,只要一种足量即有效,没有联合用药的必要。对乙酰氨基酚(扑热息痛)、布洛芬制剂因疗效好、副作用小、口服吸收迅速完全,是目前应用最广的解热镇痛药。阿司匹林易诱发儿童哮喘,诱发瑞氏综合征、胃肠道黏膜损害,剂量过大引起出汗过多而导致患儿体温不升或虚脱,应慎用。有些退热药含有非那西丁,易使小儿血红蛋白变为高铁血红蛋白,降低携氧能力,造成全身组织器官低氧。安痛定、去痛片含有氨基比林,此种成分易使小儿白细胞数量迅速下降,有致命之险。感冒通含有双氯芬酸钠,既抑制血小板凝集,又损害肝功能,皆在禁用之列 |
| | 激素类:肾上腺糖皮质激素(如可的松、泼尼松、地塞米松等)可降低炎症反应,掩盖炎症和疾病原有症状,引起内分泌紊乱,影响小儿生长发育,应慎用。此类药能使免疫力下降,引起水痘病毒在体内繁殖、扩散而造成严重的毒血症,患水痘的小儿要忌用 |
| | 维生素及其他营养素类:维生素供应不足会影响儿童健康成长,但多用或过量会给儿童造成严重损害,甚至影响生长发育。如维生素A、维生素D过量会出现厌食、发热、烦躁、哭闹、肝大及肾脏损害、高钙血症等。一些生活较富裕的家庭或独生子女家庭,为使宝宝快快长大,长期给孩子吃补药、保健品,导致严重的内分泌紊乱,使孩子出现肥胖或性早熟等不良反应,危害孩子的健康,影响儿童的正常生长发育 |
| | 小儿药品"禁用""慎用""不宜"的区分:①"禁用"是对用药的最严厉警告,指某些药物有一定的毒副作用,单独或与其他药物配伍使用时可产生严重不良后果甚至影响婴幼儿生长发育,禁止使用,如四环素、土霉素等对婴幼儿第一次出牙期影响最大,也可引起婴幼儿骨骼发育不良,因此8岁以下婴幼儿禁用;②"慎用"是指某些药物的毒副作用可对婴幼儿机体、功能造成一定的损害,需慎重使用,提醒服药人在服用时小心谨慎,服用后要细心观察有无不良反应出现,有就必须立即停止服用,没有可继续服用,如属于氨基糖苷类药物的庆大霉素、妥布霉素等,不良反应表现为肾脏和神经方面的损害,必须在医师指导下慎重使用,严格掌握剂量、疗程,特别提示婴幼儿应慎重使用;③"不宜"是指某些药物具有一定的毒副作用,单独使用或与其他药物配伍使用时,会对婴幼儿产生不利于治疗的不良反应,不适合小儿使用,如氟喹诺酮类药诺氟沙星、氧氟沙星等有报道可引起未成年动物的软骨组织损害,导致软骨病变,不宜对婴幼儿使用,必要时应在医师指导下严格剂量、短期使用 |

## 五、孕产妇用药

| 原则 | 注意事项 |
|---|---|
| 妊娠期用药:<br>①孕前体检,确保在健康状态下妊娠<br>②用药前,医师应仔细询问患者月经史、是否怀孕、孕期多长等,根据具体病情指导用药 | 抗癌药物:氨甲蝶呤可致胎儿颅骨和面部畸形、腭裂等;环磷酰胺、马利兰(白消安)、阿糖胞苷、柔红霉素、6-巯基嘌呤等,在妊娠早期可引起指(趾)畸形、脑积水、腭裂、外耳缺损、肾发育不全或多发畸形 |
| | 激素类药物:妊娠早期使用孕激素、睾酮及其衍生物后,常引起胎儿发育异常,使女婴男性化;使用雌激素使男婴睾丸发育不良。己烯雌酚用于治疗先兆流产,母亲孕期服用可使所产女婴患阴道癌,这种不良反应往往要在几年、几十年后在下一代身上暴露。沙利度胺(反应停、酞胺哌啶酮)为治疗妊娠恶心、呕吐等反应的抗早孕药,孕期服用可致胎儿海豹肢畸形,该药已禁用于抗早孕反应,只用于麻风病。糖皮质激素在妊娠早期大量应用可引起死胎、流产、腭裂、无脑儿、独眼、骨畸形等。口服避孕药可致染色体畸变、断裂率高 |

续表

| 原则 | 注意事项 |
| --- | --- |
| ③孕妇若患有急慢性病,应明确诊断,评估孕妇用何种药,考虑较安全的替代治疗<br>④妊娠12周内是药物致畸最敏感的时期,尽量不用药,也不用保健品<br>⑤只有药物对母亲益处多于胎儿的危险时,才考虑孕期用药,但妊娠前3个月尽量避免使用任何药物<br>⑥不联合用药,用结论比较肯定的药,当新药与老药同时有效,应用老药,中药与西药同时有效,应用西药<br>⑦切忌随意用药或听信偏方、秘方,以防发生意外<br>⑧不用广告药或不了解的药<br>⑨用药时应注意包装袋上的"孕妇慎用、忌用、禁用"的字样<br>⑩必须用药时,应选择对胎儿无损害或影响小的药,如因治疗需要而必须长期使用某种可致畸的药物,应终止妊娠<br>⑪孕妇误服致畸或可能致畸药物后,应在医师指导下,根据妊娠时间、用药量、用药时间等综合考虑是否终止妊娠 | 镇静催眠药:苯巴比妥、戊巴比妥、地西泮、氯氮卓(利眠宁)、甲丙氨酯(眠尔通)都可导致畸形,其中地西泮和利眠宁可致多种畸形<br>抗精神病药:氟哌啶醇可导致胎儿四肢畸形、卷曲指、宫内生长延缓和胃肠功能不全。氯丙嗪可导致脑发育不全、无脑畸形、脑积水、腭裂、小头畸形、卷曲指等,长期应用可致胎儿锥体外系发育不全、婴儿视网膜病变。妊娠中、后期可致胎儿和新生儿中枢抑制、呼吸困难、肌无力、吸吮困难等<br>抗癫痫药:妊娠期应用苯妥英钠者出生缺陷的发生率高达30%。妊娠早期应用丙戊酸钠可致胎儿神经管缺损、畸形耳、脑积水、眼巨宽等,其发生率约1%<br>抗疟疾药:乙胺嘧啶及氯喹可致耳聋、脑积水和四肢缺陷等畸形。妊娠早期应用奎宁可致死胎、早产、流产、听神经缺损、心脏畸形、生殖泌尿道畸形等<br>解热镇痛抗炎药:阿司匹林等水杨酸类药,在妊娠早期可致胎儿心脏血管畸形、肾缺损、尿道下裂、唇裂、腭裂、神经系统损伤等。孕妇长期应用阿司匹林可导致胎儿严重出血,甚至死胎。吲哚美辛在妊娠早期可致唇裂、腭裂等多种畸形<br>心血管系统药:奎尼丁、可乐定、甲基多巴、哌唑嗪等在妊娠早期可致死胎或畸胎,妊娠中、后期可影响胎儿心脏功能<br>血液系统药:双香豆素、华法林可致胎儿出血、死胎或鼻骨发育不全、软骨发育不全、视神经萎缩、小脑儿等<br>降血糖药:妊娠早期应用胰岛素可致胎儿骨骼异常。甲苯磺丁脲可致死胎、多发性畸形、流产、早产等<br>抗微生物药:利福平致畸发生率为4%~5%,可致死胎、无脑儿、脑积水及肢体、耳道、泌尿道畸形。四环素类药物在妊娠早期可致胎儿白内障、四肢发育不良、手指和四肢短小,中期可致死胎、肾发育不全,也可使胎儿出生后牙齿黄染、牙釉质发育不全、骨生长障碍等,妊娠后期用药可致胎儿及新生儿发生溶血性贫血、暴发性肝衰竭,严重者可致母婴死亡。氯霉素在妊娠早期用药可致胎儿腭裂、唇裂,妊娠后期可致新生儿骨髓抑制或胎儿死亡,分娩前应用氯霉素可引起新生儿循环障碍和灰婴综合征。氨基糖苷类抗生素在妊娠早期或大量应用,可致胎儿听神经及肾脏损害,出生的婴儿轻者听力下降,重者可致完全性耳聋,以链霉素、庆大霉素、卡那霉素发生率较高。四环素可致胎儿骨生长障碍、牙釉质发育不全、心脏畸形、先天性白内障、肢体短小或缺损(如缺四指)。磺胺嘧啶在妊娠早期可致胎儿多种畸形。甲氧苄啶可导致胎儿畸形,影响新生儿安全。诺氟沙星有致畸作用,可抑制胎儿及新生儿软骨关节及肢体的生长发育。芬氟拉明在妊娠早期也可致胎儿多种畸形<br>抗肥胖药:右苯丙胺可致胎儿心脏缺损、大血管异位、唇裂、四肢畸形<br>全身麻醉药:妊娠早、中期应用氟烷可影响胎儿的听觉功能。甲氧氟烷易致胎儿骨骼畸形。产程中孕妇应用乙醚及氯仿等麻醉剂、吗啡、杜冷丁(哌替啶)、地西泮可引起胎儿中枢神经抑制和神经系统损害,娩出的新生儿表现为不吃、不哭、低体温、呼吸抑制或循环衰竭等<br>中枢兴奋药:妊娠早期连续应用咖啡因可致胎儿缺肢性畸形、成骨发育不全 |

| 原则 | 注意事项 |
| --- | --- |
| ⑫中成药说明书大多比较简单,许多说明书中未设"孕妇用药"项,应谨慎用药,确保用药安全 | 镇咳药:可待因可致唇裂、腭裂、死胎<br>抗甲状腺药:硫脲嘧啶、他巴唑(甲巯咪唑)、碘剂可影响胎儿甲状腺功能,导致死胎、先天性甲状腺功能低下或甲状腺肿大,甚至引起窒息<br>酒精:致小头畸形等<br>咖啡因(咖啡碱):引起唇腭裂等 |
| 分娩期用药:<br>① 分娩应是生理过程,尽量减少不必要的干预<br>② 用药要考虑新生儿近远期影响 | 尽量避免缩宫素催产、常规静脉滴注等。推荐非药物性分娩镇痛,减少麻醉剂、镇痛药对胎儿影响。掌握好用药时间、剂量,以减少对新生儿的影响。避免在新生儿血药浓度高时娩出,以免抑制新生儿呼吸。许多药物常量使用无危害,但过量使用时可有副作用,如宫缩剂、镇静剂、麻醉剂等<br>氨基糖苷类抗生素可影响新生儿听神经及前庭功能;喹诺酮类可影响软骨发育;氯霉素可抑制骨髓,致灰婴综合征;磺胺类可致血小板减少、溶血性贫血。大剂量缩宫素、氢氯噻嗪(双氢克尿噻)、维生素K可致新生儿黄疸。母亲使用麻醉剂产生过敏反应或中毒时可致胎儿、新生儿缺氧 |
| 哺乳期及新生儿用药:<br>①几乎能通过胎盘屏障的药物均能通过乳腺进入乳汁,孕期不适宜用的药物,哺乳期及新生儿期也不宜使用<br>②哺乳期用药时,哺乳时间应避开血药浓度高峰期,减少乳汁中的药物浓度<br>③新生儿皮肤薄,皮下毛细血管丰富,体表面积大,皮肤对药物吸收作用强,应注意外用药物中毒问题<br>④新生儿肝、肾功能尚不健全,药物解毒及排泄功能差,应注意药物蓄积中毒问题<br>⑤要严格掌握新生儿用药适应证,减少不必要的用药,包括氧气吸入等<br>⑥新生儿用药要掌握好剂量,根据体重、年龄、病情进行调整,以病情决定疗程长短,不可一直用不停,也不要疗程不足使病情反复 | 乳汁中浓度较高的药物有:抗甲状腺制剂、碘制剂、溴制剂、抗凝剂、放射性药物、麦角制剂、通便药、阿托品、四环素、异烟肼、汞剂等。乳汁中浓度较低、对婴儿影响不大的药物有:胰岛素、肾上腺素、甲状腺素、地西泮、地高辛等。乳汁中浓度不高、对婴儿有害的药物有:类固醇激素、避孕药、利尿药、磺胺类药物、碳酸锂、巴比妥类药物、苯妥英钠、抗组胺类药物、利血平、水合氯醛、咖啡因、水杨酸盐、丙咪嗪等 |

## 六、不同剂型的用药方法

| 剂型 | 用药方法 | 注意事项 |
|---|---|---|
| 滴眼液 | 用药前洗净双手,头后仰,眼视头顶方向,一手将下眼皮轻轻提起,使下眼皮和眼球之间形成一袋状,另一只手将眼药水滴入袋内。闭上眼睛几分钟,同时用手指按压靠近鼻梁的眼角 | 不可将药液滴在角膜(黑眼珠)上。如有药水进入口腔,不可咽下,需用水漱口数次 |
| 滴耳液 | 用药前,清洁双手,药瓶握在手中数分钟,使药液温度接近体温。滴药时,一般取坐位侧偏头或侧卧于床上,外耳道口向上,牵拉耳郭,将外耳道拉直,可使药液沿外耳道缓缓流入耳内。按医师指定的滴数(滴耳液一般每次滴3~5滴,每日滴3次。滴液过多不仅浪费药液,且可能引起眩晕等不适反应),将药液滴进耳内。滴药时,滴管不要触及外耳道壁,以免滴管被细菌污染。滴液后,保持原体位3~5min,并用手指轻轻按压耳屏3~5次,通过外力作用使药液经鼓膜穿孔处流入中耳 | 滴耳液温度过低会打破内耳温度平衡,内耳前庭器官受到冷刺激后会引起眩晕、恶心。为避免刺激内耳前庭器官,滴耳液的温度最好和体温保持一致。在较低温度使用滴耳液时,可事先把药瓶放在手心握一会儿,或者把滴耳液瓶放到40℃左右的温水中温一温,当药液温度与体温接近时摇匀使用。也要注意滴耳液温度不能过高,一方面,耳道不适应高温液体,温度过高会烫伤耳内黏膜;另一方面,高温下滴耳液药物成分分解,药效降低 |
| 滴鼻剂 | 常用滴药方法有两种。一,头后伸位滴药法。蝶窦及后组筛窦炎或鼻炎患者应采用头后伸位。患者仰卧,头部悬空后仰,使颏尖与外耳道口的连线与床面垂直,这种滴药姿势适用于滴双侧鼻腔,滴后轻捏鼻翼数次,休息5min再起来,使药液充分和鼻腔黏膜接触。二,侧头位滴药法。上颌窦、额窦、前组筛窦炎患者应采用侧头位。患者侧卧,患侧在下,头部伸出床沿或肩下垫枕,头下垂靠近下肩,这种姿势只能用于滴下侧鼻腔,滴入药液5min后坐起,双侧可交换滴入,方法同上 | ①向鼻内滴药时,滴管头不要碰到鼻部,以免污染药液;②滴药后将头部略向两侧轻轻转动,以使药液均匀分布;③不能长期擅自依靠滴鼻剂来改善鼻腔疾病,当药液使用效果越来越差时,应停止继续使用,请专科医师诊治,以免丧失治疗时机;④滴鼻剂长期滴用可导致药物性鼻炎,如并发萎缩性鼻炎、鼻息肉、鼻窦炎、中耳炎等,应适可而止;⑤如有药水进入口腔,不可咽下,需用水漱口数次。用药以后,需用温开水漱口数次,防止残留药物对口腔或消化道产生不良反应 |
| 气雾剂 | 使用前充分摇匀储药罐,使罐中药品和抛射剂充分混合。首次使用前或上次使用超过1周时,先向空中试喷一次。使用鼻腔气雾剂时,应将喷嘴伸入鼻腔内,按下喷雾阀时,不可吸气,以免药物随气流进入肺内,产生不良反应。使用肺部气雾剂时,除去罩帽,瓶身倒置,将罩口含在口中,对准咽部,先呼气,在深深吸气的同时立即按压阀门,使药物充分吸入肺部,屏息10s。如需再次吸入,至少等1min。吸入结束后用清水漱口,以清除口腔残留的药物。若使用激素类药物应刷牙,避免药物对口腔黏膜和牙齿的损伤 | 气雾剂药物使用耐压容器、阀门系统,有一定的内压。抛射剂多为液化气体,在常压下沸点低于室温,常温下蒸气压高于大气压。气雾剂药物遇热或受到撞击可能会爆炸,储存时应注意避光、避热、避冷冻、避撞碰,即使药品已用完的小罐也不可弄破、刺穿或燃烧 |
| 皮肤用药 | 皮肤用药前,应先清洗患处并擦干,不要用手涂药,用棉签涂擦,之后按摩患处1~2min,以保证药物充分吸收 | |
| 栓剂 | 用时将栓剂取出,以少量温水湿润后,带上指套,轻轻塞入肛门内。对于起全身作用的栓剂,需塞入肛门内2cm处,达到直肠部位,以保证药物吸收。对于起局部作用(如治疗外痔和肛裂)的栓剂,仅塞入肛门口即可。给药后,丢掉指套,清洗双手 | |

| 剂型 | 用药方法 | 注意事项 |
|------|---------|---------|
| 片剂 | 　　先要明确药片必须整片服用(如肠溶片、缓释片、控释片等)还是嚼碎服用(如咀嚼片、口腔速崩片等)。再弄清服药时间,是餐前还是餐后,是两餐之间还是和饭一起服用,是清晨还是睡觉前服用。最后,服药前洗净双手,准备一杯 200mL 左右的温开水,先喝一口水湿润一下口腔和食管,再把药片放入舌面上,喝一口水,把药片和水同时咽下,接着将剩下的水喝完,站立或走动 1~2min | ①忌干吞药片,不可喝水过少,不可吃完药就躺下,否则刚刚服下的药片会粘在食管上,导致食管炎症、溃疡、甚至穿孔等不良反应;②抗生素类药溶解后不可长时间放置,因为在高温有水的条件下容易分解产生致敏物质,不仅降低疗效,还会产生过敏反应;③维生素药和助消化药不宜热水送服,助消化药受热后立即凝固变性而失去作用,维生素 C、维生素 $B_1$、维生素 $B_2$ 受热后易被还原破坏,有些药品服用后应多喝水,如平喘药、利胆药、抗痛风药、抗尿结石药、部分抗感染药(磺胺类),只有多喝水,才能减少副作用;④大多数药品是每日服 3 次,即每间隔 6~8h 服 1 次,以使血药浓度保持平稳,在体内吸收快的药品,服药次数应略增加,如某些抗生素需每日服 4 次,有些长效药或缓释剂每天服 1~2 次,有些药品毒性大,必须限制给药;⑤药品服用时间一般为清晨空腹、饭前、用餐时、饭后、睡前等几类,清晨空腹服用的药品有激素类、强心药(地高辛等)、盐类泻药(硫酸镁、硫酸钠等)、长效抗高血压药、抗抑郁药等,需饭前 0.5~1h 服用的药品有止泻药、胃黏膜保护药(胃舒平等)、促进胃动力药(吗丁啉等)、胃肠解痉药、降血糖药(格列本脲等)、抗骨质疏松药、异烟肼、利福平、开胃药、利胆药(小剂量硫酸镁)、肠溶片或丸剂、人参、维生素、部分抗生素(头孢拉定、阿莫西林、磺胺脒、呋喃唑酮、氨苄西林等)、对肠无刺激的补药等,用餐时服用的药物有助消化药、降血糖药(二甲双胍等)、抗真菌药、非甾体抗炎药(吡罗昔康等)、治疗胆结石和胆囊炎药等,需饭后(15~30min)服用的药品种类最多,如刺激性药品(红霉素、阿司匹林、水杨酸钠、保泰松、硫酸奎宁、小檗碱等)、呋喃妥因、普萘洛尔、苯妥英钠、氢氯噻嗪、维生素 $B_2$ 等,需睡前(10~30min)服用的药品有泻药(大黄、酚酞等)、催眠药(水合氯醛临睡时服,巴比妥睡前 0.5~1h 服)、驱虫药(使君子、阿苯达唑等)、抗肿瘤药(甲氧芳芥等)、保护胃黏膜抑制胃酸分泌药(雷尼替丁、奥美拉唑等)、平喘药、降血脂药、抗过敏药等 |

| 剂型 | 用药方法 | 注意事项 |
|---|---|---|
| 颗粒剂 | 西药颗粒剂,特别是抗生素类药物颗粒剂,只可用凉开水冲化后,立即服用。中药颗粒剂,需要温水冲化,保证有效成分快速有效地溶解,待放冷后服用 | |
| 胶囊 | 服药时,饮一口水,放入胶囊后微微低下头。利用胶囊的密度比水轻能上浮的特点,轻轻一咽,胶囊很易咽下。这种方法对于懂事的儿童也非常适用,有些药因为很苦或有异味,儿童不愿吃,这时可以把药压碎,装入空心胶囊,按上法服用,效果很好 | 切忌像服用片剂一样,喝水后,扬起头往下咽,结果胶囊粘在口腔中,不但未咽下,且胶囊易溶化 |
| 糖浆 | 糖浆液一般都配备附有剂量的滴管或小杯,使用方便,但用后每次都必须清洗干净、晾干放好。有些人常把糖浆瓶口直接与嘴接触,一方面容易因瓶口粘上细菌而使糖浆液污染变质;另一方面不能准确控制摄入的药量,要么达不到药效,要么服用过量而增大副作用 | ①禁止用水冲服,否则会稀释糖浆,不能在消化道形成一种保护性的"薄膜",影响疗效,同时喝完糖浆后5min内最好不要喝水;②一般糖浆的最佳保存温度在10～30℃,开瓶后应尽快用完,短时间内用不完,可用保鲜膜包裹好,放进冰箱冷藏保存;③特别要注意,每次服用前要充分摇晃瓶子,以看不到絮状沉积物为准。这样可以避免因药物分布不均匀导致取量不准;④如果摇晃瓶子,发现沉淀物不会消除,药物可能已经变质,最好不要服用 |

## 七、抗菌药物的应用

| 原则 | 注意事项 |
|---|---|
| ①诊断为细菌性感染者,方有指征应用抗菌药物 | 根据患者的症状、体征及血、尿常规等实验室检查结果,初步诊断为细菌性感染者以及经病原检查确诊为细菌性感染者方有指征应用抗菌药物;由真菌、结核分枝杆菌、非结核分枝杆菌、支原体、衣原体、螺旋体、立克次体及部分原虫等病原微生物所致的感染,亦有指征应用抗菌药物。缺乏细菌及上述病原微生物感染的证据,诊断不能成立者,以及病毒性感染者,均无指征应用抗菌药物 |
| ②尽早查明感染病原,根据病原种类及细菌药物敏感试验结果选用抗菌药物 | 抗菌药物品种选用原则上应根据病原菌种类及病原菌对抗菌药物敏感或耐药,即细菌药物敏感(以下简称药敏)试验的结果而定。因此,在有条件的医疗机构,住院患者必须在开始抗菌治疗前,先留取相应标本,立即送细菌培养,以尽早明确病原菌和药敏试验结果;门诊患者可以根据病情需要开展药敏试验工作。对于危重患者在未获知病原菌及药敏试验结果前,可根据患者的发病情况、发病场所、原发病灶、基础疾病等推断最可能的病原菌,并结合当地细菌耐药状况先给予抗菌药物经验治疗,获知细菌培养及药敏试验结果后,对疗效不佳的患者调整给药方案 |
| ③按照药物抗菌作用特点及其体内过程特点选择用药 | 各种抗菌药物的药效学(抗菌谱和抗菌活性)和人体药代动力学(吸收、分布、代谢和排出过程)特点不同,各有不同的临床适应证。临床医师应根据各种抗菌药物的上述特点,按临床适应证正确选用抗菌药物 |

| 原则 | 注意事项 |
| --- | --- |
| ④抗菌药物治疗方案应综合患者病情、病原菌种类及抗菌药物特点制订 | 根据病原菌、感染部位、感染严重程度和患者的生理、病理情况制订抗菌药物治疗方案，包括抗菌药物选用品种、剂量、给药次数、给药途径、疗程及联合用药等。在制订治疗方案时应遵循下列原则：<br>①品种选择：根据病原菌种类及药敏试验结果选用抗菌药物<br>②给药剂量：按各种抗菌药物的治疗剂量范围给药。治疗重症感染(如败血症、感染性心内膜炎等)和抗菌药物不易达到的部位的感染(如中枢神经系统感染等)，抗菌药物剂量宜较大(治疗剂量范围高限)；而治疗单纯性下尿路感染时，由于多数药物尿药浓度远高于血药浓度，则可应用较小剂量(治疗剂量范围低限)<br>③给药途径：<br>　a. 轻症感染可接受口服给药者，应选用口服吸收完全的抗菌药物，不必采用静脉或肌内注射给药。重症感染、全身性感染患者初始治疗应予静脉给药，以确保药效；病情好转能口服时应及早转为口服给药<br>　b. 抗菌药物的局部应用宜尽量避免：皮肤黏膜局部应用抗菌药物后，很少被吸收，在感染部位不能达到有效浓度，反易引起过敏反应或导致耐药菌产生，治疗全身性感染或脏器感染时应避免局部应用抗菌药物。抗菌药物的局部应用只限于少数情况，如全身给药后在感染部位难以达到治疗浓度时可加用局部给药作为辅助治疗。此情况见于治疗中枢神经系统感染时某些药物可同时鞘内给药；包裹性厚壁脓肿脓腔内注入抗菌药物以及眼科感染的局部用药等。某些皮肤表层及口腔、阴道等黏膜表面的感染可采用抗菌药物局部应用或外用，但应避免将主要供全身应用的品种作局部用药。局部用药宜采用刺激性小、不易吸收、不易导致耐药性和不易致过敏反应的杀菌剂，青霉素类、头孢菌素类等易产生过敏反应的药物不可局部应用。氨基糖苷类等耳毒性药不可局部滴耳<br>④给药次数：为保证药物在体内最大限度地发挥药效，杀灭感染灶病原菌，应根据药代动力学和药效学相结合的原则给药。青霉素类、头孢菌素类和其他β内酰胺类、红霉素、克林霉素等消除半衰期短者，应1日多次给药。氟喹诺酮类、氨基糖苷类等药物可1日给药1次(重症感染者例外)<br>⑤疗程：抗菌药物疗程因感染不同而异，一般宜用至体温正常、症状消退后72～96h，特殊情况，妥善处理。但是，败血症、感染性心内膜炎、化脓性脑膜炎、伤寒、布鲁菌病、骨髓炎、溶血性链球菌咽炎和扁桃体炎、深部真菌病、结核病等需较长的疗程方能彻底治愈，并应防止复发<br>⑥抗菌药物的联合应用要有明确指征：单一药物可有效治疗的感染，不需联合用药，仅在下列情况时有指征联合用药<br>　a. 原菌尚未查明的严重感染，包括免疫缺陷者的严重感染<br>　b. 单一抗菌药物不能控制的需氧菌及厌氧菌混合感染，2种或2种以上病原菌感染<br>　c. 单一抗菌药物不能有效控制的感染性心内膜炎或败血症等重症感染<br>　d. 需长程治疗，但病原菌易对某些抗菌药物产生耐药性的感染，如结核病、深部真菌病<br>　e. 由于药物的协同抗菌作用，联合用药时应将毒性大的抗菌药物剂量减少，如两性霉素B与氟胞嘧啶联合治疗隐球菌脑膜炎时，前者的剂量可适当减少，从而减少其毒性反应。联合用药时宜选用具有协同或相加抗菌作用的药物联用，如青霉素类、头孢菌素类或其他β内酰胺类与氨基糖苷类联合，两性霉素B与氟胞嘧啶联合。联合用药通常采用2种药物联合，3种及3种以上药物联合仅适用于个别情况，如结核病的治疗。必须注意联合用药后药物不良反应将增多 |

| 原则 | 注意事项 |
|---|---|
| ⑤严格掌握适应证 | 抗菌药物的应用效果与适应证密切相关。对感染性发热患者,应区别是病毒性感染还是细菌性感染。对病毒感染性疾病,除了为预防一些重症(像乙型脑炎、重症肝炎、流行性出血热、麻疹等)继发细菌感染而适当应用抗生素外,一般不用抗生素。对重症细菌性感染患者,应尽早寻找病原菌。在未获得细菌培养及药敏试验结果前,可根据患者情况和临床经验选用抗菌药物;在获得实验室结果后,则要选用对相应致病菌有直接效果的抗生素。在治疗过程中,要进行血药浓度监测,以确保维持有效的血药浓度。抗生素大多在肝脏代谢、经肾脏排出,对肝、肾功能减退患者要注意调整抗生素的用量,以避免毒性作用出现 |
| ⑥科学联合用药 | 抗生素联合应用的目的在于获得协同作用,提高抗菌效果,减少药物用量及毒性反应,防止或延迟耐药菌株产生。联合用药可以产生"无关、累加、协同、拮抗"4种结果。在多种抗生素联用时,应了解所用药物的抗菌原理、药代动力学及副作用,以便科学配伍。抗生素可分为4类:A,繁殖期杀菌剂,如青霉素类、头孢菌素、万古霉素;B,静止期杀菌剂,如氨基糖苷类;C,快速抑菌剂,如氯霉素、大环内酯类、林可霉素、四环素类;D,慢效抑菌剂,如磺胺类及矾丝氨酸类。A+B常起累加及协同作用;A+D多为无关作用;D+D可起累加及协同作用;A+C理论上有拮抗作用,应在给予大量A类药后再给C类药,以避免产生拮抗作用。有相同副作用的抗生素应避免联合应用 |
| ⑦严格控制预防用药 | 有些人在无细菌感染的情况下预防性地使用抗菌药物是有害无益的。药物具有双重性,既可治病也可致病。预防性使用抗菌药物要严格掌握其适应证,一般限于下列情况:①风湿病患者(特别是儿童)可长期应用青霉素G,以预防溶血性链球菌感染,进而防止或减少风湿热的复发;②风湿性或先天性心脏病患者在行导管术、口腔手术前后应用适当的抗菌药物,以防止感染性心内膜炎的发生;③因感染性肺部病变做切除术时,可根据致病菌药敏试验结果选用适当的抗菌药物;④战伤或复杂外伤发生后用青霉素G,以防止气性坏疽的发生;⑤在流行性脑脊髓膜炎发病季节,应用磺胺类药进行预防;⑥在施行结肠手术前应用氨基糖苷类抗生素,以减少肠道内各种细菌的生长繁殖 |

## 八、抗菌药物应用于围手术期预防的品种选择

| 手术名称 | 切口类别 | 可能的污染菌 | 抗菌药物选择 |
|---|---|---|---|
| 脑外科手术(经鼻窦、鼻腔、口咽部手术) | Ⅱ | 金黄色葡萄球菌,链球菌属,口咽部厌氧菌(如消化链球菌) | 第一、二代头孢菌素±甲硝唑,或克林霉素+庆大霉素 |
| 眼科手术(如白内障、青光眼或角膜移植、泪囊手术、眼穿通伤) | Ⅰ、Ⅱ | 金黄色葡萄球菌,凝固酶阴性葡萄球菌 | 局部应用妥布霉素或左氧氟沙星等 |
| 头颈部手术(恶性肿瘤,不经口咽部黏膜) | Ⅰ | 金黄色葡萄球菌,凝固酶阴性葡萄球菌 | 第一、二代头孢菌素 |
| 头颈部手术(经口咽部黏膜) | Ⅱ | 金黄色葡萄球菌,链球菌属,口咽部厌氧菌(如消化链球菌) | 第一、二代头孢菌素±甲硝唑,或克林霉素+庆大霉素 |

续表

| 手术名称 | 切口类别 | 可能的污染菌 | 抗菌药物选择 |
|---|---|---|---|
| 颌面外科(下颌骨折切开复位或内固定,面部整形术有移植物手术,正颌手术) | I | 金黄色葡萄球菌,凝固酶阴性葡萄球菌 | 第一、二代头孢菌素 |
| 耳鼻喉科(复杂性鼻中隔鼻成形术,包括移植) | II | 金黄色葡萄球菌,凝固酶阴性葡萄球菌 | 第一、二代头孢菌素 |
| 皮瓣转移术(游离或带蒂)或植皮术 | II | 金黄色葡萄球菌,凝固酶阴性葡萄球菌,链球菌属,革兰氏阴性菌 | 第一、二代头孢菌素 |
| 关节置换成形术、截骨、骨内固定术、腔隙植骨术、脊柱术(应用或不用植入物、内固定物) | I | 金黄色葡萄球菌,凝固酶阴性葡萄球菌,链球菌属 | 第一、二代头孢菌素,MRSA感染高发医疗机构的高危患者可用(去甲)万古霉素 |
| 外固定架植入术 | II | 金黄色葡萄球菌,凝固酶阴性葡萄球菌,链球菌属 | 第一、二代头孢菌素 |
| 截肢术 | I、II | 金黄色葡萄球菌,凝固酶阴性葡萄球菌,链球菌属,革兰氏阴性菌,厌氧菌 | 第一、二代头孢菌素±甲硝唑 |
| 开放骨折内固定术 | II | 金黄色葡萄球菌,凝固酶阴性葡萄球菌,链球菌属,革兰氏阴性菌,厌氧菌 | 第一、二代头孢菌素±甲硝唑 |

【注意事项】

1. 所有清洁手术通常不需要预防用药,仅在有前述特定指征时使用。

2. 胃十二指肠手术、肝胆系统手术、结肠和直肠手术、阑尾手术、II 或 III 类切口的妇产科手术,如果患者对 β-内酰胺类抗菌药物过敏,可用克林素霉+氨基糖苷类,或氨基糖苷类+甲硝唑。

3. 有循证医学证据的第一代头孢菌素主要为头孢唑啉,第二代头孢菌素主要为头孢呋辛。

4. 我国大肠埃希菌对氟喹诺酮类耐药率高,预防应用需严加限制。

5. 表中"±"是指两种及两种以上药物可联合应用,或可不联合应用。

(王佃亮　叶青松　顾媛媛)

# 附录 B 常用化验检查正常参考值

## 一、血象检查

| 检验项目 | 英文缩写 | 正常参考值范围 | 临床意义 |
|---|---|---|---|
| 红细胞 | RBC | 男$(4.4\sim5.7)\times10^{12}/L$<br>女$(3.8\sim5.1)\times10^{12}/L$<br>新生儿$(6\sim7)\times10^{12}/L$<br>儿童$(4.0\sim5.2)\times10^{12}/L$ | 增多:见于真性红细胞增多症,严重脱水、烧伤、休克、肺源性心脏病、先天性心脏病、一氧化碳中毒、剧烈运动、高血压等<br><br>减少:见于各种贫血、白血病,大出血或持续性出血,重症寄生虫病,妊娠等 |
| 血红蛋白 | Hb | 男 $120\sim165g/L$<br>女 $110\sim150g/L$ | 血红蛋白增减的临床意义与红细胞计数基本相同 |
| 血细胞比容(红细胞压积) | PCV 或 HCT | 男性 $0.39\sim0.51$<br>女性 $0.33\sim0.46$ | 增大:见于脱水浓缩,大面积烧伤,严重呕吐、腹泻、尿崩症等<br><br>减少:见于各种贫血,水中毒,妊娠 |
| 红细胞平均体积 | MCV | $80\sim100fL$ | |
| 平均红细胞血红蛋白含量 | MCH | $27\sim32pg$ | MCV、MCH、MCHC 是三项诊断贫血的筛选指标 |
| 平均红细胞血红蛋白浓度 | MCHC | $320\sim360g/L$ | |
| 网织红细胞计数 | Ret·c | 成人 $0.5\%\sim1.5\%$ | 增多:见于各种增生性贫血<br><br>减少:见于肾脏疾病,内分泌疾病,溶血性贫血再生危象,再生障碍性贫血等 |
| 血小板计数 | PLT | $(100\sim300)\times10^9/L$ | 增多:见于急性失血、溶血、真性红细胞增多症、原发性血小板增多等<br><br>减少:见于①遗传性疾病;②获得性疾病,免疫性血小板减少性紫癜、各种贫血以及脾、肾、肝、心脏疾患及药物过敏等 |
| 白细胞计数 | WBC | 成人$(4\sim10)\times10^9/L$<br>儿童$(5\sim12)\times10^9/L$<br>新生儿$(15\sim20)\times10^9/L$ | 增多:见于若干种细菌感染所引起的炎症,以及大面积烧伤、尿毒症、传染性单核细胞增多症等<br><br>减少:见于感冒、麻疹、伤寒、副伤寒、疟疾、斑疹伤寒、回归热等 |

续表

| 检验项目 | 英文缩写 | 正常参考值范围 | 临床意义 |
|---|---|---|---|
| 白细胞分类计数 | | 中性粒细胞:<br>杆状核 1%～5%<br>分叶核 50%～70% | 增多:见于急性和化脓性感染(疖痈、脓肿、肺炎、丹毒、败血症、猩红热等),各种中毒<br>减少:见于伤寒、副伤寒、麻疹、流感等传染病、化疗、放疗 |
| | | 嗜酸性粒细胞<br>0.5%～5.0% | 增多:见于过敏性疾病、皮肤病、寄生虫病、某些血液病、射线照射后,脾切除术后、传染病恢复期等<br>减少:见于伤寒、副伤寒,应用糖皮质激素、促肾上腺皮质激素等 |
| | | 嗜碱性粒细胞<br>0～1% | 增多:见于慢性粒细胞性白血病、嗜碱粒细胞白血病、霍奇金病、脾切除术后等 |
| | | 淋巴细胞<br>20%～40% | 增多:见于某些传染病(百日咳、传染性单核细胞增多症等)<br>减少:见于多种传染病的急性期、放射病、免疫缺陷病等 |
| | | 单核细胞<br>3%～8% | 增多:见于结核病、伤寒、感染性心内膜炎、疟疾、单核细胞白血病、黑热病及传染病的恢复期等 |

## 二、尿液检查

| 检验项目 | 英文缩写 | 正常参考值范围 | 临床意义 |
|---|---|---|---|
| 比重 | SG | 1.002～1.030 | 升高:见于心力衰竭、高热、脱水及急性肾炎等<br>降低:见于过量饮水、慢性肾炎及尿崩症等 |
| 酸碱度 | pH | 4.6～8.0 | 升高:见于进食大量植物性食品,尤其柑橘类水果及无缺钾的代谢性碱中毒等。<br>降低:见于饮食大量动物性食品,缺钾性代谢性碱中毒等 |
| 尿蛋白质定性 | PRO | 阴性(－) | 病理性蛋白尿是肾脏疾病的一个早期而易被忽视的指标。许多药物因素也可使尿蛋白出现阳性 |
| 尿糖定性 | GLU | 阴性(－) | 尿糖阳性可分暂时性和病理性,暂时性糖尿见于应激反应,一过性肾上腺素或胰高血糖素分泌过多所致。病理性尿糖见于胰岛素分泌量相对绝对不足,继发性高血糖性糖尿 |
| 尿酮体定性 | KET | 阴性(－) | 阳性:见于糖尿病、酮酸症、丙醇或乙醇中毒、饥饿、禁食、脱水等 |

续表

| 检验项目 | 英文缩写 | 正常参考值范围 | 临床意义 |
|---|---|---|---|
| 尿潜血试验 | BLO | 阴性(-) | 阳性提示血尿、血红蛋白尿,见于肾炎、肾结核、肾结石、肾肿瘤、尿路损伤及溶血等 |
| 尿胆素 | URB | 阴性或弱阳性 | 增加:见于肝细胞性黄疸,阻塞性黄疸,肝炎时尿胆红素阳性可早于黄疸出现 |
| 尿胆原 | URO UBG | 阴性或弱阳性 | 增加:见于血管内溶血性贫血,组织内出血、肝细胞损伤、胆管部分阻塞并伴发胆管感染,缺氧、铅中毒、恶性贫血<br>减少:见于胆管阻塞,广泛肝细胞损伤、肾功能不全、酸性尿 |
| 尿亚硝酸盐 | NIT | 阴性(-) | 阳性:提示尿路细菌性感染 |
| 白细胞酯酶 | LEU | 阴性(-) | 阳性:提示尿路感染 |
| 尿沉渣镜检 | | | |
| 红细胞 | RBC | 0～3/HPF | 增多常见于泌尿系统结石、结核、肿瘤、肾炎及外伤,亦见于邻近器官的疾病,如前列腺炎症或肿瘤,直肠、子宫的肿瘤累及泌尿道时。此外,感染性疾病如流行性出血热、感染性心内膜炎。血液病如过敏性紫癜、白血病、血友病等,亦可在尿中出现较多的红细胞 |
| 白细胞 | WBC | 0～5/HPF | 白细胞增多常见于肾盂肾炎、膀胱炎、尿道炎、肾结核、肾肿瘤等。妇女可因白带混入尿液而致白细胞增多 |
| 上皮细胞 | EC | 0～3/HPF | 少量出现无临床意义 |
| 管型 | CAST | 0～偶见/LPF | 出现管型结合临床症状分析 |

## 三、粪便检查

| 检验项目 | 英文缩写 | 正常参考值范围 | 临床意义 |
|---|---|---|---|
| 颜色与性状 | | 新鲜粪便:正常人棕黄色、成形便;婴幼儿金黄色 | 水样便见于腹泻;绿色稀便见于消化不良;黏液脓血便见于痢疾、结肠炎;柏油样便见于上消化道出血;白陶土样便见于阻塞性黄疸和钡餐造影;米汤样便见于霍乱、副霍乱;细条样便见于直肠癌、直肠或肛门狭窄;球形硬便见于便秘 |
| 气味 | | 粪臭味 | 恶臭味见于慢性胰腺炎、肠道吸收不良、直肠癌溃烂等 |
| 寄生虫 | | 无 | 见于蛔虫病、蛲虫病等寄生虫病 |
| 粪便潜血试验 | OBT | 阴性 | 阳性见于:①消化性溃疡,呈间歇性;②消化道肿瘤,呈持续性或间歇性;③其他导致消化道出血的原因或疾病,如药物、肠结核等 |

## 四、体液检查

| 检验项目 | 英文缩写 | 正常参考值范围 | 临床意义 |
|---|---|---|---|
| 脑脊液常规 | CSFRT | 无色透明液体,不含红细胞,白细胞数极少,黏蛋白定性试验(-),pH 7.3~7.6 | 中性粒细胞增多:各种感染性增多见于多种脑膜炎,非感染性增多见于中枢神经系统出血后,多次腰穿后、脑室造影、白血病、肿瘤转移以及脑血管栓塞。淋巴细胞增多:感染性增多见于多种脑膜炎;非感染性增多见于药物性脑病,急性播散性脑脊髓炎、脑膜结节病、动脉周围炎 |
| 胸腹水常规 | | 淡黄色,清晰透明,无凝块,黏蛋白定性试验阴性,无红细胞,漏出液中白细胞<0.1×10⁹/L,渗出液中白细胞>0.5×10⁹/L | 红色:见于穿刺损伤、结核、肿瘤、出血性疾病等。白色:见于化脓性感染、真性乳糜积液、假性乳糜积液等。黄色或淡黄色:见于各种原因的黄疸。漏出液黏蛋白定性实验为阴性,渗出液黏蛋白定性实验为阳性 |
| 精液常规 | | 正常精液为乳白色黏性液体,一次排出量为2.0~4.0mL,30min 至 1h 自行液化。pH 7.5~8.5,活动率>70%,活力优+良>50%,WBC<5 个/HPF,RBC<5 个/HPF | 精子密度低或无精子,可见于生殖系结核,非特异性炎症,流行性腮腺炎并发睾丸炎及某些先天性疾病,如睾丸发育不良、隐睾症等。此外大剂量射线、工业污染、多种药物亦可引起精子密度减低,前列腺炎症、精囊炎可影响精液量及精液凝固、液化性状。精液中大量白细胞并见红细胞者多见于生殖系统炎症、结核,大量红细胞者可见于外伤或肿瘤,如查见癌细胞则对诊断生殖系统癌极有意义 |
| 前列腺液常规 | | 乳白色液体,可见卵磷脂小体,WBC 低于 10 个/HPF,RBC 低于 5 个/HPF,可见精子。老年患者可检出前列腺颗粒细胞和淀粉样体 | 炎症时可见成堆脓细胞,如白细胞每高倍视野多于 10~15 个即可诊断为前列腺炎 |

## 五、生物化学检查

| 检验项目 | 英文缩写 | 正常参考值范围 | 临床意义 |
|---|---|---|---|
| 同型半胱氨酸 | HCY | <15μmol/L | 高同型半胱氨酸血症是心血管疾病、动脉粥样硬化、心肌梗死、中风和阿尔茨海默病(老年性痴呆)等多种疾病的重要危险因素,同型半胱氨酸与心血管病显著相关 |
| 超敏 C 反应蛋白 | HS-CRP | <5mg/L(全血) | 感染、创伤、手术等情况快速上升,6~10h 改变明显,48h 达到高峰,升高的幅度和感染的程度成正比,炎症治愈后迅速下降。用于心血管疾病诊断和预测 |

| 检验项目 | 英文缩写 | 正常参考值范围 | 临床意义 |
|---|---|---|---|
| 透明质酸酶 | HAase | <120ng/mL | ①与肝纤维化程度密切相关。②在急性肝炎和慢性迁延性肝炎中轻度升高。③肾功能损害时也可升高 |
| 层粘连蛋白 | LN | <102μg/L | ①与肝纤维化程度有良好的相关性。②在肝纤维化进程中逐步升高。③水平与门静脉压力梯度相关。④升高还与肿瘤转移和浸润有关 |
| 谷丙转氨酶/丙氨酸转氨酶 | GPT/ALT | 0~40U/L | ①显著增高:见于各种肝炎急性期,药物引起的肝病、肝细胞坏死。②中度增高:见于肝癌、肝硬化、慢性肝炎及心肌梗死。③轻度增高:见于胆道阻塞性疾病 |
| 谷草转氨酶/天冬氨酸转氨酶 | GOT/AST | 0~40U/L | ①显著增高:见于各种急性肝炎、大手术后。②中度增高:见于肝癌、肝硬化、慢性肝炎、胆道阻塞性疾病。③轻度增高:见于进行性肌肉损害,胸膜炎、肾炎、肝炎等 |
| 乳酸脱氢酶 | LDH | L法 109~245U/L<br>P法 280~460U/L | 增高:见于心肌梗死、肝炎、肺梗死、恶性肿瘤、白血病等 |
| α-羟丁酸脱氢酶 | α-HBDH | 80~200U/L | 心肌梗死患者 α-HBDH 增高 |
| 肌酸激酶 | CK | 25~200U/L | 增高:①急性心肌梗死时显著增高,病毒性心肌炎可增高。②进行性肌萎缩。③其他脑血管意外,脑膜炎,甲状腺功能低下,剧烈运动,各种插管手术 |
| 肌酸激酶同工酶 | CK-MB | 0~25U/L | 对急性心肌梗死可提高诊断特异性 |
| 总胆红素 | T-BIL | 0~18.8μmol/L | 升高:见于肝细胞损害、肝内和肝外胆道阻塞、溶血病、新生儿溶血性黄疸 |
| 直接胆红素 | D-BIL | 0~6.84μmol/L | 升高:见于肝损害及胆道阻塞 |
| 总蛋白 | TP | 60~80g/L | 增加:①脱水,糖尿病酸中毒,肠梗阻或穿孔,灼伤,外伤性休克,急性传染病等。②多发性骨髓瘤单核细胞性白血病。③结核,梅毒,血液原虫病等<br>降低:①出血、溃疡、蛋白尿等。②营养失调、低蛋白质饮食、维生素缺乏症、恶性肿瘤、恶性贫血、糖尿病、妊娠高血压综合征等 |
| 白蛋白 | ALB | 35~55g/L | 降低:见于营养不良,肝脏合成功能障碍,尿中大量丢失,如肾病综合征等 |

| 检验项目 | 英文缩写 | 正常参考值范围 | 临床意义 |
|---|---|---|---|
| 球蛋白 | GLO | 20～29g/L | 升高：见于结缔组织疾病，肝脏纤维化，骨髓瘤等 |
| 白蛋白与球蛋白比值 | A/G | 1.5～2.5∶1 | 降低：见于肝脏纤维化等 |
| 血尿素氮 | BUN | 2.9～7.14mmol/L（8～21mg/mL） | 升高：见于肾血流不足、急性和慢性肾炎、肾衰竭及高蛋白质饮食等 |
| 血肌酐 | CRE | 53.0～132.6μmol/L（0.6～1.5mg/mL） | 升高：见于慢性肾炎、肾衰竭等 |
| 血尿酸 | UA | 142.0～416.0μmol/L（2.3～6.9mg/mL） | 升高：见于肾衰竭、痛风、肿瘤及肿瘤化疗后等 |
| 碱性磷酸酶 | ALP | 成人20～110U/L 儿童20～220U/L | 增高：见于骨髓疾患、肝胆疾患、甲状腺功能亢进症、甲状腺腺瘤、甲状旁腺功能亢进症 |
| γ-谷氨酰基转移酶 | GGT | ＜50U/L | 明显增高：见于肝癌、阻塞性黄疸、晚期性肝硬化、胰头癌。轻中度增高：见于传染性肝炎、肝硬化、胰腺炎 |
| 胆固醇 | CHOL | 2.3～5.69mmol/L | ①用于高脂蛋白血症与异常脂蛋白血症的诊断、分析。②用于脑血管疾病危险因素的判断 |
| 甘油三酯 | TG | 0.6～1.69mmol/L | 增高：见于遗传因素、饮食因素、糖尿病、肾病综合征及甲状腺功能减退、妊娠、口服避孕药、酗酒等 降低无重要临床意义。过低：见于消化吸收不良、慢性消耗性疾病等 |
| 高密度脂蛋白胆固醇 | HDL-C | 1.00～1.60mmol/L | 与动脉粥样硬化的发病呈负相关，是冠心病的保护因子。病理性降低见于：冠心病、脑血管病、肝炎、肝硬化、糖尿病、肥胖症、吸烟等 |
| 低密度脂蛋白胆固醇 | LDL-C | 1.3～4.0mmol/L | 增多是动脉粥样硬化的主要危险因素 |
| 淀粉酶 | AMY | 血清0～220U/L 尿＜1000U/L | 增多：见于急性胰腺炎、流行性腮腺炎 减低：见于严重肝病（血清尿淀粉酶同时降低） |
| 血清葡萄糖 | Glu | 3.60～6.10mmol/L（64～108mg/mL） | 升高：见于糖尿病、摄入高糖食物、应激状态 降低：见于低血糖 |
| 糖化血红蛋白 | $HbA_1c$ | 3.90～6.10mmol/L | 反映患者过去4～8周之内的血糖平均水平，为糖尿病患者诊断和长期控制血糖水平提供参考 |

| 检验项目 | 英文缩写 | 正常参考值范围 | 临床意义 |
|---|---|---|---|
| 钠 | Na | 135～145mmol/L | 升高由脱水及肾上腺皮质功能亢进引起，降低由摄入不足、呕吐、腹泻及大汗引起 |
| 钾 | K | 3.5～5.3mmol/L | 升高由高钾饮食、肾衰竭、溶血及严重挤压伤引起，降低由摄入不足及服用利尿药引起 |
| 氯 | Cl | 96～108mmol/L | 升高由肾衰竭及尿路梗阻引起，降低由使用利尿药（如呋塞米）等引起 |
| 二氧化碳结合力 | $TCO_2$ | 22～29mmol/L | 升高表示有代谢性碱中毒或代偿性呼吸性酸中毒，降低表示代谢性酸中毒或代偿性呼吸性碱中毒 |
| 钙 | Ca | 2.00～2.60mmol/L（8～10.4mg/mL） | 升高：见于甲状旁腺功能亢进、溶骨性损害等<br>降低：见于甲状旁腺功能低下、严重肝肾疾病及维生素D缺乏等 |
| 磷 | P | 0.86～1.78mmol/L（2.6～5.5mg/mL） | 升高：见于甲状旁腺功能低下、肾衰竭等<br>降低：见于甲状旁腺功能亢进、维生素D缺乏、软骨病等 |
| 镁 | Mg | 儿童 0.5～0.9mmol/L<br>成人 0.67～1.03mmol/L | 增高：见于急慢性肾功能衰竭、甲状腺功能减退、甲状旁腺功能减退、多发性骨髓瘤等<br>降低：见于摄入不足、丢失过多、内分泌疾病等 |

## 六、内分泌激素检查

| 检验项目 | 英文缩写 | 正常参考值范围 | 临床意义 |
|---|---|---|---|
| 三碘甲状腺原氨酸 | $(T)T_3$ | 0.8～2.0ng/mL | $TT_3$ 是 $T_3$ 型甲亢特异性诊断指标 |
| （总）甲状腺素 | $(T)T_4$ | 5.1～14.1μg/dL | $TT_4$ 为甲状腺功能基本筛选实验，判断甲低的首选指标，增高亦提示治疗过量 |
| 游离三碘甲状腺原氨酸 | $FT_3$ | 2.0～4.4pg/mL | 游离三碘甲状腺原氨酸及游离四碘甲状腺原氨酸升高提示甲状腺功能亢进，降低提示甲状腺功能低下；促甲状腺激素主要用于诊断和鉴别甲状腺功能低下，原发性甲状腺功能低下时其升高，继发性甲状腺功能低下时其降低 |
| 游离四碘甲状腺原氨酸（游离甲状腺素） | $FT_4$ | 0.93～1.7ng/dL | |
| 促甲状腺激素 | TSH | 0.27～4.2μIU/mL | |

续表

| 检验项目 | 英文缩写 | 正常参考值范围 | 临床意义 |
|---|---|---|---|
| 卵泡刺激素 | FSH | 女性血 FSH 的浓度,在排卵前期为 1.5～10U/L,排卵期 8～20U/L,排卵后期 2～10U/L | FSH 值低见于雌、孕激素治疗期间、席汉综合征等。FSH 值高见于卵巢早衰、卵巢不敏感综合征、原发性闭经等 |
| 促黄体生成素 | LH | 女性血 LH 浓度,在排卵前期 2～15U/L,排卵期 20～100U/L,排卵后期 4～10U/L | 低于 5U/L 比较可靠地提示促性腺激素功能低下,见于席汉综合征。高 FSH 如再加高 LH,则卵巢功能衰竭已十分肯定。LH/FSH≥3,则是诊断多囊卵巢综合征的依据之一 |
| 催乳素 | PRL | 在非哺乳期,血 PRL 正常值为 0.08～0.92nmol/L | 高于 1.0nmol/L 即为高催乳素血症 |
| 雌二醇 | $E_2$ | 血 $E_2$ 的浓度在排卵前期为 48～521pmol/L,排卵期 370～1835pmol/L,排卵后期 272～793pmol/L | 低值见于卵巢功能低下、卵巢功能早衰、席汉综合征 |
| 孕酮 | P | 血 P 浓度在排卵前期为 0～4.8nmol/L,排卵后期 7.6～97.6nmol/L | 排卵后期血 P 值低,见于黄体功能不全、排卵型子宫功能失调性出血 |
| 睾酮 | T | 女性血浆睾酮水平在 0.7～2.1nmol/L | T 值高,称高睾酮血症,可引起女性不孕 |

## 七、免疫学检查

| 检验项目 | 英文缩写 | 正常参考值范围 | 临床意义 |
|---|---|---|---|
| 甲型肝炎病毒 IgM 抗体 | HAV-IgM | 阴性 | 阳性提示急性 HAV 感染早期 |
| 丙型肝炎病毒抗体 | 抗-HCV | 阴性 | 抗-HCV 出现在临床发病后 2～6 个月,对丙型肝炎、肝硬化及肝癌的诊断具有一定价值 |
| 戊型肝炎病毒抗体 | HEV | 阴性 | IgM 检出:急性 HEV 感染早期 IgG 检出:既往感染或恢复后期 同时检出:现症感染期和恢复期早期 |
| 立克次体凝集试验(外斐反应) | WFR | OX19＜80 | 增高见于斑疹伤寒 |
| 肥达氏反应 | | O:＜80　A:＜80 H:＜160　B:＜80 C:＜80 | O、H 凝集价增高见于伤寒;O 及 A、B、C 中任何一项增高见于副伤寒甲、乙或丙型 |

续表

| 检验项目 | 英文缩写 | 正常参考值范围 | 临床意义 |
|---|---|---|---|
| 抗链球菌溶血素O试验 | ASO | 阴性 | 阳性:见于溶血性链球菌感染,如:扁桃体炎、猩红热、丹毒等 |
| 类风湿因子试验 | RF | 阴性 | 阳性:见于类风湿关节炎、干燥综合征、系统性红斑狼疮等 |
| 结核菌素试验 | OT | 阴性 | 阳性表示曾感染过结核;强阳性表示正患结核病,可能为活动性感染 |
| 免疫球蛋白G | IgG | $7\sim16g/L$ | 增高:见于各种自身免疫性疾病和各种感染性疾病<br>降低:见于某些白血病、继发性免疫缺陷病等 |
| 免疫球蛋白A | IgA | $0.7\sim4g/L$ | 增高:见于黏膜炎症和皮肤病变<br>降低:见于继发性免疫缺陷病、自身免疫性疾病等 |
| 免疫球蛋白M | IgM | $0.4\sim3g/L$ | 增高:见于毒血症和感染性疾病早期<br>降低:见于原发性无丙种球蛋白血症 |
| 肺炎支原体抗体IgM | | 阴性 | IgM抗体阳性可作为急性期感染的诊断指标。如IgM抗体阴性,也不能否定肺炎支原体感染,还需检测IgG抗体 |
| 梅毒抗体 | TP | 阴性 | 梅毒抗体产生后极少转阴故用于确证试验,但不适用于疗效监测 |
| 人类免疫缺陷病毒(艾滋病病毒抗体) | HIV-Ab | 阴性 | 艾滋病病毒感染筛查试验。阳性为可疑HIV感染,需做确认检测 |
| 补体3 | C3 | $1.2\sim2.29g/L$ | 是一种急性时相蛋白,炎症反应时其值升高。低值见于肾小球肾炎和免疫复合物疾病 |
| 补体4 | C4 | $0.2\sim0.4g/L$ | 比C3敏感,炎症时C4增高,低值表明补体激活发生抗原抗体反应 |

| 乙型肝炎表面抗原 | 乙型肝炎表面抗体 | 乙型肝炎e抗原 | 乙型肝炎e抗体 | 乙型肝炎核心抗体 | 乙肝病毒前S1抗原 | 乙型肝炎核心抗体-免疫球蛋白M型抗体 | 临床意义 |
|---|---|---|---|---|---|---|---|
| HBsAg | HBsAb | HBeAg | HBeAb | HBcAb | Pre-S1Ag | HBcAb-IgM | HBsAg是乙肝病毒标志物,表示患有乙肝;HBeAg、pre-S1Ag、HBcAb、HBcAb-IgM表示乙型肝炎病毒复制活跃,传染性强;HBsAb、HBeAb表示机体产生免疫力抵抗病毒,趋于恢复 |

续表

| 乙型肝炎表面抗原 | 乙型肝炎表面抗体 | 乙型肝炎e抗原 | 乙型肝炎e抗体 | 乙型肝炎核心抗体 | 乙肝病毒前S1抗原 | 乙型肝炎核心抗体-免疫球蛋白M型抗体 | 临床意义 |
|---|---|---|---|---|---|---|---|
| + | − | − | − | − | − | − | 慢性表面抗原携带;急性乙型肝炎病毒感染潜伏期后期 |
| + | − | + | − | − | + | − | 急性乙型肝炎早期,传染性强 |
| + | − | + | − | + | + | + | 急慢性乙型肝炎,传染性强 |
| + | − | − | − | + | − | + | 急慢性乙型肝炎,具有传染性 |
| + | − | − | + | + | − | − | 急慢性乙型肝炎,传染性弱 |
| + | − | − | − | + | + | − | 急慢性乙型肝炎,传染性强,乙型肝炎e抗原变异 |
| − | − | − | − | + | − | − | 乙型肝炎核心抗体隐性携带,既往有感染史 |
| − | − | − | + | + | − | − | 急性乙型肝炎恢复期或既往有感染史 |
| − | + | − | + | + | − | − | 乙型肝炎恢复期,具备免疫力 |
| − | + | − | − | − | − | − | 接种疫苗,乙型肝炎恢复,具备免疫力 |
| + | − | − | − | + | − | − | 慢性乙型肝炎表面抗原携带者,易转阴 |
| + | − | + | + | + | + | − | 急性乙型肝炎趋于恢复;慢性表面抗原携带 |
| + | − | − | + | − | − | − | 乙型肝炎感染后已恢复 |

## 八、肿瘤标志物检查

| 检验项目 | 英文缩写 | 正常参考值范围 | 临床意义 |
|---|---|---|---|
| 甲胎蛋白 | AFP | 0～7ng/mL | 用于原发性肝癌以及生殖系统肿瘤的鉴别诊断。原发性肝癌有80%患者血清中 AFP 升高。其他消化道肿瘤,如胃癌、胰腺癌、结肠癌和胆道细胞癌等,也可造成 AFP 升高,但肝转移癌时却很少增高。妊娠妇女 12～14 周血中 AFP 开始上升,32～34 周达高峰,以后下降 |

| 检验项目 | 英文缩写 | 正常参考值范围 | 临床意义 |
|---|---|---|---|
| 癌胚抗原 | CEA | 0～6.5ng/mL | CEA 是一种肿瘤相关抗原,CEA 明显升高时常见于结肠癌、胃癌、肺癌、胆道癌等。CEA 检测对于监测治疗后伴有血循环 CEA 持续升高的患者有非常重要的价值,可提示有潜伏的转移和残留病 |
| 糖类抗原19-9 | CA 19-9 | 0～37U/mL | CA 19-9 作为胰腺癌、胆道癌的诊断和鉴别指标。80％～90％胰腺癌的患者血中 CA 19-9 明显升高。肝癌、胃癌、食管癌、部分胆道癌的患者亦可见增高,手术前 CA 19-9 水平与预后有关 |
| 细胞角质蛋白 19 片段抗原 21-1 | CYFRA21-1 | 0.1～3.3ng/mL | CYFRA21-1 是肺癌诊断的重要指标,50％～70％肺癌患者血清中 CYFRA21-1 明显升高;其他器官肿瘤,如结肠癌、胃癌,CYFRA21-1 仅轻度增高。非肿瘤性疾病一般不升高 |
| 神经元特异性烯醇化酶 | NSE | 0～16.3ng/mL | NSE 是小细胞肺癌的特异性诊断标志物。对神经内分泌系统肿瘤、甲状腺髓样癌、成神经细胞瘤等也有特异性诊断价值 |
| 前列腺特异性抗原 | PSA | 0～4.0ng/mL | PSA 是前列腺癌的特异性标志物。随着前列腺癌的病程进展,血清中 PSA 值渐渐增高。PSA 在前列腺炎和前列腺增生时也可见增高 |
| 恶性肿瘤相关物质群 | TSGF | 33.88～70.57U/mL | TSGF 是不同于其他标志物的一种独立物质,可以对全身各系统、各脏器、各组织来源的肿瘤(包括鳞癌、腺癌、肉瘤、骨髓瘤、胶质瘤、淋巴瘤、内外分泌腺肿瘤及血液病)起到联合检测的效果,敏感性为 85.6％～86.9％,特异性为91％～96％ |
| 糖类抗原72-4 | CA 72-4 | 0～6.9U/mL | CA 72-4 是生殖系统、呼吸系统和消化系统等腺癌的主要诊断指标,患卵巢癌、乳腺癌、直肠癌、结肠癌、胃癌、胰腺癌时 CA 72-4 增高 |
| 糖类抗原 125 | CA 125 | 0～35U/mL | CA 125 常用于卵巢癌的诊断、鉴别诊断和治疗效果判定。60％～97％卵巢癌的患者血中 CA 125 明显升高。子宫内膜癌、胰腺癌、输卵管癌也有轻度升高 |
| 糖类抗原15-3 | CA 15-3 | 0～25U/mL | CA 15-3 可用于乳腺癌患者的诊断,尤其对于转移性乳腺癌的早期诊断有非常重要的价值。肺癌、胰腺癌、肝癌等 CA 15-3 也可轻度升高 |
| 糖类抗原 242 | CA 242 | <20U/L | 用于消化道肿瘤的诊断,尤其对胰腺癌、胆道癌的诊断有较高的特异性 |
| 鳞癌相关抗原 | SCC | 0～2ng/mL | SCC 是扁平上皮癌的诊断指标。子宫颈部扁平上皮癌和肺扁平上皮癌时血清中 SCC 明显升高,也可见于食管癌、膀胱肿瘤 |

## 九、分子生物学检测

| 检验项目 | 英文名称 | 正常参考值范围 | 临床意义 |
|---|---|---|---|
| 乙型肝炎病毒核脱氧糖核酸定量 | HBV-DNA | <500IU/mL(高灵敏度法)<br><40IU/mL | 用于乙肝辅助诊断及抗病毒疗效的判断 |
| 丙型肝炎病毒核糖核酸定量 | HCV-RNA | $<10^3$IU/mL | 用于丙型肝炎的诊断和治疗 |
| 巨细胞病毒核酸定量 | CMV-PCR | $<10^3$copies/mL | 监测病毒活跃程度,监测器官移植、免疫缺陷患者、抗肿瘤治疗中 CMV 的感染,预测 CMV 疾病的发生、发展和预后,观察抗病毒治疗的效果 |
| 人类乳头状病毒 HPV 检测 | HPV-DNA | 阴性 | 用于预测发生宫颈癌的风险 |
| 解脲支原体荧光定量 PCR 检测 | UU-DNA | $<10^3$copies/mL | 可引起生殖系统炎症,是女性不孕不育的重要原因 |
| 梅毒螺旋体荧光定量 PCR 检测 | TP-DNA | $<10^3$copies/mL | 对梅毒螺旋体进行定量测定,用于梅毒诊断和疗效观察 |
| 沙眼衣原体核酸扩增 | CT-PCR | $<10^3$copies/mL | 反映沙眼衣原体感染数量和治疗恢复情况,用于沙眼衣原体诊断和疗效观察 |

## 十、电泳分析

| 检验项目 | 英文名称 | 正常参考值范围 | 临床意义 |
|---|---|---|---|
| 蛋白电泳 | protein electrophoresis | 白蛋白 60%~70%<br>α1 球蛋白:1.7%~5%<br>α2 球蛋白:6.7%~12.5%<br>β 球蛋白:8.3%~16.3%<br>γ 球蛋白:10.7%~20% | 用于营养障碍、肾病综合征、肝病、骨髓瘤、炎症、自身免疫性疾病的诊断 |
| 免疫球蛋白固定电泳 | immunofixation,IF | 正常人无 M 蛋白 | 用于单克隆免疫球蛋白增殖病的诊断 |

## 十一、骨髓涂片检测

| 检验项目 | 英文名称 | 正常参考值范围 | 形态特征 |
|---|---|---|---|
| 原粒细胞 | myeloblast | 0~1.0% | 圆形或椭圆形,直径 $10~18\mu m$。胞核大,呈圆形或椭圆形,可以有浅的凹陷。有 2~5 个较小而清楚的核仁,染色质呈淡紫红色,细致均匀。胞质少,无颗粒或少量嗜天青颗粒,胞质均匀透明,天蓝或深蓝色 |

| 检验项目 | 英文名称 | 正常参考值范围 | 形态特征 |
|---|---|---|---|
| 早幼粒细胞 | promyelocyte | 0~2.5% | 较原粒细胞大,直径 12~25μm。胞核较原粒细胞略小,圆形或椭圆形,随细胞发育逐渐出现凹陷,核内常染色质仍占优势,但异染色质在核周的凝集较原粒细胞明显,核仁常见。胞质内开始出现一些紫红色非特异性嗜苯胺蓝颗粒,大小、形态不一,分布不均,可盖于核上,染浅蓝色 |
| 中性中幼粒细胞 | neutrophilic myelocyte | 3.2%~13.2% | 比早幼粒细胞小,直径 10~18μm。外形呈圆形或椭圆形,有时外形较不规则。胞核较早幼粒小,可有凹陷,核内常染色质相对减少,异染色质在核周凝集进一步增加,并逐渐向胞核中央发展,两种染色质的比例相近,核仁少见。胞质更丰富,胞质内常出现很多特异性颗粒,可分为中性、嗜酸性和嗜碱性颗粒。胞质呈浅红色或浅蓝色,常被特异性颗粒掩盖了颜色 |
| 嗜酸性中幼粒细胞 | eosinophilic myelocyte | 0~1.1% | |
| 嗜碱性中幼粒细胞 | basophilic myelocyte | 0~0.1% | |
| 中性晚幼粒细胞 | neutrophilic metamyelocyte | 5.2%~20.2% | 略小于中幼粒细胞。直径 10~16μm。胞核较小,肾形或凹陷明显,凹陷程度<1/2 假设直径。两端圆钝。核内异染色质占优势,仅有少量常染色质位于近中央部位。无核仁。胞质比中幼粒细胞多,有较多的特异性颗粒。胞质淡红色,常被增多的颗粒掩盖 |
| 嗜酸性晚幼粒细胞 | eosinophilic metamyelocyte | 0~2.0% | |
| 嗜碱性晚幼粒细胞 | basophilic metamyelocyte | 0~0.1% | |
| 中性杆状核粒细胞 | neutrophilic granulocyte band form | 8.5%~24.4% | 略小于晚幼粒细胞。直径 10~15μm。胞核弯曲成带状,核凹陷更深,超过假设核直径的一半,或核最窄径大于最宽径的1/3。可呈马蹄形或 S形,粗细均匀,两端钝圆,尚未分叶。染色质粗糙,排列更紧密,呈细块状。胞质同晚幼粒细胞 |
| 嗜酸性杆状核粒细胞 | eosinophilic granulocyte band form | 0~1.1% | |
| 嗜碱性杆状核粒细胞 | basophilic granulocyte band form | 0~0.1% | |
| 中性分叶核粒细胞 | neutrophilic granulocyte segmented form | 6.1%~24.9% | 平均直径 10~14μm。核一般分 3~4叶,各叶之间有异染色质丝相连,无核仁。胞质多,同杆状核粒细胞 |
| 嗜酸性分叶核粒细胞 | eosinophilic granulocyte segmented form | 0~3.4% | |
| 嗜碱性分叶核粒细胞 | basophilic granulocyte segmented form | 0~0.3% | |
| 原始红细胞 | proerythroblast | 0~0.5% | 较原粒细胞大,直径 15~25μm,呈不规则的圆形或卵圆形。胞核大,占整个细胞的大部分,一般呈圆形或卵圆形,常见 1~2个较大核仁,染色质颗粒状。胞质量少,无颗粒,染深蓝色不透明,常有核周淡染区 |

| 检验项目 | 英文名称 | 正常参考值范围 | 形态特征 |
|---|---|---|---|
| 早幼红细胞 | basophilic erythroblast | 0～2.0% | 较原始红细胞小,直径 $10\sim18\mu m$。外形不规则。胞核大,呈圆形或卵圆形,核仁模糊或无,染色质细颗粒状。胞质稍增多,无颗粒,染深蓝色不透明,可见核周淡染区 |
| 中幼红细胞 | polychromatophilic erythroblast | 3.8%～13.0% | 较早幼红细胞小,直径 $8\sim15\mu m$,呈圆形、卵圆形。胞核较早幼红细胞小,呈圆形或卵圆形,无核仁,染色质呈大块状凝集。胞质较多,无颗粒,染灰蓝或灰红色 |
| 晚幼红细胞 | normoblast | 3.4%～10.0% | 晚幼红细胞略大于成熟红细胞,直径 $7\sim10\mu m$。胞核缩小,无核仁,染色质固缩成团块状,胞质多,无颗粒,染浅红色或略带灰色 |
| 原淋巴细胞 | lymphocyte | 0 | 直径 $10\sim18\mu m$。胞体圆形或椭圆形。胞核较大,位于中央或稍偏一侧,占细胞的大部分,核仁1～2个,小而明显,染色质呈细颗粒状,分布不十分均匀,核边缘部位染色质排列较密,染色也较深。胞质量少,无颗粒,染透明蓝或天蓝色,可见核周淡染区 |
| 幼淋巴细胞 | prolymphocyte | 0～0.6% | 直径 $10\sim16\mu m$。胞体圆形或椭圆形。胞核圆形,仍占细胞的大部分,染深紫红色,核仁模糊或消失,染色质较为紧密,有浓集趋势。胞质量稍增多,可有少许粗大分散排列的嗜苯胺蓝颗粒,染深紫红色,胞质天蓝色,透明 |
| 成熟淋巴细胞 | mature lymphocyte | 8.4%～32.4% | 胞体圆形或椭圆形。胞核圆形,占细胞的绝大部分,圆形,偶有小切迹。可见未完全消失的核仁遗迹,染色质致密,常浓集成块。胞质量极少,常无颗粒,有时可含少量粗大的嗜苯胺蓝颗粒,胞质天蓝色,透明 |
| 原单核细胞 | monoblast | 0 | 直径 $15\sim20\mu m$。胞体圆形或椭圆形。胞核椭圆或不规则形,有时呈扭曲折叠状。核仁1～3个,大而清楚,浅蓝色,染色质很纤细,呈疏松、均匀的网状,染浅紫红色,较原粒细胞及原淋巴细胞为淡。胞质丰富,无颗粒,染灰蓝或浅蓝色,不透明,有时有伪足突出 |
| 幼单核细胞 | promonocyte | 0 | 直径 $15\sim25\mu m$。胞体圆形或椭圆形。胞核不规则,圆形,扭曲、折叠或分叶状,核仁可有可无,染色质较原单核细胞粗,呈网状。胞质增多,可见少数细小的嗜苯胺蓝颗粒,胞质染灰蓝色,不透明偶有伪足突出 |

续表

| 检验项目 | 英文名称 | 正常参考值范围 | 形态特征 |
|---|---|---|---|
| 成熟单核细胞 | mature monocyte | 0~2.9% | 直径 12~20μm。胞核不规则,有切迹、折叠、分叶等,如马蹄、肾形或 S 形,无核仁,染色质较粗,仍呈网状,稍有浓集趋势,呈淡紫红色。胞质多,可见少数细小的嗜苯胺蓝颗粒,胞质染浅灰蓝色,半透明 |
| 原巨核细胞 | megakaryoblast | 0 | 早期原巨核细胞与原粒细胞相似,呈圆形或椭圆形,随着细胞发育体积增大,直径达 15~30μm。胞核大,占整个细胞的大部分,呈圆形或椭圆形,表面多处可见凹陷。核仁 2~3 个。染色质为粒状,较其他原始细胞粗,排列呈疏松粗网状,染淡紫红色。胞质量少,无颗粒,染淡蓝色,不均匀,较透明,胞质边缘不整齐,色较深,有泡沫感 |
| 幼巨核细胞 | promegakaryocyte | 0~0.05% | 随着细胞发育胞体逐渐增大,直径可达30~50μm,甚至更大,外形不规则。胞核大,不规则,有时分叶,核仁可有可无,染色质呈粗颗粒状或小块状,有部分浓集现象,染紫红色。胞质量增多,一般无颗粒,有时近核周有少数细小的嗜苯胺蓝颗粒,染蓝色,核周较淡。边缘染色较深蓝,常有舌状突出,带泡沫感 |
| 颗粒型巨核细胞 | granular megakaryocyte | 0.10%~0.27% | 胞体大小不等,外形不规则,直径 40~70μm 或可达 100μm。胞核巨大而不规则,呈分叶状,可互相重叠,或分散为环状。无核仁,染色质粗糙,排列紧密,染暗紫红色。胞质极丰富,充满大量较细小的紫红色颗粒而呈淡红色或夹杂有蓝色;早期细胞的边缘呈狭窄的嗜碱性透明区,形成外浆,而内浆中充满颗粒。在血膜厚的部位,颗粒非常密集而使核、浆难以辨认 |
| 产血小板型巨核细胞 | thrombocytogenous megakaryocyte | 0.44%~0.60% | 胞体大小不等,外形不规则,直径40~70μm 或可达 100μm。胞核巨大而不规则状,可互相重叠。无核仁,染色质浓密,染暗紫红色。胞质量多,可见许多较粗、大小不等的紫红色颗粒,10 余个颗粒可聚集成小簇,隔以透明的胞质,颗粒聚集可出现在整个或部分胞质内。胞质染紫红色或粉红色 |
| 裸核型巨核细胞 | naked nucleous | 0.08%~0.30% | 胞体不规则。胞核与产血小板型巨核细胞相似,染色质浓密,暗紫红色。胞质无或少许 |

续表

| 检验项目 | 英文名称 | 正常参考值范围 | 形态特征 |
|---|---|---|---|
| 成浆细胞 | plasmablast | 0 | 直径 $14\sim20\mu m$。胞体圆形或椭圆形。胞核圆形或椭圆形,约占细胞的2/3,居中或偏于一旁,核仁2~5个,染淡蓝色,染色质细致网状,染紫红色。胞质较少,胞质中无颗粒,有时可见空泡,染深蓝色不透明,较其他原始细胞的染色深而暗浊。近核处色稍浅,但不如原淋巴细胞清晰 |
| 幼浆细胞 | proplasmacyte | 0 | 直径 $12\sim16\mu m$。胞体多呈椭圆形。胞核圆形或椭圆形,约占细胞的1/2,位于细胞中央或偏于一旁,核仁隐约可见或消失,染色质呈深紫红色,排列较成浆细胞粗糙,有浓集趋势,尚无显著车轮状结构。胞质量多,胞质中可含有空泡,少数可有细小的嗜苯胺蓝颗粒,胞质染暗浊不透明的深蓝色,核周稍浅 |
| 浆细胞 | plasmacyte | $0\sim1.2\%$ | 直径 $8\sim15\mu m$。胞体椭圆形或彗星状。胞核小,约占细胞的1/3,常偏于一侧。有时可呈双核。核仁无,染色质浓集,粗而密,排成车轮状,呈紫色。胞质丰富,空泡多见。极少见到嗜苯胺蓝颗粒,胞质染暗浊不透明的深蓝色,且稍带紫红色,环核淡染带清晰 |
| 其他细胞:<br>网内皮细胞状细胞<br>吞噬细胞<br>脂肪细胞<br>组织嗜酸(碱)细胞<br>分类不明细胞 | — | — | — |

## 十二、骨髓特殊染色检查

| 检验项目 | 英文缩写 | 临床意义 |
|---|---|---|
| 过氧化物酶染色 | POX | 用于白血病的诊断,阳性见于:急性粒细胞白血病(除早期原粒细胞呈阴性或弱阳性)、再生障碍性贫血、急性单核细胞白血病(除早期原粒细胞呈阴性或弱阳性)、慢性粒细胞白血病、淋巴细胞性白血病等 |
| 碱性磷酸酶染色 | ALP | 积分降低:病毒感染、恶性组织细胞增生症、急慢性粒细胞性白血病、急性单核细胞性白血病、慢性淋巴细胞白血病。积分增高:化脓性细菌感染、原发性血小板增多症、再障、急性淋巴细胞性白血病、恶性淋巴瘤、类白血病反应等 |
| 酸性磷酸酶染色 | ACP | 鉴别戈谢细胞(阳性反应)和尼曼-皮克细胞(阴性反应),红血病及红白血病时幼红细胞呈核旁单侧阳性反应,急性单核细胞性白血病、恶性组织细胞增生症细胞、T淋巴细胞性白血病、多毛细胞性白血病呈强阳性反应 |

| 检验项目 | 英文缩写 | 临床意义 |
|---|---|---|
| 铁染色 | Fe | 升高:见于铁粒幼细胞贫血、骨髓增生异常综合征、溶血性贫血、巨幼红细胞贫血、再生障碍性贫血和白血病等<br>降低:见于缺铁性贫血 |
| 糖原染色 | PAS | 阳性或强阳性反应:见于急性淋巴细胞性白血病、淋巴组织恶性增生性疾病、红白血病、戈谢病的原始细胞、缺铁性贫血、珠蛋白生成障碍、骨髓增生异常综合征<br>阴性或弱阳性反应:见于急性粒细胞白血病、良性淋巴细胞增多症、尼曼-皮克细胞 |
| 脱氧核糖核酸染色 | DNA | ①鉴别细胞的成熟程度,小原粒细胞与淋巴细胞的区别,小原粒细胞染色浅、核仁明显;淋巴细胞染色深。②鉴别急性白血病的类型,原粒细胞核反应弱,呈细颗粒状;原单核细胞反应最弱,呈纤细网状。③鉴别巨幼红细胞与正常红细胞,巨幼红细胞核染色呈细网状,正常红细胞核染色呈粗颗粒状至块状 |
| 氯乙酸 AS-D 萘酚酯酶染色(特异性酯酶) | NAS-DCE | 粒细胞特异性酯酶、单核细胞、淋巴细胞、浆细胞、巨核细胞为阴性;粒细胞为阳性,主要用于白血病类型鉴别诊断 |
| 醋酸 AS-D 萘酚酯酶染色(非特异性酯酶) | NAS-DAE | 粒细胞特异性酯酶、单核细胞、淋巴细胞、浆细胞、巨核细胞为阴性;粒细胞为阳性,主要用于白血病类型鉴别诊断 |
| 氟化钠抑制实验 | NaF | 用于识别骨髓细胞中的单核细胞 |
| α-丁酸萘酚酯酶染色 | α-NBE | 粒细胞特异性酯酶、单核细胞、淋巴细胞、浆细胞、巨核细胞为阴性;粒细胞为阳性,主要用于白血病类型鉴别诊断 |

(董书魁　于楠　贺燕　邱志利　彭雄鹰　彭程　陈卫丰)

# 参 考 文 献

[1] 王佃亮. 全科医师临床处方［M］. 北京：中国医药科技出版社，2021.

[2] 王佃亮，唐志辉，危岩. 口腔科医师处方［M］. 北京：中国协和医科大学出版社，2019.

[3] 王佃亮，陈火明. 肿瘤科医师处方［M］. 北京：中国协和医科大学出版社，2018.

[4] 王佃亮. 中医医师处方［M］. 北京：中国协和医科大学出版社，2018.

[5] 王佃亮. 当代急诊科医师处方［M］. 北京：人民卫生出版社，2016.

[6] 王佃亮. 当代全科医师处方［M］. 北京：人民军医出版社，2015.

[7] 黄峻，黄祖瑚. 临床药物手册［M］. 5版. 上海：上海科学技术出版社，2015.

[8] 北京协和医院药剂科. 北京协和医院处方手册［M］. 北京：中国医药科技出版社，2013.

[9] 韦镕澄，吉济华. 全科医生处方手册［M］. 南京：江苏科学技术出版社，2009.